個別化医療を目指した臨床薬物動態学

－ I ．基礎編 －

日本薬科大学特任教授 　猪　爪　信　夫
北海道科学大学名誉教授
京都薬科大学教授　　　　栄　田　敏　之　編集
静岡県立大学薬学部教授　伊　藤　邦　彦

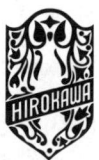

東京 　**廣川書店** 　発行

執筆者一覧〔Ⅰ，Ⅱ〕（五十音順）

合葉　哲也	岡山大学大学院医歯薬学総合研究科准教授
荒川　　大	金沢大学医薬保健研究域薬学系助教
伊藤　邦彦	静岡県立大学薬学部教授
井上　和幸	静岡県立大学薬学部准教授
猪爪　信夫	日本薬科大学特任教授/北海道科学大学名誉教授
入倉　　充	第一薬科大学教授
荻原　琢男	高崎健康福祉大学大学院薬学研究科教授
小林　道也	北海道医療大学薬学部教授
鈴木　小夜	慶應義塾大学薬学部教授
住谷　賢治	医療創生大学薬学部准教授
千葉　康司	横浜薬科大学教授
土岐　浩介	筑波大学医学医療系准教授/附属病院副薬剤部長
西村　あや子	北海道大学病院薬剤部
福島　昭二	神戸学院大学薬学部教授
藤原　邦彦	前日本薬科大学教授
町田　麻依子	北海道薬科大学准教授
向　　祐志	筑波大学附属病院薬剤部病院講師
山田　治美	国際医療福祉大学薬学部教授

個別化医療を目指した臨床薬物動態学
―Ⅰ．基礎編―

編集　猪爪　信夫（いのつめ　のぶお）
　　　栄田　敏之（さかえだ　としゆき）
　　　伊藤　邦彦（いとう　くにひこ）

平成28年3月20日　初版発行 ©
平成30年3月20日　2刷発行
令和3年5月30日　3刷発行

発行所　株式会社　廣川書店

〒113-0033　東京都文京区本郷3丁目27番14号
電話 03(3815)3651　FAX 03(3815)3650

序

　患者個々に対して最も適切な薬剤を選択し，必要十分量を過不足なく投与することの重要性については従来から十分認知されている．この数十年，医薬品の適正な使用を目的として，薬物投与から治療効果・副作用発現に至るまでに介在する様々な薬物動態学的因子や薬動力学的因子が次々に明らかにされている．1980 年代になり，特定治療薬剤管理料が新設され，医療現場では患者個々の薬物動態特性を把握する目的で，治療薬物モニタリング therapeutic drug monitoring（TDM）が実施されている．一方，最近では，薬物代謝酵素，薬物輸送担体，薬物受容体をコードする遺伝子の遺伝子型を調べることにより，薬物投与前に薬物動態学的および薬動力学的特性に関する情報を得ることが可能となっている．これらの個別化医療に向けた動向においては，分析技術，IT 技術の急速な進展の寄与が大きい．例えば，当初の TDM では免疫測定法が汎用されていたが，質量分析法を用いた極低濃度の薬物を複数種類同時に測定することが可能となっている．また，母集団薬物動態解析の導入により，薬物血中濃度 1 点から，当該患者の薬物動態学的パラメータを推定し，適正と考えられる投与量と投与間隔を算出可能となっている．

　本書では，薬物動態学，臨床薬理学を専門とする先生方に薬物治療の個別化について解説していただいた．担当部分を一連の解説として扱うことで，読者の系統的な理解を得るため，基礎的な部分については繰り返して説明するよう配慮した．

　第 1 分冊では，臨床における薬物動態を理解するために必要な薬物速度論について簡潔に記載した上で，薬理遺伝学と薬物動態の変動要因を解説した．第 2 分冊では，TDM の総論に続いて，TDM の対象となる個々の薬物について解説した．さらに，薬毒物中毒への対処法，薬物動態学的な情報に基づいた投与計画の最適化についても解説を加えた．

　本書は，個別化医療に必要な臨床薬物動態学について，主に薬学部学生諸君に解説することを目的とした．執筆にあたっては臨床現場で活躍する薬剤師や薬物動態研究者にも参考となるように心がけている．本書が薬物治療の個別化を理解するために広く活用され，患者へ最適な薬物治療を提供する一助になれば，我々にとってこの上ない幸せである．

　最後に，本書の刊行にご尽力いただいた廣川書店荻原弘子氏，ならびに編集にご協力いただいた編集部の各位に深謝する．

平成 28 年 2 月

編者一同

目　次

第1章　薬物速度論 1

1-1　概　説 ......（合葉哲也）1
　1-1-1　薬物体内動態の定量的把握　2
1-2　コンパートメントモデル解析とノンコンパートメントモデル解析 ......（合葉哲也）11
　1-2-1　コンパートメントモデルを用いた薬物血中濃度の解析　11
　1-2-2　コンパートメント解析における注意点　12
　1-2-3　コンパートメントモデルによる反復投与時の薬物血中濃度の解析　13
　1-2-4　コンパートメントモデルによらない薬物血中濃度の解析　16
1-3　非線形モデル ......（福島昭二）19
　1-3-1　消失過程に飽和が見られる場合：代謝酵素の飽和　19
　1-3-2　定常状態での投与量と平均血中濃度の関係　20
　1-3-3　定速静脈内投与　21
　1-3-4　タンパク結合の飽和現象　22
1-4　クリアランス ......（福島昭二）23
　1-4-1　全身クリアランス（CL_{tot}）　23
　1-4-2　臓器クリアランス（CL_{org}）　24
　1-4-3　固有クリアランス（CL_{int}）　25

第2章　薬理遺伝学 ......（井上和幸）29

2-1　概　説 29
　2-1-1　遺伝子多型の種類　29
2-2　チトクロームP450（CYP）類の多型 31
　2-2-1　CYP1A2　32
　2-2-2　CYP2C9　34
　2-2-3　CYP2C19　36
　2-2-4　CYP2D6　40
　2-2-5　CYP3A（3A4, 3A5など）　43

2-3 その他の多型（抱合酵素類，トランスポーターなど）……………………… **47**
    2-3-1 抱合酵素類　*47*
    2-3-2 トランスポーター類の遺伝子多型　*52*
    2-3-3 その他の遺伝子多型　*57*

2-4 おわりに …………………………………………………………………………… **60**

第3章　薬物動態の変動要因　　**63**

3-1 概　説 …………………………………………………………………（小林道也）**63**

3-2 薬物相互作用 …………………………………………………………（小林道也）**64**
    3-2-1 PK における薬物相互作用　*65*
    3-2-2 PD における医薬品相互作用　*78*
    3-2-3 食物との相互作用　*81*

3-3 疾患による薬物動態変動 ……………………………………………（合葉哲也）**85**
    3-3-1 腎疾患時の薬物動態　*85*
    3-3-2 肝疾患時の薬物動態　*103*
    3-3-3 心疾患時の薬物動態　*114*

3-4 生理学的因子による薬物動態変動 …………………………………………… **121**
    3-4-1 小児等患者の薬物動態　（千葉康司）*121*
    3-4-2 高齢者の薬物動態　（合葉哲也）*134*
    3-4-3 妊婦・授乳婦の薬物治療　（西村あや子）*145*

3-5 時間薬理学 ……………………………………………………………（伊藤邦彦）**164**
    3-5-1 はじめに　*164*
    3-5-2 生体リズムと生理機能　*164*
    3-5-3 生体リズムと疾患　*165*
    3-5-4 生体リズムと薬効および副作用　*166*
    3-5-5 医薬品添付文書にみる時間治療　*166*
    3-5-6 時間治療が有効な代表的な疾患とその治療薬　*166*
    3-5-7 おわりに　*171*

索　引 ……………………………………………………………………………………… **1**

―Ⅱ. 治療薬物モニタリング編 ―
主要目次

第4章　治療薬物モニタリング総論
 4-1　概説
 4-2　薬物血中濃度の測定法
 4-3　血液試料の取り扱い

第5章　治療薬物モニタリング各論
 5-1　抗てんかん薬
 5-2　喘息治療薬
 5-3　循環器用薬
 5-4　抗悪性腫瘍薬
 5-5　感染症治療薬
 5-6　免疫抑制薬
 5-7　精神神経薬
 5-8　解熱鎮痛薬

第6章　薬毒物中毒
 6-1　概説
 6-2　急性中毒の起因物質
 6-3　急性中毒の処理と治療

第7章　母集団薬物動態解析とPK-PD解析
 7-1　概説
 7-2　ベイズ推定法
 7-3　PK-PD

第 1 章

薬物速度論

1-1 概　説

　薬物療法を効果的に行うためには，薬物の適用量や適用間隔，すなわち，内服薬であれば，その服用量や服用間隔を，患者それぞれの症状や生理条件を考慮し適切に調節することが重要である．薬物の治療効果は，例えば，抗生物質であれば細菌感染組織であり，強心配糖体であれば心筋細胞といった標的部位における**非結合形薬物濃度**（タンパク質などに結合していない薬物の濃度，**遊離形薬物濃度**とも表現される：後述）に依存する．しかし一般に，非結合形であれ結合形であれ，標的部位における薬物濃度を測定することは容易ではなく，また，貼付剤や点眼剤のような局所適用製剤の場合を除き，標的部位の薬物濃度を直接調節することは困難である．そこで，標的部位の非結合形薬物濃度と平衡の関係にある循環血液中の非結合形薬物濃度が代用される．効果的な薬物療法を行うためには，循環血液中の非結合形薬物濃度が**治療濃度域**（図1-1）に収まるよう，薬物の投与量と投与間隔を個々の患者に応じて適切に調節することが必要である．他方，臨床業務では，作業の簡便化や費用対効果比改善の観点から，採血試料から分離分取した血漿画分あるいは血清画分，もしくは，血球分配率が高い薬物の場合は採血試料をそのまま測定試料とし，非結合形薬物と結合形薬物を分離せず一緒に測定して，後述する**血中薬物総濃度**（結合形濃度と非結合形濃度の和）を評価する場合がほとんどである．薬物総濃度も非結合形薬物濃度を介して**薬理効果**と相関する（図1-2）．このため，薬物総濃度を指標として薬物療法の個別化を図ることが可能であり，また実用性も高い．ただし，患者の病態や併用薬などの影響によって，薬物総濃度と非結合形濃度の関係が変化することに注意が必要である[1〜6]．文献2の巻末には多くの報告から抽出した薬物の体内動態データが一覧として記載されており有用である．

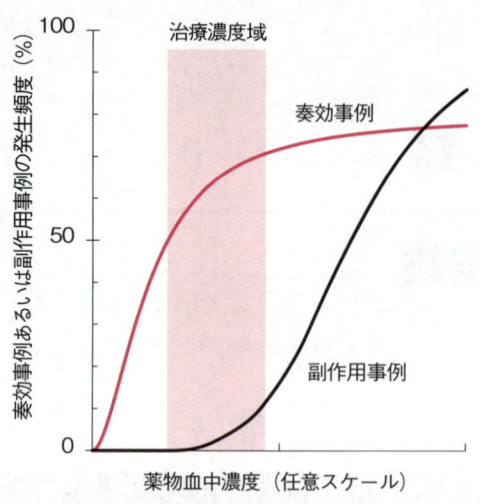

図 1-1 薬物血中濃度と効果および副作用の関係（概念図）[1,2]

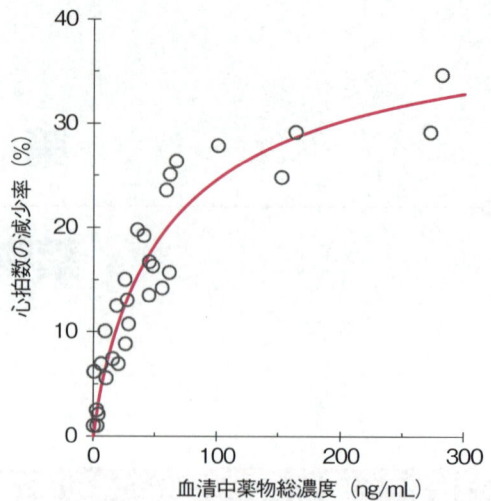

図 1-2 血液中の薬物総濃度と薬理効果の関係[3]

β遮断薬プロプラノロール服用中の被験者における血清中の薬物総濃度と心拍数の減少率の関係を◯印で示す．曲線は E_{max} model による解析曲線．

薬物の治療効果が得られる可能性が高く，かつ，副作用が発生する可能性が低い濃度範囲がその薬物の治療濃度域である．「可能性が高い」もしくは「低い」の判断の基準は絶対的なものではなく，相対的であり，対象とする疾患や使用薬物の薬理効果の特性により変化する．

1-1-1 薬物体内動態の定量的把握

A 全身クリアランス

循環血液中の薬物総濃度の時間推移は，薬物の投与量と投与間隔を適切に設定することで調節可能である．この際，薬物の体内挙動を支配する3つの薬物動態パラメータ，すなわち，**全身クリアランス** total body clearance, CL_{tot}, **分布容積** volume of distribution, V_d, **生物学的利用能** bioavailability, F が，それぞれ薬物体内動態のどのような側面を反映するパラメータであるのか，十分に理解しておく必要がある．全身クリアランスは，身体の薬物除去能力を示すパラメータである．身体の薬物除去能力は，薬物が異なれば異なった値となる他，患者が異なれば異なる値となる．薬物の除去能力は，代謝排泄による身体からの薬物の消失速度と関係する．そして，体内の薬物量は薬物血中濃度に反映される．こうしたことから，全身クリアランスは，薬物の消失速度と薬物血中濃度を関係づけるパラメータとして，取り扱うことができる．すなわち，ある

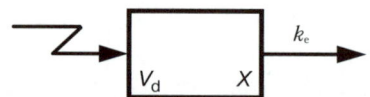

図 1-3 1-コンパートメントモデル

モデルでは，コンパートメント体積と薬物量を V_d および X，消失速度定数を k_e と表記．薬物の静脈内急速投与を仮定．

時刻 t における薬物の血中濃度 C（μg/mL）と，その時刻における**薬物の消失速度** dX/dt（μg/min）の関係は，時刻 t における**薬物の体内存在量**を X（μg）とすると，全身クリアランス CL_{tot}（mL/min）を用いて，式（1-1）として表すことができる．

$$\frac{dX}{dt} = -CL_{tot} \cdot C \tag{1-1}$$

式右辺の負符号は，薬物血中濃度が減少方向に変化することを示す．式（1-1）は，薬物の血中濃度推移が，特に，1-コンパートメントモデルに従う場合を考えると，理解が容易となろう．時刻 t（min）におけるコンパートメントの薬物量 X（μg）の変化速度 dX/dt（μg/min）は，式（1-2）に示すように，コンパートメント中の薬物量 X（μg）に比例する．また速度定数 k_e（min^{-1}）を比例定数とする．コンパートメントの薬物量 X（μg）は，コンパートメントの分布容積 V_d（mL）と薬物濃度 C（μg/mL）の積であることを利用すると，式（1-3）を得る．

$$\frac{dX}{dt} = -k_e \cdot X \tag{1-2}$$

$$\frac{dX}{dt} = -k_e \cdot V_d \cdot C \tag{1-3}$$

式（1-1）と式（1-3）の比較から，1-コンパートメントモデルに従う薬物の場合，分布容積と速度定数の積が全身クリアランスとなる．なお，後述するように，薬物の分布容積は種々の要因により変動し，これに伴って，薬物の血中濃度半減期も変化することから，実臨床において，薬物血中濃度推移をコンパートメントモデルにより解析する場合には，解析モデルや解析結果の妥当性を，常に精査することが必要である．

式（1-1）の両辺を時刻 $t = 0$ から $t = \infty$ まで積分すると次式が得られる．

$$\int_0^\infty \frac{dX}{dt} dt = -CL_{tot} \int_0^\infty C\, dt \tag{1-4}$$

ここで，時刻 $t = 0$ の時点で体に存在する薬物量は，生物学的利用能 F（無次元，単位なし）と投与量 D（μg）を掛け合わせた値に等しいこと，および，体内の薬物量は，時刻 $t = \infty$ までにすべて消失することを利用し，合わせて，**薬物の血中濃度-時間推移曲線の曲線下面積** area under the time-concentration curve（AUC）の算出式を用いると，式（1-5）を経て式（1-6）が得られる．

$$\int_{F \cdot D}^0 dX = -CL_{tot} \cdot AUC \tag{1-5}$$

$$AUC = \frac{F \cdot D}{CL_{tot}} \tag{1-6}$$

このように，薬物の投与量 D，生物学的利用能 F，そして，全身クリアランス CL_{tot} によって，AUC は決定される．患者一人一人の全身クリアランスや生物学的利用能が異なることから，同じ薬物を同じ量で服用した場合でも，AUC は患者一人一人で異なる値となる．このとき，式（1-6）が無意識に変形されて利用される場合があり，そこでは，循環血液中に入った薬物量 $F \cdot D$ を AUC で除すことで，患者の全身クリアランス CL_{tot} の評価が行われる．このため，AUC が患者の全身クリアランスの決定因子であると誤解される場合が多い．しかし，どのよう

な場合でも，全身クリアランスは患者固有のパラメータであって，あくまでも，全身クリアランスがAUCの決定因子である．

式（1-6）を整理すると式（1-7）が得られる．

$$\frac{D}{AUC} = \frac{CL_{tot}}{F} \tag{1-7}$$

この右辺分母にある**生物学的利用能**Fは，点滴投与のように薬物が循環血液中に直接投与される場合は$F=1$となり，これ以外の場合，すなわち，経口投与や経皮投与等によって行われる場合は$0 \leq F \leq 1$となる．また，後述するように，薬物が肝臓における代謝，胆汁中排泄のみで消失し，かつ，その薬物が循環血液中に直接投与される場合，式（1-7）の値は**肝血流量**を超えることはない．肝血流量はヒトの場合，おおむね90 L/hである．薬物が腎臓による尿中排泄と肝臓や小腸による代謝排出，さらに，これ以外の臓器における代謝排泄によって循環血液から消失する場合，身体の薬物除去能力，すなわち，全身クリアランスCL_{tot}は，これら各臓器の薬物除去能力の和，すなわち，腎クリアランス renal clearance, CL_R, 肝クリアランス hepatic clearance, CL_H, 小腸クリアランス intestinal clearance, CL_I, そして，その他の臓器におけるクリアランス，CL_{Others}の合計として，次式のように示される．

$$CL_{tot} = CL_R + CL_H + CL_I + CL_{Others} \tag{1-8}$$

腎クリアランスと尿中薬物総排泄量X_u^∞の関係は，次のように求めることができる．全身クリアランスに対する腎クリアランスの寄与率をfとし，式（1-1）の両辺にこれを乗じて式（1-9）を得る．

$$f \cdot \frac{dX}{dt} = -f \cdot CL_{tot} \cdot C \tag{1-9}$$

式（1-9）の左辺は，薬物の消失速度のうち，腎クリアランスが関与する部分を示す．したがって，これを尿中薬物排泄速度dX_u/dtに置き換え，さらに，式の積分と整理を行って，以下を得る．

$$\frac{dX_u}{dt} = -CL_R \cdot C \tag{1-10}$$

$$X_u^\infty = CL_R \cdot AUC \tag{1-11}$$

式（1-11）が示すように，薬物の尿中総排泄量は腎クリアランスに比例する．また，薬物尿中総排泄量X_u^∞を血中薬物濃度推移曲線のAUCで除することで，腎クリアランスCL_Rが得られる．

B 分布容積

分布容積は，身体における薬物の広がりの程度を反映するパラメータであり，全身クリアランスと同様に，患者の年齢や体格，疾病の状況によって異なる値となる．分布容積V_d（mL）は，薬物血中濃度C（μg/mL）とその時点の体内薬物量X（μg）を用いて，次式のように定義される．

$$V_d = \frac{X}{C} \tag{1-12}$$

この定義はコンパートメントモデルとは無関係であることに注意されたい．さて，臨床業務では，薬物血中濃度Cよりも薬物血漿中濃度C_pが測定される場合が一般的であり，このため，「血中

濃度」と称される値は，「血漿中濃度」であることが多い．式（1-13）に，この両者の関係を示した．

$$C = \{(1 - Hct) + K \cdot Hct\} \cdot C_p \tag{1-13}$$

ここで記号 K は薬物の血球と血漿間の分配比を，記号 Hct は**血球容積率（ヘマトクリット値 Hematocrit）**を表している．日本人における標準的な血球容積率は，男性の場合 0.40 〜 0.49，女性の場合 0.36 〜 0.45 である．式（1-13）が示すように，薬物の血球と血漿間の分配比が $K = 1$ の場合，薬物血中濃度 C と薬物血漿中濃度 C_p は等しくなり，式（1-14）が成立する．

$$V_d = \frac{X}{C_p} \tag{1-14}$$

一方，血球移行性が極端に低い，もしくは，高い薬物では，血中濃度 C と血漿中濃度 C_p に明らかな差異が認められる．このため，こうした薬物の体内動態を検討する場合には，そこで扱われている薬物濃度が，血中濃度か血漿中濃度か，確認することが必要である．免疫抑制剤**シクロスポリン**は高い血球移行性を示す薬物であり，その血球と血漿間の分配比は $K = 1.3$ 〜 1.7 と報告されている．実際，シクロスポリンの血漿中濃度は，この大きな分配比を反映して血中濃度の 75 〜 85 ％ となる．こうしたことから，シクロスポリンの **TDM** では，**全血試料**を対象に薬物血中濃度が測定される．なお，本章では，これ以降，特に記載のない場合，薬物の血球と血漿間の薬物分配比を $K = 1$ として，薬物体内動態を解説する．式（1-14）が示すように，分布容積 V_d は，薬物が存在する身体の組織や組織存在量に関する情報を含まない．分布容積 V_d は，薬物が血漿中濃度と同じ濃度で身体全体に存在するとした場合に，単に，その濃度 C_p と薬物の体内存在量 X の関連づけを行うパラメータである．したがって，分布容積は血漿や組織の実体積とは必ずしも関係しない．なお，身体における薬物の広がりの程度は，薬物の循環血液から組織への移行特性に影響されることから，薬物の分布容積は，薬物の脂溶性や分子量，血漿タンパク質や生体成分との結合親和性等により，種々に異なる値となる，例えば，平均的な体格の成人男性（体重 70 kg）における強心配糖体ジゴキシンの分布容積は約 400 L で，身体の比重 1 とした場合の全身の実体積 70 L よりも大きな値を示す．一方，腎性貧血の治療に用いられる**エポエチンアルファ**の分布容積は約 2 L であり，これは血漿の実体積とほぼ等しい．こうした薬物毎の分布容積の差異は，次のように，薬物の血漿タンパク質，および，薬物と組織成分との結合を考えることで理解できる（図 1-4）．まず，血漿タンパク質や組織成分と結合せずに存在している非結合形薬物のみが，循環血液中から組織中，および，組織中から循環血液中へ自由に移動できると考える．この場合，血漿中と組織中の遊離形薬物濃度は等しくなることから，式（1-14）を利用し，体内の薬物量に関する式（1-15）を立式する（図 1-4 参照）．

$$\underbrace{V_d \cdot C_p}_{\text{（体内の薬物量）}} = \underbrace{V_B \cdot C_p}_{\text{（血液中の薬物量）}} + \underbrace{V_T \cdot C_T}_{\text{（組織中の薬物量）}} \tag{1-15}$$

ここで，**血漿中の薬物の非結合形分率**f_u と**組織中の薬物の非結合形分率**f_{uT} は，それぞれ式（1-16）および（1-17）で示されることから，**血漿中の薬物総濃度**C_p と**組織中の薬物総濃度**C_T の関係式（1-18）が得られる．

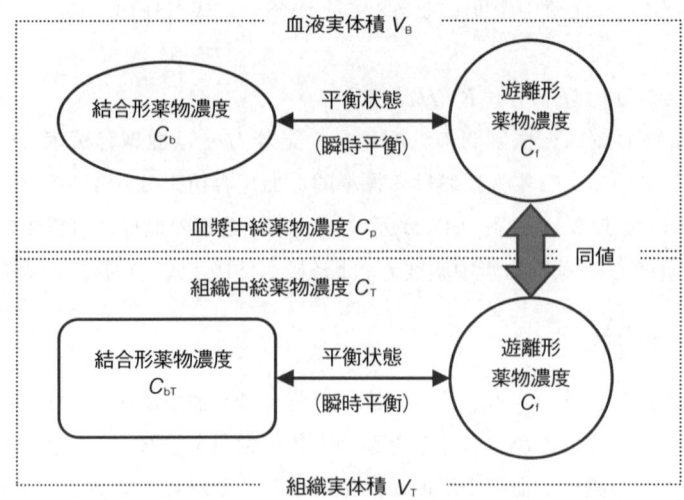

図 1-4 血漿中薬物濃度と組織中薬物濃度の関係

非結合形薬物のみが，血液から組織，および組織から血液へと自由に移動する場合，血液中の遊離形薬物濃度と組織中の遊離形薬物濃度は等しくなる．血液中や組織中では，薬物の結合形濃度と遊離形濃度は瞬時に平衡状態に達する．なお，実際は，薬物の分子量や脂溶性の大小，輸送担体の介在の有無などが，非結合形薬物の毛細血管や細胞膜透過性に影響することから，分布容積を非結合形分率のみで説明することはできない．

$$f_u = \frac{C_f}{C_p} \tag{1-16}$$

$$f_{uT} = \frac{C_f}{C_T} \tag{1-17}$$

$$\frac{C_T}{C_p} = \frac{f_u}{f_{uT}} \tag{1-18}$$

式（1-15）の両辺を C_p で割ると

$$V_d = V_B + V_T \cdot \frac{C_T}{C_p} \tag{1-19}$$

式（1-18）を用いて，

$$V_d = V_B + V_T \cdot \frac{f_u}{f_{uT}} \tag{1-20}$$

式（1-19）が示すように，薬物の分布容積は血漿中および組織中の**非結合形分率**と関係する．このため，例示したキニジンの場合のように（図 1-5），血漿中の薬物の非結合形分率 f_u が上昇すると，これに応じて薬物の分布容積 V_d は増加する．こうした非結合形分率と分布容積の関係により，何かの原因で薬物と血漿タンパク質の結合が阻害された場合でも，血液中の非結合形薬物濃度はほとんど増加しない．例えば，血漿タンパク質との結合が阻害されて，薬物の非結合形分率が増加しても，多くの場合，同時に分布容積の増大が生じることから，薬物濃度はむしろ低下する．また，上述のキニジンの場合とは異なり，種々の薬物を対象に薬物分布容積の比較を行う場合には，血漿中の非結合形分率に加えて，組織中の非結合形分率 f_{uT} が分布容積に影響することに注意しなければならない．すなわち，血漿中の非結合形分率の大きい薬物が，必ずしも大き

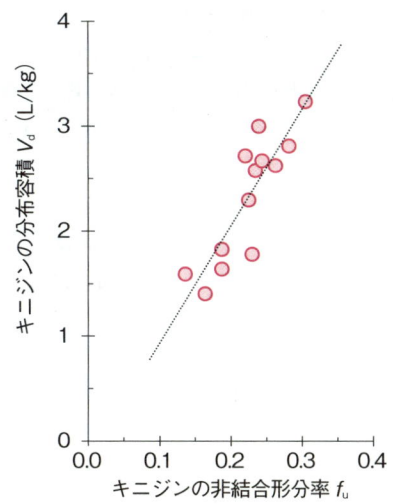

図1-5 抗不整脈薬キニジンの分布容積とタンパク質非結合形分率の関係[4]

非結合形分率の増加に比例して分布容積も増大する．

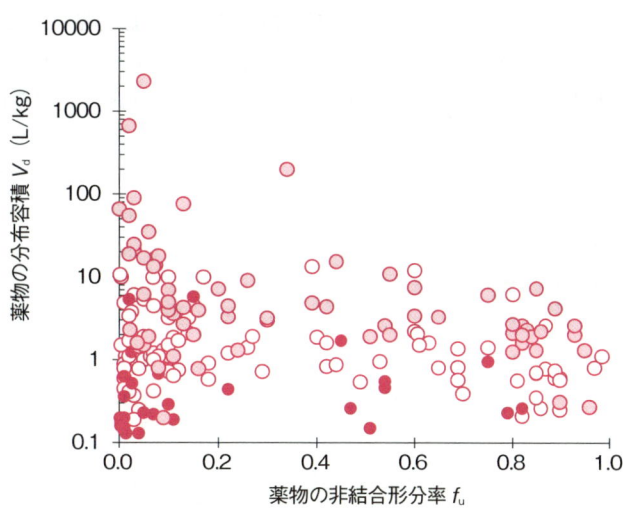

図1-6 様々な薬物の分布容積とタンパク質非結合形分率の関係[2,5]

薬物の非結合形分率と分布容積の相関は乏しい．このため，薬物のタンパク結合率のみで，分布容積の大小を推し量ることはできない．医療用医薬品として上市されている186種の薬物を対象とした相関図．●は酸性薬物，○は塩基性薬物，○はその他の薬物を示す．

な分布容積を示すとは限らず，また，それぞれの薬物では組織中の非結合形分率が種々異なることから，血漿中の非結合形分率が同程度であっても分布容積が大きく異なる場合も多い．分布容積と薬物の物理化学性質の関係を整理すると，薬物が生体内で正電荷を帯びる場合に，比較的大きな分布容積をもつ例が多くみられる（図1-6）．

C 半減期

分布容積 V_d（mL）は，前出の全身クリアランス CL_{tot}（mL/min）とともに，薬物の血中濃度の消失半減期 elimination half-life, $t_{1/2}$（min）を次式（1-20）のように規定する．

$$t_{1/2} = \ln 2 \cdot \frac{V_d}{CL_{tot}} \tag{1-21}$$

この式における記号 ln 2 は 2 の自然対数値であり，その値はおよそ 0.693 である．この式（1-20）の利用により，半減期 $t_{1/2}$ が既に測定されている場合に，分布容積 V_d あるいは全身クリアランス CL_{tot} のどちらか一方を既知とすることで，もう一方についても，その値を決めることができる．患者の分布容積や全身クリアランスの推定には，体重や体表面積，あるいは生化学検査値などの患者情報が利用できよう．半減期 $t_{1/2}$ の値は，一般に薬物の血中濃度を経時的に測定し，それを片対数プロットすることで直接求められる．血中濃度の経時的測定が難しい場合は，薬物の尿中累積排泄量を用いることで，薬物の血中濃度の半減期 $t_{1/2}$ を算出することが可能である．この場合，ログ・レート法 log-rate 法あるいはシグマ・マイナス法 sigma-minus 法と呼ばれる手法を利用するが，どちらの手法を用いる場合でも，まず，薬物投与後，十分に長い時間に

表 1-1　薬物の尿中排泄量の経時変化（シミュレーションデータ）

時間(hr)	蓄尿時間(hr)	蓄尿量(L)	尿中薬物濃度(ng/mL)	尿中薬物量(mg)	薬物の尿中排泄速度(mg/hr)	薬物の尿中累積排泄量(mg)	薬物の尿中未排泄量(mg)
3	3	1.75	4.28	7.49	2.50	7.49	92.51
6	3	1.81	6.94	12.56	4.19	20.05	79.95
12	6	3.22	7.10	22.86	3.81	42.91	57.09
24	12	5.06	4.34	21.96	1.83	64.87	35.13
36	12	7.87	2.66	20.93	1.74	85.80	14.20
48	12	6.85	0.88	6.03	0.50	91.83	8.17
60	12	6.15	0.65	4.00	0.33	95.83	4.17
72	12	7.05	0.28	1.97	0.16	97.80	2.20
∞	—	—	—	—	—	100[*1]	—

[*1] 累積排泄量時間推移曲線の漸近線による推定値（図 1-8 A）．

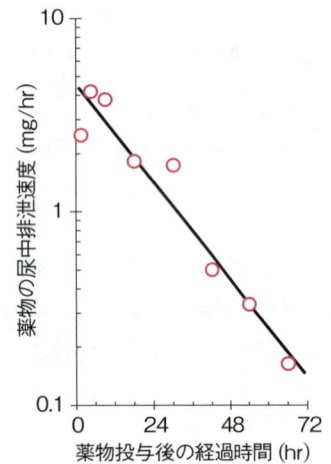

図 1-7　薬物の尿中排泄速度の片対数プロット

最小二乗法により測定値の近似直線の傾きを求め，次いで式（1-21）を利用して薬物の血中濃度の半減期を算出する．薬物の尿中排泄速度は，経時的に測定した尿中薬物排泄量より計算する（表 1-1）．排泄速度の値は蓄尿時間における平均値であることに注意する．

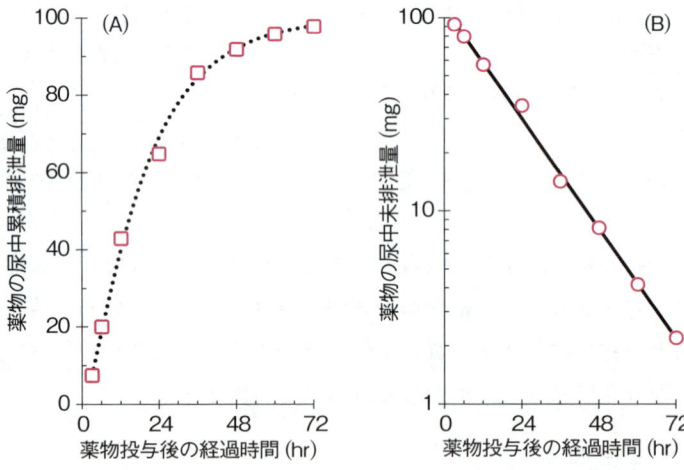

図 1-8　薬物の尿中累積排泄量（A）ならびに尿中未排泄量の時間推移曲線（B）

薬物の累積排泄量のグラフ（A）の漸近線の値が薬物の尿中総排泄量となる．この例では，薬物の尿中総排泄量は 100 mg である．尿中総排泄量を求めることで，薬物の尿中未排泄量の算出が可能となる．未排泄量の時間推移を片対数プロットし，最小二乗法により近似直線の傾きを求める．傾きの値から式（1-21）を利用して薬物の血中濃度の半減期を算出する．シグマ・マイナス法はログ・レート法に比べて，長期間の蓄尿を必要とする点で不利であるが，半減期の算出にあたり薬物の吸収過程や分布過程の影響を受けにくい特徴がある．

わたる経時的な蓄尿を行って，すべての尿量と尿中薬物量を測定することが必要である（表 1-1）．長時間の採尿を行うことで，半減期の算出に及ぼす薬物の吸収過程や分布過程の影響を減らし，半減期を正確に評価することが可能となる．次いで，ログ・レート法の場合は，尿中薬物量を蓄尿時間で除して**尿中薬物排泄速度**を算出し，その片対数プロットを作成する（図 1-7）．その後，得られた直線の傾き β を求め，式（1-22）により，薬物の血中濃度の半減期 $t_{1/2}$ を算出する．

$$t_{1/2} = \frac{\ln 2}{\beta} \tag{1-22}$$

なお，ここで算出した尿中薬物排泄速度の値は，蓄尿期間における平均値であり，そのプロットは蓄尿時間の中央時刻にて行うことに注意する．シグマ・マイナス法の場合は，測定された尿量と尿中薬物量を用いて薬物の尿中累積排泄量の時間推移曲線を描画し，その漸近線より**薬物の尿中総排泄量** X_u^∞ を把握する（図 1-8 A）．その後，把握した尿中総排泄量 X_u^∞ と各時間までの尿中累積排泄量の差をとることで，いまだ尿中に排泄されていない薬物量を経時的に算出し，その片対数プロットを作成する（図 1-8 B）．最後に，このプロットで得られる直線の傾き β を用いて，薬物の血中濃度の半減期 $t_{1/2}$ を式（1-21）により計算する．非観血的に薬物の血中濃度推移を把握できる点で，薬物の尿中排泄過程の解析は有用である．また，詳細は他書に譲るが，ワグナー・ネルソン法 Wagner-Nelson 法と呼ばれる手法を用いることで，薬物の尿中排泄量の時間推移により，経口投与薬物の吸収過程を解析することも可能である．

D 生物学的利用能

生物学的利用能は，薬物の投与量と投与間隔を適切に調節する際に，理解しておくべき 3 つめの薬物動態パラメータである．これは生物学的利用率とも呼ばれる．生物学的利用能は，投与された薬物のうち，全身循環血液に到達した薬物の割合を示す値であり，％記号あるいは小数を用いて表示される．同一薬物の静脈内投与製剤と経口投与製剤がある場合，経口投与製剤の生物学的利用能 F（静脈内に投与された薬物はすべて吸収されたとみなすことができるため，特に，**絶対的生物学的利用能**という）は，式（1-23）で求められる．

$$F = \frac{AUC_\mathrm{po}}{D_\mathrm{po}} \div \frac{AUC_\mathrm{iv}}{D_\mathrm{iv}} = \frac{AUC_\mathrm{po}}{AUC_\mathrm{iv}} \cdot \frac{D_\mathrm{iv}}{D_\mathrm{po}} \tag{1-23}$$

なお，静脈内投与製剤の投与量を D_iv（mg），投与後の薬物の血液中濃度-時間推移曲線の曲線下面積を AUC_iv（μg・h/mL）とし，経口投与製剤についても同様に，これらを D_po および AUC_po とする．

この薬物の経口投与製剤に対し，何らかの基準となる経口投与製剤がある場合は，両者の AUC_po を比較して，次式のように**相対的生物学的利用能** F_rel を計算し議論する場合がある．

$$F_\mathrm{rel} = \frac{AUC_\mathrm{po}}{AUC_\mathrm{po,base}} \cdot \frac{D_\mathrm{po,base}}{D_\mathrm{po}} \tag{1-24}$$

式中の $D_\mathrm{po,base}$ ならびに $AUC_\mathrm{po,base}$ は，**基準となる経口投与製剤の投与量**と**薬物血中濃度推移曲線の曲線下面積**である．相対的生物学的利用能 F_rel は，その経口投与製剤の主成分たる薬物が，基準製剤に比べて，どの程度，循環血液中に到達しやすいかを反映する値である．吸収を伴う異なる経路で同じ薬物を投与したときの相対的生物学的利用能の解析にも用いられる．なお，血中薬物濃度の経時的な測定が難しく，上記の計算式で必要とされる曲線下面積 AUC の把握が困難な場合は，薬物の尿中排泄量を用いることで生物学的利用能を評価することが可能である．この場合，薬物の投与後，十分に長い時間にわたって採尿を行い薬物の尿中総排泄量を測定する．含有薬物量が同一である場合，**経口投与製剤を服用した際の尿中への薬物未変化体の総排泄量**（mg）を $X_\mathrm{u,po}^\infty$，**静脈内投与製剤を用いた際の尿中への薬物未変化体の総排泄量**（mg）を $X_\mathrm{u,iv}^\infty$

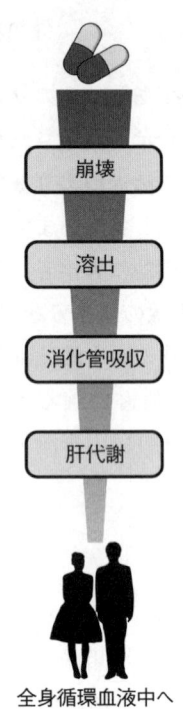

図1-9 経口投与薬物の全身循環血液への到達スキーム

投与薬物量のすべてが全身循環血液に到達するわけではない．

表1-2 経口投与薬物の生物学的利用能に影響を与える主な要因

製剤的要因	
粒子径	小さい粒子径は比表面積を増加させ，溶解速度を改善する
結晶性・結晶形	非晶質化や準安定形の結晶とし，溶解速度を改善する
塩・錯体	塩や錯体を形成させて，水溶性を調整する
pH	pHを調整して溶解度を増大する（液体製剤の場合）
添加剤	吸水性や膨潤性，崩壊性を調整して溶解特性を制御する

生理的要因	
胃内滞留時間	薬物の溶解過程に影響する
胃・小腸内pH	薬物の溶解度や溶解速度，製剤からの薬物溶出に影響する
胆汁分泌量	脂溶性薬物の溶解度や溶解速度に影響する
消化管血流量	消化管管腔から血液への薬物吸収過程に影響する
小腸薬物代謝	薬物やプロドラッグの吸収過程に影響する
腸内細菌叢	薬物やプロドラッグの吸収過程に影響する
肝薬物代謝	吸収された薬物の全身循環血液への移行量に影響する
併用薬	薬物の溶解性や消化管吸収，消化管および肝代謝に影響する
消化管障害・肝障害	消化管吸収や消化管および肝代謝に影響する

とすると，絶対的生物学的利用能 F は式（1-25）で求められる．

$$F = \frac{X_{u,po}^{\infty}}{X_{u,iv}^{\infty}} \tag{1-25}$$

生物学的利用能は，投与薬物の製剤的要因，および，薬物を投与された生体側の生理的要因の影響を受ける．例えば，経口投与製剤の場合，製剤が服用され，その主成分たる薬物が消化管で吸収されて全身循環血液に至る一連の過程を考えると（図1-9），薬物の消化管吸収が適切に生じるためには，まず薬物が消化液中に溶出する必要があり，また，この溶出が生じるためには，服用された製剤が適宜崩壊し，含有されている薬物が消化液に溶解できる状況が生じる必要がある．さらに，薬物溶出が完全に生じた場合でも，そのすべてが消化管で吸収されるとは限らない．小腸上皮が関わる薬物代謝により薬物の一部は失活する．小腸代謝を免れて消化管血流に到達した場合でも，その後，その血流は門脈を経て肝臓へ流れ込むことから，肝代謝によってさらに薬物の一部が失活する．このように，薬物は服用後，様々な要因の影響を受けながら循環血液に到達する．このため，異なる薬物の場合は無論のこと，同じ薬物を主成分として含有する場合であっても，さらに，全く同一の医薬品の場合でも，その影響は，製剤方法の差異や服用条件，ならびに病状等の患者状態により種々変化することから，生物学的利用能は必ずしも同じ値とはならない（表1-2）．また，小腸で吸収された薬物は，次いで肝代謝を被ることから，吸収された

薬物のすべてが循環血に到達するとは限らない．このように薬物が，循環血に到達する前に肝臓の作用によって代謝されて消失し，よって，循環血への到達薬物量が減少する現象を，肝臓の**初回通過効果** first-pass effect と呼ぶ．式（1-26）は，経口投与薬物の**生物学的利用能** F と，薬物の**消化管腔内から消化管組織内への移行率** F_a，消化管組織における代謝・分解を回避した割合 F_g，および，肝臓の初回通過効果の大きさ F_h の関係を示したものである．

$$F = F_a \cdot F_g \cdot F_h \tag{1-26}$$

1-2　コンパートメントモデル解析とノンコンパートメントモデル解析

1-2-1　コンパートメントモデルを用いた薬物血中濃度の解析

　複雑な体内における薬物挙動を，なるべく簡単な計算によって，しかし，ある程度の正確性を保ちながら把握しようとする場合，ヒトの身体を単純化したモデルを利用することが1つの選択肢となる．薬物動態学で用いられる**コンパートメントモデル**は，こうした場合に利用される単純化モデルの1つである．コンパートメントモデルでは，その中における薬物挙動が一次速度式に従うことを前提とする．この場合，式（1-26）に改めて示すように，コンパートメント中の薬物量 X（μg）の変化速度 dX/dt（μg/min）は，その時点でそのコンパートメントに存在する薬物量 X（μg）に比例する．速度定数 k_e（min^{-1}）は，この式において導入される比例定数である．この一次速度式（1-27）で取り上げる値は**薬物量**であり，薬物濃度ではないことに注意が必要である．

$$\frac{dX}{dt} = -k_e \cdot X \tag{1-27}$$

　薬物の静脈内急速投与を仮定し，この式（1-26）を，投与薬物量を D（μg），分布容積を V_d（mL），生物学的利用能を F（この場合は100％）として解くと，1-コンパートメントモデルにおいて薬物血中濃度 C（μg/mL）の時間推移を表す式（1-28）が得られる．

$$C = \frac{F \cdot D}{V_d} e^{-k_e \cdot t} \tag{1-28}$$

　臨床的に薬物の血中濃度推移を把握して解析する場合は，こうした1-コンパートメントモデルで十分な場合が多い（図1-10 A）．他方，薬物の分布過程と代謝排泄過程の分離評価が必要な場合や，薬理効果を併せて解析する場合など，複数のコンパートメントを用いたモデル化が適当となる場合もあるが，そうした場合でも，2-コンパートメントモデルで十分な解析が行える場合が少なくない．解析モデルを選択する際には，その解析に利用可能な臨床データが入手可能であるかに加え，モデルの複雑化により得られる追加情報が，臨床的にどの程度重要か，という点にも留意する必要がある．

1-2-2 コンパートメント解析における注意点

1-コンパートメントモデルを用いる場合を除き，薬物の血中濃度推移をコンパートメントモデルにより解析する場合は，消失速度定数，特に，**循環血液コンパートメント**からの薬物の消失速度定数 k_e の解釈に注意が必要である．一般に，消失速度定数 k_e は薬物の血中濃度の半減期 $t_{1/2}$ を直接反映しない．例えば，静脈内投与後の薬物血中濃度推移が2-コンパートメントモデルに

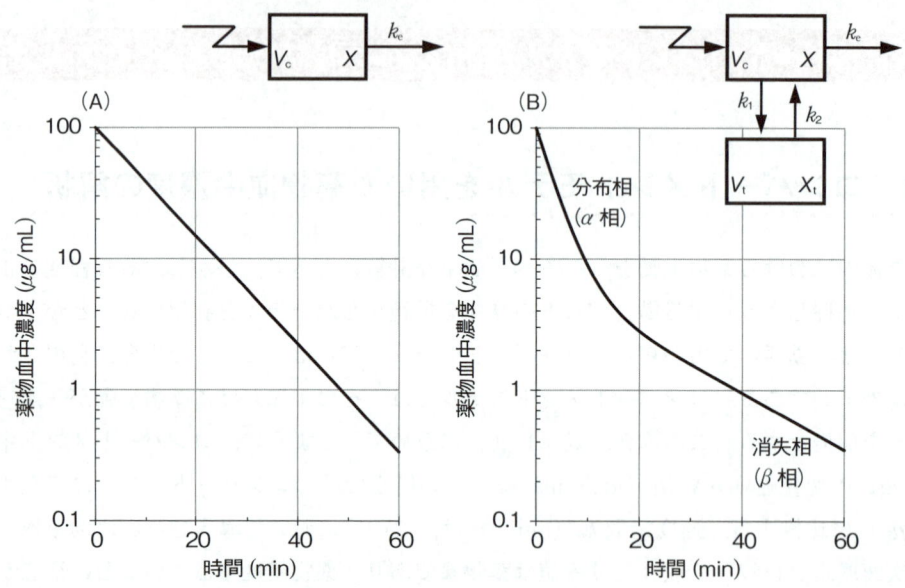

図1-10　1-コンパートメント（A）および2-コンパートメントモデル（B）とそれぞれに従う薬物の血中濃度時間推移曲線の片対数プロット

1-コンパートメントモデルに従う場合に限り，モデルに記載の消失速度定数 k の値は片対数プロット上の直線の傾きとして直接反映される．なお図中のコンパートメントモデルの記号表記は，循環血液コンパートメントの体積と薬物量を V_c および X，組織コンパートメントの体積と薬物量を V_t および X_t，コンパートメント間の薬物移行に関する速度定数を k_1 および k_2 とおき，合わせて，薬物の静脈内急速投与を仮定している．

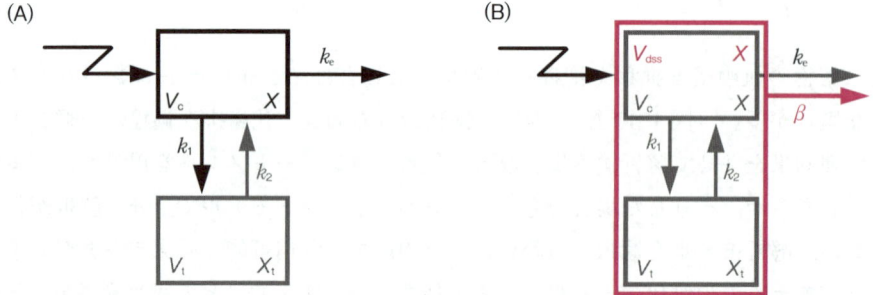

図1-11　2-コンパートメントモデルでみられる薬物の見かけの分布容積の変化
（A）投与直後は循環血液から組織への移行と消失過程が顕著に観察される．（B）分布平衡の成立以降，薬物は，全体が容積 V_{dss} の単一のコンパートメントであるかのように振る舞う．こうした単一コンパートメントを考えた場合の消失速度定数を β で示している．

従う薬物の場合，その濃度推移曲線は片対数グラフ上で二相性を示す（図 1-10 B）．しかし，このどちらの相においても，血中濃度推移の半減期は消失速度定数 k_e の値を直接反映しない．これはコンパートメントの体積を一定と考えることに起因する．投与直後の薬物の見かけの分布容積 V は循環血液コンパートメントの体積 V_c と等しい（図 1-11 A）．しかし，その後，血液-組織間の薬物の分布平衡が成立すると，見かけの分布容積 V は増大する（図 1-11 B）．循環血と組織間で薬物の分布平衡が成立した際の分布容積，すなわち，定常状態における分布容積 V_{dss} は，一般に循環血液コンパートメントの体積 V_c よりも大きい．コンパートメントモデルでは，こうした分布容積の変化をうまく表現することは難しく，その結果，消失速度定数 k_e が半減期 $t_{1/2}$ を反映しない状況が出現する．臨床的に薬物動態のモデル解析を行う際は，前述の式 (1-21) に示すように，半減期 $t_{1/2}$ は，全身クリアランス CL_{tot} と分布容積 V_d の比率を反映する値であることを理解し，消失速度定数からの半減期の算出を避けることが重要である．薬物の定常状態における分布容積 V_{dss} は，式 (1-29) を用いて求めることができる．

$$V_{dss} = \frac{CL_{tot}}{\beta} \qquad (1\text{-}29)$$

式中の値 β は，薬物血中濃度の半減期 $t_{1/2}$ から前出の式 (1-22) により得られる値であるが，ここで用いる半減期は，薬物の静脈内急速投与時点から十分な時間が経過し，薬物の循環血液と組織間で分布平衡が成立した条件で測定することが必要である（図 1-11 B）．全身クリアランス CL_{tot} は，AUC より把握する．

1-2-3　コンパートメントモデルによる反復投与時の薬物血中濃度の解析

薬物療法では一般に，薬物は継続的に繰り返し投与される．このような場合，薬物血中濃度は，その当初に上昇するが，次第に上昇は収まり，最終的に一定の濃度範囲で同じ変動パターンを繰り返すようになる（図 1-12）．薬物濃度推移がこうした状態になることを，定常状態 steady state に達した，と表現する．

1-コンパートメントモデルに従う薬物を投与量 D（μg），投与間隔 τ（hr）で N 回反復経口投与した場合（図 1-12），直近の投与からの経過時間を t とすると，薬物の血中濃度推移 C_N（μg/mL）は式 (1-30) で表される．ここで，k_a は吸収速度定数 absorption rate constant である．

$$C_N = \frac{FD}{V}\frac{k_a}{k_a - k_e}\left[\left(\frac{1 - e^{-Nk_e\tau}}{1 - e^{-k_e\tau}}\right)e^{-k_e t} - \left(\frac{1 - e^{-Nk_a\tau}}{1 - e^{-k_a\tau}}\right)e^{-k_a t}\right] \qquad (1\text{-}30)$$

次いで，この式の反復回数 N に大きな値を代入して近似することで，定常状態における薬物血中濃度推移 C_{ss} を表す式 (1-31) が得られる．

$$C_{ss} = \frac{FD}{V}\frac{k_a}{k_a - k_e}\left[\left(\frac{1}{1 - e^{-k_e\tau}}\right)e^{-k_e t} - \left(\frac{1}{1 - e^{-k_a\tau}}\right)e^{-k_a t}\right] \qquad (1\text{-}31)$$

ここでは迅速な薬物吸収を仮定しているが，これに反して，比較的遅い吸収を示す，例えば，徐放製剤や経皮吸収製剤を対象とする場合は，薬物の遅い吸収過程によって薬物血中濃度推移が律せられるフリップフロップ flip-flop 現象が生じ得ることに，注意が必要である．定常状態における薬物の最低血中濃度を初回投与後の薬物の最低血中濃度で除すことにより，蓄積係数

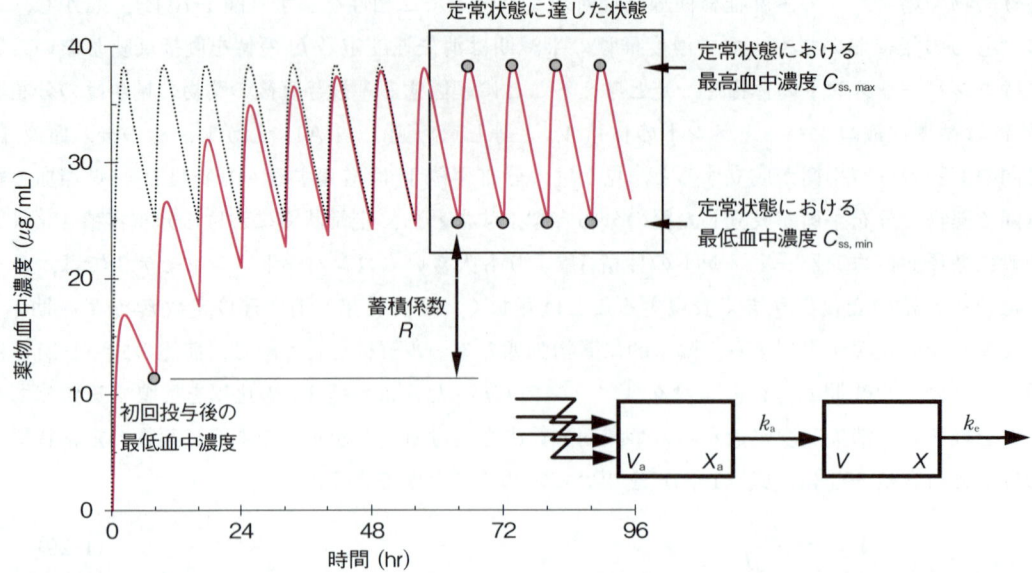

図1-12　1-コンパートメントに従う薬物を経口的に反復投与した際に得られる薬物の血中濃度推移曲線（実線）
解析モデル（グラフ右下）では，循環血液コンパートメントの体積と薬物量を V および X，吸収部位コンパートメントの体積と薬物量を V_a および X_a，吸収速度定数と排泄速度定数をそれぞれ k_a および k_e と表示している．迅速な薬物吸収により $k_a \gg k_e$ の成立を仮定．点線は式（1-31）で算出される蓄積係数による負荷量を用いた場合の薬物血中濃度推移．この場合，速やかに定常状態に到達している．

accumulation ratio，R を求めることができる．蓄積係数 R は，定常状態に至るまでに反復投与によって体内に蓄積した薬物量を反映する．したがって，初回投与量としてこの体内蓄積量相当分を追加投与することで，血中濃度を速やかに定常状態に到達させることが可能である（図1-12）．この初回投与量 D_L（μg）を**負荷量** loading dose といい，式（1-32）で計算される．初回以降の投与量は維持量 maintenance dose，D_M という．

$$D_L = D \cdot R \tag{1-32}$$

ここで，多くの場合，投与薬物の吸収は，次に薬物が投与される時刻までにほぼ終わっていることから，上述の式（1-30）および式（1-31）を用い，$e^{-k_a\tau} = 0$ と見なして蓄積係数 R を計算すると，式（1-33）が得られる．

$$R = \frac{1}{1 - e^{-k_e\tau}} \tag{1-33}$$

また，これを半減期 $t_{1/2}$ を用いて書き換えると式（1-34）となる．

$$R = \frac{1}{1 - \left(\frac{1}{2}\right)^\alpha} \tag{1-34}$$

式中の値 α は，投与間隔 τ（hr）が半減期 $t_{1/2}$（hr）の何倍であるかを示す値である．投与回数は1日1回もしくは2回の薬物が多いことから，投与間隔を24時間あるいは12時間と考え，次いで薬物の半減期を添付文書やインタビューフォームから得ることで，α の値を具体的に決め

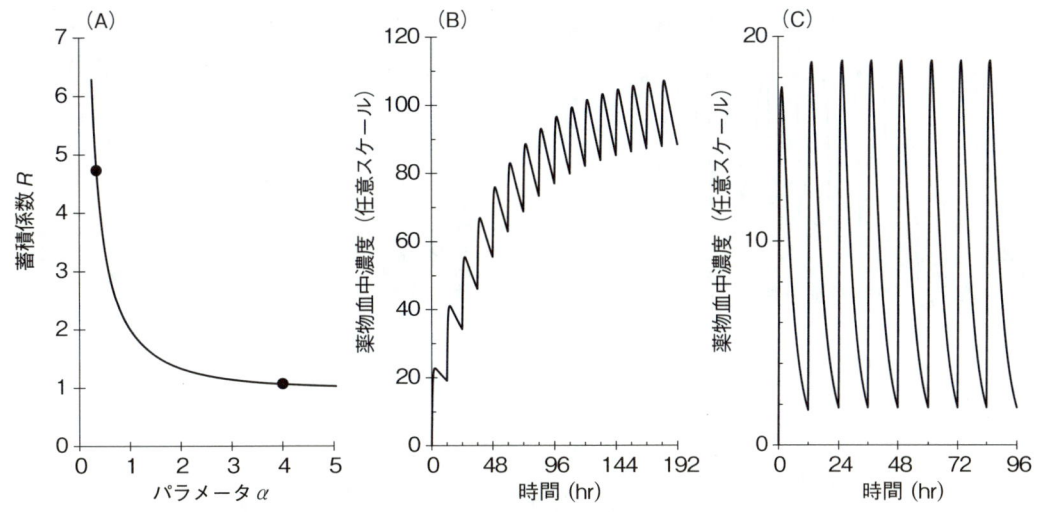

図 1-13　反復投与される薬物の蓄積係数と血中濃度推移
(A) 投与間隔と半減期ならびに蓄積係数の関係．横軸のパラメータ α は投与間隔を半減期で割った値．図中の点は α 値 0.34 と 4 の場合の例示．(B) 長い半減期をもつ薬物の血中濃度推移．半減期 35 時間，1 日 2 回投与（α 値 0.34；β_2 刺激薬の場合）．(C) 比較的短い半減期をもつ薬物の血中濃度推移．半減期 3 時間，1 日 2 回（α 値 4；抗ヒスタミン薬の場合）．

ることができる．薬物の半減期と投与間隔，血中濃度推移の 3 者の関係は，これにより容易に理解することができよう（図 1-13）．

　血中濃度が定常状態に達している場合，定常状態における平均薬物血中濃度 $\overline{C_{ss}}$（μg/mL）（図 1-14）は，式（1-35）に示すように，定常状態における血中濃度推移曲線の投与間隔 1 回分の曲線下面積 AUC_τ（μg・hr/mL）を，投与間隔 τ（hr）で除することで求められる．

$$\overline{C_{ss}} = \frac{AUC_\tau}{\tau} = \frac{FD}{\tau}\frac{1}{CL_{tot}} = \frac{k_0}{CL_{tot}} \tag{1-35}$$

これはすなわち，AUC_τ と等積な長方形を考え，その横幅を投与間隔 τ とした場合に，縦の長さが平均血中濃度 $\overline{C_{ss}}$ になることを示している．式（1-34）は，AUC_τ と単回投与の場合の AUC が等しいことから（図 1-14），**薬物投与速度** k_0（μg/hr）と全身クリアランス CL_{tot}（mL/hr）を用いる形に整理できる．反復投与時の薬物血中濃度推移については，次式（1-36）で示される平均薬物血中濃度 $\overline{C}$ を考えることで，推移の概略的把握が可能である．

$$\overline{C} = \frac{k_0}{CL_{tot}}(1 - e^{-k_e t}) = \overline{C_{ss}}(1 - e^{\frac{\ln 2}{t_{1/2}}\cdot t}) \tag{1-36}$$

式（1-36）は，反復投与の場合の 1 日当たりの投与量と等価となる投与速度で，薬物を静脈内持続注入した場合の血中濃度推移式と同じである（図 1-14）．また，この式（1-36）による平均薬物血中濃度推移は，1 日当たりの薬物投与量が同じであれば，投与回数や投与間隔を任意に変更して変化しない（図 1-15）．ただし，この場合，最高血中濃度や最低血中濃度は，投与回数や投与間隔の変更によって変化することに注意が必要である（図 1-15）．式（1-36）を用いることで，初回投与後の各時刻における平均薬物血中濃度の定常状態到達度の計算が可能である．これにより平均薬物血中濃度は，半減期 $t_{1/2}$ の 3.3 倍の時間の経過により，定常状態平均薬物血中濃度

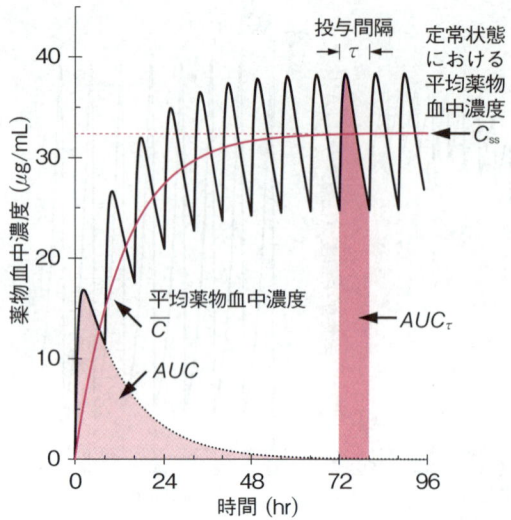
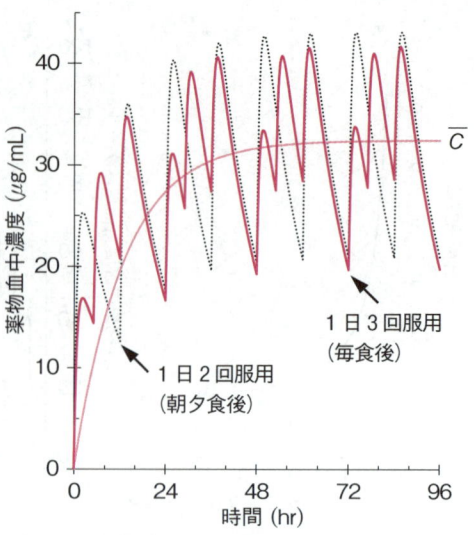

図1-14 反復経口投与時の薬物の血中濃度推移と定常状態平均血中濃度の関係

単回投与後の曲線下面積 AUC を淡色領域で，定常状態における投与間隔1回分の曲線下面積 AUC_τ を濃色領域で示す．図1-12に記載の1-コンパートメントモデルに従う薬物の例示．経口投与は1日3回8時間毎．

図1-15 1日量が等しい場合の服用パターンと血中濃度推移の関係

1日2回12時間毎（点線）と1日3回毎食後（実線）の場合を表示．食事時刻は 7:00, 12:00, 19:00 の不等間隔を仮定．1日3回8時間毎の場合は図1-14を参照．図1-12に記載の1-コンパートメントモデルに従う薬物の例示．

$\overline{C}_{ss}$ の約90％の値に，半減期 $t_{1/2}$ の4.3倍の時間の経過によって約95％の値に到達することがわかる．治療効果の発現に一定の薬物血中濃度の維持を必要とする薬物の投与計画を立案する場合，こうした半減期と定常状態到達率の関係の理解が必要である．

1-2-4 コンパートメントモデルによらない薬物血中濃度の解析

A モーメント解析法

コンパートメントモデルを用いる解析は，設定した解析モデルが「正しい」ことを前提とする．しかし，常にこの前提が成り立つわけではない．体内挙動が特定のコンパートメントモデルに従うことを仮定しないノンコンパートメント解析法は，特にこうした場合に繁用される．**モーメント解析法**は，モデルを仮定しない代表的な解析法であり，薬物血中濃度推移曲線の形状に着目し，これを**モーメントパラメータ**として数値化し解析する．既出の AUC（μg・hr/mL）の他，**平均滞留時間** mean residence time, MRT も繁用されるモーメントパラメータである．循環血における薬物の MRT（hr）は，式 (1-37) を用いて薬物血中濃度 C（μg/mL）より計算されるが，これに加え，前述のように薬物の経時的な尿中累積排泄曲線（図1-8）が利用できる場合は，式 (1-38) を用いて，MRT を尿中排泄データから算出することも可能である．

$$MRT = \left(\int_0^\infty t \cdot C dt\right) \Big/ AUC \tag{1-37}$$

$$MRT = \left(\int_0^\infty [X_u^\infty - X_u(t)]dt\right)\Big/ X_u^\infty \tag{1-38}$$

ここで，X_u（mg）は時刻 t までに尿中へ排泄された薬物量，X_u^∞（mg）は**薬物の尿中総排泄量**である．なお，モーメントパラメータを適切に算出するためには，薬物投与後から十分に長い時間にわたり，経時的に薬物の血中濃度や尿中排泄量を測定する必要がある．測定期間が短く不十分な場合は，パラメータ計算に必要な曲線下面積の一部を外挿計算で補うことになるが，この外挿計算がしばしば大きな誤差要因となることに注意したい．

モーメント解析法，特に MRT を用いた解析法は，薬物挙動が連続した幾つかの素挙動に分解できる場合に有用である．例えば，経口投与製剤を用いた場合と静脈内投与製剤を用いた場合の薬物の血中濃度推移を考えると，その差異は，薬物の消化管内挙動の有無に起因する（図 1-16）．

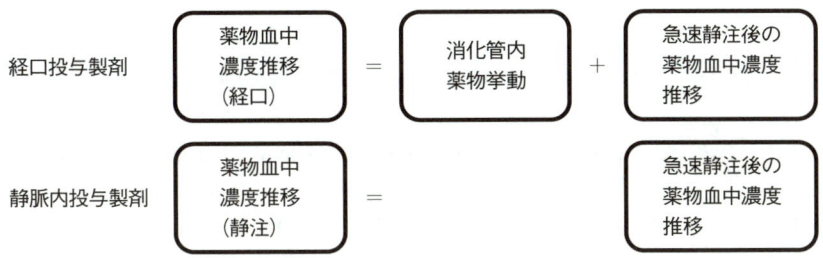

図 1-16　平均滞留時間を用いるモーメント解析法の考え方（概念図）
経口投与製剤の場合と静脈内投与製剤の場合の薬物の血中濃度推移における差異は薬物の消化管内挙動の有無に依存する．この 2 つの薬物血中濃度推移の違いを適切に評価することで，薬物の消化管内挙動の一端を把握できる．

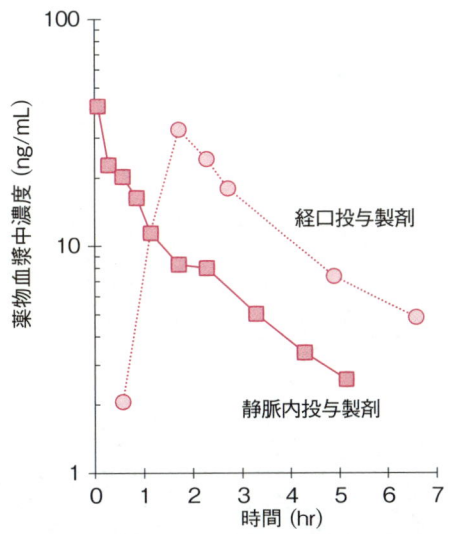

図 1-17　メトプロロールの経口投与製剤および静脈内投与製剤を用いた場合の血漿中濃度推移の比較（外国人データ）[6]
血漿中濃度推移より計算された薬物の MRT は，経口投与製剤および静脈内投与製剤の場合でそれぞれ 3.42 および 2.18 hr であった．これより，この経口投与製剤における薬物の MAT は 1.24 hr と計算される．なお，平均滞留時間の算出において，時間無限大までの外挿計算を行っている．

薬物の消化管内挙動は，蠕動運動による製剤の消化管内の移動や，それと同時に進行する製剤の崩壊と薬物の溶出，そして消化管における薬物吸収といった，薬物の吸収に関わる一連の過程を反映する．したがって，式 (1-39) に示すように，それぞれの投与製剤を用いて MRT を算出し，その差を取ることで，その経口投与製剤に含まれる薬物が循環血に到達するまでに要する時間，すなわち，平均吸収時間 mean absorption time, MAT の推定が可能である．

$$MAT = MRT_{po} - MRT_{iv} \tag{1-39}$$

式中の MRT_{po} および MRT_{iv} は，それぞれ経口投与製剤および静脈内投与製剤を用いて算出した MRT である．この方法を用いることで，薬物の消化管内挙動を記述する複雑なコンパートメントモデルによることなく，経口投与製剤を用いた場合の薬物の吸収挙動が評価できる（図1-17）．

【参考文献】

1) Rowland, M. & Tozer, T.N. (eds) (1995) Clinical Pharmacokinetics 3rd ed, Williams & Wilkins, Media.
2) Brunton, L.L. *et al.* (eds) (2018) The Pharmacological Basic of Therapeutics 13th ed, McGraw-Hill, New York.
3) Lalonde, R.T., *et al.* (1987) *J. Pharmacokinet. Biopharm.* **15**, 569-582.
4) Fremstad, D., *et al.* (1979) *Eur. J. Clin. Pharmacol.* **15**, 187-192.
5) Law, V., *et al.* (2014) *Nucleic Acids Res.* **42**, D 1091-1097.
6) Högstedt, S., *et al.* (1985) *Clin. Pharmacol. Ther.* **37**, 688-692.

1-3 非線形モデル

線形モデルでは投与量と血中濃度や AUC は比例関係にあり，また消失速度定数・半減期や分布容積は薬物濃度によらず一定の値であり，一次速度式に従うと仮定されていた．しかし，臨床で使用される濃度域で肝臓での代謝過程やタンパク結合などに飽和現象が起こる場合は比例関係が成り立たず，一次速度としての解析が適用できないため，**非線形モデル**が必要となる．代謝過程に飽和が観察される場合は，投与量の増加に比較して血中濃度や AUC は投与量比以上に急激に増加する．逆に，タンパク結合に飽和が見られる場合は，投与量の増加に伴う血中濃度や AUC の増加には頭打ち現象が見られる．

1-3-1 消失過程に飽和が見られる場合：代謝酵素の飽和

代謝過程に飽和がある場合には薬物の消失を解析するために Michaelis-Menten 式が用いられる．

$$消失速度 = -\frac{V_{max} \cdot C}{K_m + C} \tag{1-40}$$

ここで，V_{max} は**最大消失速度**，K_m は **Michaelis 定数**（消失速度が V_{max} の 1/2 になる時の濃度）である．

消失速度は単位時間当たりの血中濃度変化であるから，次式が成り立つ．

$$\frac{dC}{dt} = -\frac{V_{max} \cdot C}{K_m + C} \tag{1-41}$$

血中濃度が K_m より十分に低い場合（$C \ll K_m$）は，分母は K_m で近似できる．

$$\frac{dC}{dt} = -\frac{V_{max} \cdot C}{K_m} = -\frac{V_{max}}{K_m} \cdot C \tag{1-42}$$

この式は線形 1 次速度式と同様であり，非線形性モデルでも，血中濃度が十分に低い場合（飽和現象が起こっていない場合）は線形性を示す．

これに対し，濃度が上昇し，代謝酵素に飽和がある場合は，血中濃度が K_m より大きな値（$C \gg K_m$）であり，分母は C で近似できる．

$$\frac{dC}{dt} = -\frac{V_{max} \cdot C}{C} = -V_{max} \tag{1-43}$$

すなわち，消失速度は最大速度に達し，一定の値（0 次速度式）となる．

アスピリンの活性代謝物である**サリチル酸**はグリシン抱合体，グルクロン酸抱合体，水酸化体に代謝されて排泄されるが，代謝過程には飽和現象が見られる．図 1-18 は血中サリチル酸濃度推移を示したものであるが，アスピリン 385 mg 投与においての消失過程は線形性が成り立つ．これに対し，投与量が 770 mg あるいは 1155 mg の場合，血中濃度が高い状態では，代謝酵素の飽和に由来する消失の遅延が起こり，非線形性が認められる．

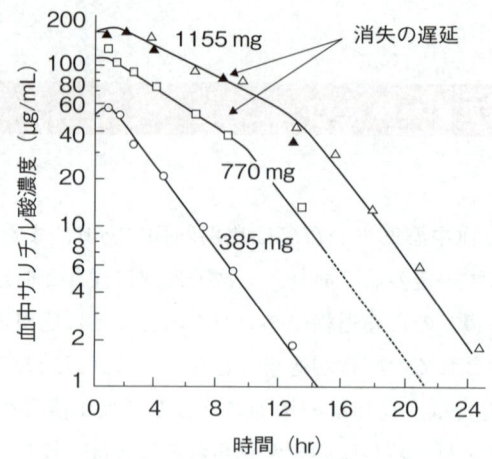

図 1-18　サリチル酸血中濃度の非線形性
(Thimer, E.K. (1997) Handbook of Experimental Pharmacology, vol.47, Springer-Verlag, Berlin, pp.70 より引用)

1-3-2　定常状態での投与量と平均血中濃度の関係

消失過程で非線形性を示す薬物のうち，消失半減期が長く，投与後の濃度を平均血中濃度として考えることができる薬物（例：フェニトイン）では，投与量と定常状態での濃度との関係に次式を適応できる．すなわち，定常状態では，消失量 ＝ 吸収量であり，吸収率を 100 ％ とすれば，吸収量 ＝ 投与量であるから，1 日当たりの投与量（D）は，

$$投与量（D）= \frac{V_{\max} \cdot \overline{C_{ss}}}{K_m + \overline{C_{ss}}} \tag{1-44}$$

である．ここで，$V_{\max}$ は 1 日当たりの最大消失量，$\overline{C_{ss}}$ は定常状態での平均血中濃度である．
前式を濃度について変形すると，次式が成り立つ．

$$\overline{C_{ss}} = \frac{K_m \cdot D}{V_{\max} - D} \tag{1-45}$$

投与量が $V_{\max}$ に比較し，十分に低い場合（$D \ll V_{\max}$），分母は $V_{\max}$ で近似でき，次式が成り立つので定常状態での平均血中濃度は投与量と比例し，線形性が成り立つ．

$$\overline{C_{ss}} = \frac{K_m \cdot D}{V_{\max}} \tag{1-46}$$

これに対し，投与量が増大し代謝酵素が飽和状態に近づいた場合は，投与量 D が $V_{\max}$ の値に近づいた状態であり，分母は 0 に近づき，C_{ss} は限りなく大きな値となってしまう．

フェニトインにおいて，$V_{\max}$ を 420 mg/day，K_m を 4 μg/mL とした場合の投与量と定常状態での血中濃度の関係を図 1-19 に示した．フェニトインの治療濃度域は 10 〜 20 μg/mL とされている．投与量 150 mg 程度までは，ほぼ線形性が成り立つが，定常状態の平均血中濃度は有効域には達していない．投与量を増加させて有効域に近づけると，非線形性が見られるようになり，投与量の増加に比較し，定常状態の平均血中濃度は急激に増加する．さらに投与量を増加して

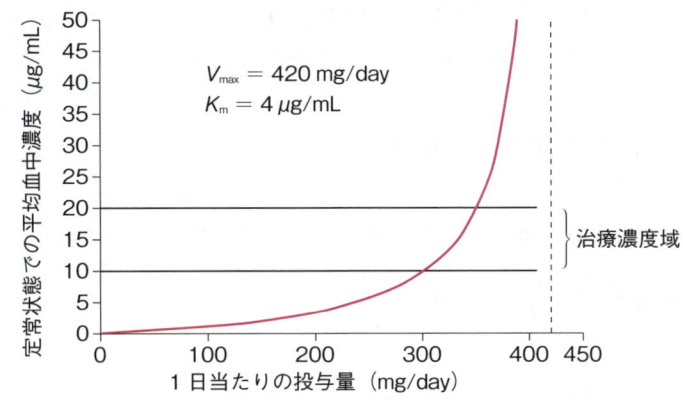

図 1-19 フェニトイン投与量と定常状態での平均血中濃度の関係

V_{max} である 420 mg に近づくと，定常状態における平均血中濃度は限りなく高くなり，副作用や中毒症状を呈することとなる．

1-3-3 定速静脈内投与

消失過程に非線形性を示す薬物の定速静脈内投与においても定常状態では**消失速度 = 点滴速度**であるから，次式が成り立つ．

$$点滴速度\ (k_0) = \frac{V_{max} \cdot C_{ss}}{K_m + C_{ss}} \tag{1-47}$$

ここでは，点滴速度は時間当たりの消失量，V_{max} は時間当たりの最大消失量である．

C_{ss} について変形すると次式となる．

$$C_{ss} = \frac{K_m \cdot k_0}{V_{max} - k_0} \tag{1-48}$$

すなわち点滴速度 k_0 が V_{max} に比較し，十分に小さい場合（$k_0 \ll V_{max}$），次式が成り立ち，定常状態での血中濃度は点滴速度に比例する．

$$C_{ss} = \frac{K_m \cdot k_0}{V_{max}} \tag{1-49}$$

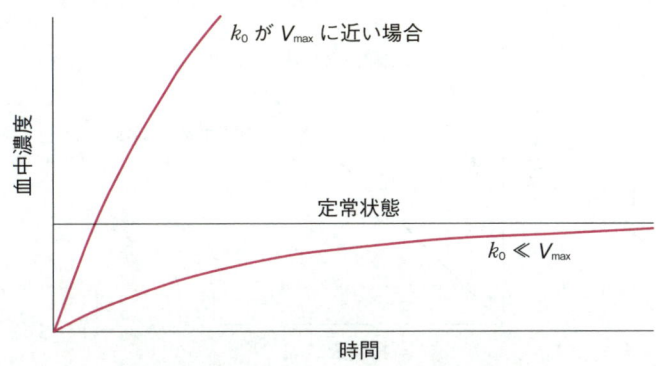

図 1-20 定速静脈内投与での血中濃度

これに対し，点滴速度k_0が速く，酵素による代謝が飽和状態に近づいた場合は，分母が0に近い値となり，定常状態での血中濃度は限りなく高くなる（図1-20）．

1-3-4　タンパク結合の飽和現象

薬物のタンパク結合はLangmuir式に基づき，次式で表される．

$$r = \frac{n \cdot K_B \cdot C_f}{1 + K_B \cdot C_f} \tag{1-50}$$

ここで，rはタンパク質1モルに結合した薬物のモル数であり，nはタンパク質1分子中の薬物結合部位の数，K_Bは結合定数，C_fは非結合形薬物濃度である．

タンパク濃度を1M，nを1として，結合定数K_Bを1 M^{-1}から10,000 M^{-1}の範囲で変化させた場合の**薬物非結合率**と**総薬物濃度**の関係を示したのが図1-21である．結合定数が大きくなく，タンパク結合率が大きくない（薬物非結合率が高い）場合，総薬物濃度に対して薬物非結合率（図の縦軸）は急激な変化を示さない（図では$K_B = 1$の場合）．これに対し，結合定数が大きく，

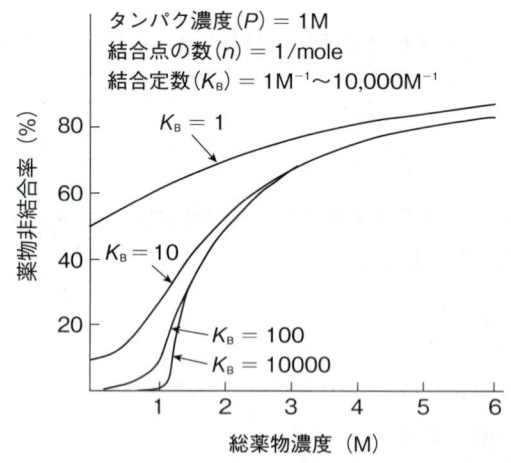

図1-21　結合定数を変化させた場合の，薬物非結合率と総薬物濃度の関係
（粟津荘司，渡邊　淳（1988）薬物速度論の基礎，p.66，廣川書店より改変）

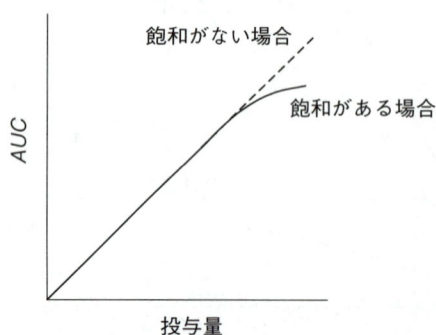

図1-22　タンパク結合に飽和がある場合の頭打ち現象

タンパク結合率が大きい（薬物非結合率が低い）薬物は，総薬物濃度が増加するにつれて急激に薬物非結合率が増加する（図では $K_B = 100, 10000$ の場合）．これは，薬物濃度の増加に伴いタンパク結合が飽和し，飽和後は非結合形の濃度が増加するためである．組織にはタンパク質に結合していない遊離の薬物が分布するから，遊離濃度の急激な増加は組織移行性を増大させる．その結果，投与量の増加に対して AUC の増加は頭打ち現象を示す（図1-22）．

バルプロ酸は弱酸性薬物でありアルブミンと結合するが，臨床で用いられる濃度域内においてタンパク結合率は 70～95％ と高く，また，組織への移行が速やかである．血中濃度が治療濃度域までは線形性を示すが，血中濃度が高くなるとタンパク結合が飽和し，非線形性を示す．

1-4 クリアランス

クリアランスは，薬物の体内動態の生理学的モデルを構築するために必要な概念であり，一定時間内に薬物が除去される血液の体積である．

1-4-1 全身クリアランス（CL_tot）

全身クリアランスは，対象となる薬物に対して身体が示す除去能力を反映する．「単位時間 (t) にその中に含まれる薬物 (x) が除去（消失）される血液量（血清・血漿量）」であり，全身クリアランスと血中薬物濃度 (C) の積は，その時点での薬物消失速度である．

$$-dx/dt = CL_\mathrm{tot} \times C \tag{1-51}$$

単回投与において，上式を無限大時間まで積分すると，左辺は全消失量（= 全吸収量 = 投与量 (D) × 吸収率 (F)）となり，右辺は無限大までの AUC と全身クリアランスの積となる．

$$F \cdot D = CL_\mathrm{tot} \times AUC_{0\sim\infty} \tag{1-52}$$

したがって全吸収量と $AUC_{0\sim\infty}$ から全身クリアランスを求めることができる．

また，コンパートメントモデルのパラメータとの関係では，全身クリアランスは消失速度定数 (k_el) と分布容積 (V_d) の積に等しい．

$$CL_\mathrm{tot} = k_\mathrm{e} \times V_\mathrm{d} \tag{1-53}$$

全身クリアランスは，ある血中濃度を維持するための投与量の計算で用いることのできる有用なパラメータである．

A 点滴投与（定速）と全身クリアランス

定速点滴投与での定常状態では，血中濃度は一定の値（C_ss）となる（図1-23）．この時，定常状態における単位時間当たりの体内からの消失量は，体内への薬物投与速度すなわち点滴速度

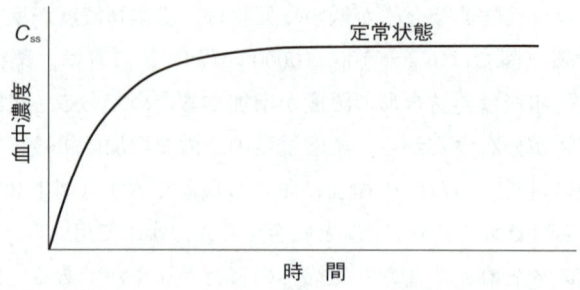

図 1-23 定速点滴投与での血中濃度

(k_0) に等しい．消失量は，定常状態血中濃度（C_{ss}）と全身クリアランスの積であるので，次式が成り立つ．

$$\text{単位時間の消失量} = CL_{tot} \times C_{ss} = k_0 \text{（点滴速度）} \qquad (1\text{-}54)$$

すなわち，目標とする定常状態の濃度（C_{ss}）とするために必要な点滴速度は，上式を用いることにより容易に求めることができる．

1-4-2 臓器クリアランス（CL_{org}）

臓器クリアランスは，各臓器の薬物除去能力を反映するが，具体的には「単位時間に臓器に流入する血液のうち，その中に含まれる薬物を除去できる血液量」であり，**肝クリアランス**（CL_H）と**腎クリアランス**（CL_R）が特に重要である．線型モデルでは，肝臓や腎臓で薬物が代謝あるいは排泄される割合（抽出率 E）は濃度によらず一定であると仮定している．したがって，単位時間の血流量を Q とすると，単位時間に $Q \times E$ の血液中に含まれる薬物が除去でき，この値が臓器クリアランスになる．

$$CL_H = \text{肝血流量}（Q_H）\times \text{肝抽出率}（E_H） \qquad (1\text{-}55)$$
$$CL_R = \text{腎血流量}（Q_R）\times \text{腎抽出率}（E_R） \qquad (1\text{-}56)$$

健常人では 1 分間当たり，肝臓には全血として 1.5 〜 1.7 L（血清・血漿量としては 825 〜 935 mL：ヘマトクリット値 0.45）の血液が流入しているので，仮に肝抽出率を 0.2（20%）とすると，

$$CL_H = (825 \sim 935) \times 0.2 = 165 \sim 187 \text{ mL/min}（血漿・血清量として）$$
$$(1\text{-}57)$$

となる．また，健常人では 1 分間当たり，腎臓では全血として 1.2 〜 1.3 L（血清・血漿量としては 660 〜 715 mL：ヘマトクリット値 0.45）の血液が流入しているので，仮に腎抽出率を 0.2（20%）とすれば，

$$CL_R = (660 \sim 715) \times 0.2 = 132 \sim 143 \text{ mL/min}（血漿・血清量として）$$
$$(1\text{-}58)$$

である．

　各臓器クリアランスを合計すると**全身クリアランス**となる．薬物の消失が肝代謝と腎排泄のみの場合は，全身クリアランスは肝クリアランスと腎クリアランスの合計となる．

$$CL_{tot} = CL_H + CL_R \tag{1-59}$$

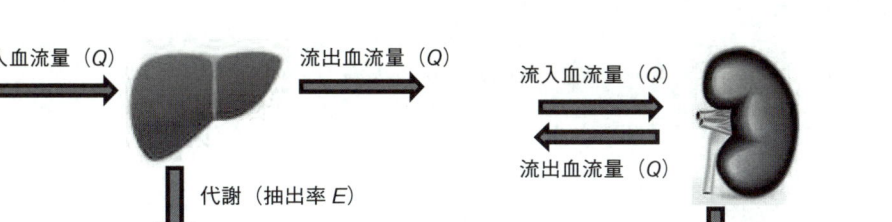

図 1-24　臓器のフローモデル

1-4-3　固有クリアランス（CL_{int}）

　臓器クリアランスは流入血液量を超える値をとることはない．しかし，臓器クリアランスは代謝や排泄される薬物はタンパク質と結合していない非結合形の薬物であることを考慮しておらず，いわば「見かけのクリアランス」である．これに対し，非結合形の薬物に対するクリアランスは「**固有クリアランス** intrinsic clearance，CL_{int}」と呼ばれ，各臓器の代謝や排泄能力を示す「真のクリアランス」であり，実際の血流量には依存しない一定の値である．固有クリアランスと臓器クリアランスを関連づけるモデルには，**well-stirred model** と **parellel tube model** の2つがある．

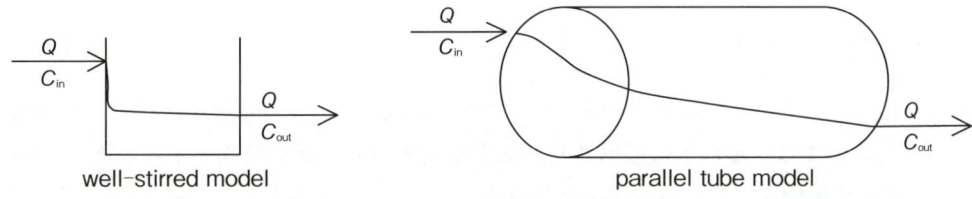

図 1-25　固有クリアランスのモデル
C_{in}：流入血液中濃度，　C_{out}：流出血液中濃度，　Q：流出入血流速度

　well-stirred model では，組織に血液が流入すると分布が瞬時に起こり，組織内濃度は流出血液中濃度に等しいと考えるモデルである．このときの物質収支を考えれば，

$$流入薬物量 = 消失薬物量 + 流出薬物量 \tag{1-60}$$

であり，流入薬物量，および流出薬物量は次式で計算できる．

$$流入薬物量 = Q \times C_{in} \tag{1-61}$$
$$流出薬物量 = Q \times C_{out} \tag{1-62}$$

消失薬物量は，非結合形薬物濃度と固有クリアランスの積であり，非結合形分率をfとすれば，臓器内の非結合形濃度は$C_\text{out} \times f$であることから次式で計算できる．

$$消失薬物量 = C_\text{out} \times f \times CL_\text{int} \tag{1-63}$$

前式と合わせて考えると次式が成り立つ．

$$Q \times C_\text{in} = C_\text{out} \times f \times CL_\text{int} + Q \times C_\text{out} \tag{1-64}$$

臓器クリアランスは次式で計算できる．

$$CL_\text{org} = Q \times E = Q \times \frac{C_\text{in} - C_\text{out}}{C_\text{in}} \tag{1-65}$$

これらより，CL_orgはCL_intを用いて次式で表すことができる．

$$CL_\text{org} = \frac{CL_\text{int} \cdot f \cdot Q}{CL_\text{int} \cdot f + Q} \tag{1-66}$$

また$CL_\text{org} = Q \times E$であるので，抽出率（$E$）と固有クリアランスの関係は次式で表すことができる．

$$E = \frac{CL_\text{int} \cdot f}{CL_\text{int} \cdot f + Q} \tag{1-67}$$

parallel tube modelでは，組織内の濃度は指数関数的にC_inから徐々にC_outに低下すると仮定したモデルであり，CL_orgとCL_intの関係は次式で表される．

$$CL_\text{org} = Q\left\{1 - \exp\left(-\frac{f \cdot CL_\text{int}}{Q}\right)\right\} \tag{1-68}$$

式（1-66）において，固有クリアランスが血流速度に比べ十分に大きいとき（$CL_\text{int} \cdot f \gg Q$），分母は$CL_\text{int} \cdot f$に近似できるので，式（1-66）は次式となる．

$$CL_\text{org} \fallingdotseq Q \tag{1-69}$$

すなわち，肝クリアランス，あるいは腎クリアランスは血流に大きく影響を受ける．この場合，式（1-65）においては，Eは1に近似され，抽出率が極めて大きい薬物であることがわかる．このような性質の薬物を**血流量依存型薬物**という．

$$E \fallingdotseq 1 \tag{1-70}$$

これに対し，固有クリアランスが血流速度に比べきわめて小さいとき（$CL_\text{int} \cdot f \ll Q$），分母は$Q$で近似でき，式（1-66）は次式となる．

$$CL_\text{org} = CL_\text{int} \cdot f \tag{1-71}$$

すなわち，薬物の臓器からの消失は，血流よりも臓器の機能そのもの（固有クリアランスの大きさ）に影響を大きく受ける．このような性質の薬物は**臓器機能依存型薬物**（肝代謝依存型薬物，腎機能依存型薬物）に分類される．なお，式（1-67）は次式になるが，$CL_\text{int} \cdot f \ll Q$であるので，その値は極めて小さな値になり，抽出率が小さな薬物であることがわかる．

$$E = \frac{CL_{\text{int}} + f}{Q} \tag{1-72}$$

臓器機能依存型薬物 capacity-limited drug はさらにタンパク結合の大きさに応じ2つに分類される．すなわち，タンパク結合率が高い場合は，わずかのタンパク結合率の変化でも非結合形薬物濃度に大きく影響することから，タンパク結合感受性薬物 binding sensitive drug と呼ばれる．これに対し，タンパク結合率が非結合形薬物濃度に影響するほどには高くない場合は，タンパク結合非感受性薬物 binding insensitive drug と呼ばれる．表1-3には肝抽出率とタンパク結合率の大きさに応じた分類の例を示した．

表1-3 肝抽出率と血清中タンパク結合率による薬の分類

薬物	肝抽出率	タンパク結合率（％）
肝血流量依存型		
リドカイン	0.83	45〜80*
プロプラノロール	0.60〜0.80	93
ペチジン（メペリジン）	0.60〜0.95	60
ペンタゾシン	0.80	—
プロポキシフェン	0.95	—
ノルトリプチリン	0.50	95
モルヒネ	0.50〜0.75	35
肝代謝能依存型（タンパク結合感受性）		
フェニトイン	0.03	90
ジアゼパム	0.03	98
トルブタミド	0.02	98
ワルファリン	0.003	99
クロルプロマジン	0.22	91〜99
クリンダマイシン	0.23	94
キニジン	0.27	82
ジギトキシン	0.005	97
肝代謝能依存型（タンパク結合非感受性）		
テオフィリン	0.09	59
ヘキソバルビタール	0.16	—
アモバルビタール	0.03	61
アンチピリン	0.07	10
クロラムフェニコール	0.28	60〜80
チオペンタール	0.28	72
アセトアミノフェン	0.43	＜5*

*タンパク結合率が薬物血中濃度に依存する．
(Blaschke, T.E. (1977) Protein binding and kinetics of drugs in liver disease, *Clin. Pharmacokinet.* 2, 32-44 より引用）

第2章

薬理遺伝学

2-1 概説

　ある薬物を同じ用法・用量で治療した場合でも，薬物の治療効果や副作用の発現は患者個々によって異なることが知られている．効果や副作用発現の個人差が起こる要因の1つとして遺伝的素因がある．遺伝子情報などにより，**表現型**（薬物代謝酵素や受容体，トランスポーターなど薬物の効果に影響するタンパク質の活性など）に個人差が生じるためである．遺伝的素因の代表的なものに**遺伝子多型**があり，**DNA配列の違いが，その集団の1％以上存在する場合**と定義される．**薬理遺伝学**の発展に伴い，個別化医療を行うためには，このような個人差に関連する遺伝子多型を考慮した薬物治療について知識を習得することが必要である[1,2]．

2-1-1 遺伝子多型の種類

　遺伝子多型の種類は**一塩基多型** single nucleotide polymorphism（SNP），**欠失・挿入多型**，**繰り返し多型** variable number tandem repeat（VNTR）や**マイクロサテライト**，**コピー数多型** copy number variation（CNV）などがある．SNPは，DNA配列上の1つの塩基に置換が起こることであり，タンパク質の発現量や活性に変化が生じることがある．SNPはその遺伝子の中の占める位置により，遺伝子の発現量を制御するプロモーター領域にある **regulatory SNP**（rSNP），タンパク質に翻訳されるエクソン領域にありアミノ酸が変化する **coding SNP**（cSNP），タンパク質に翻訳されるエクソン領域にあるが，アミノ酸が変化しない **silent SNP**（sSNP），転写する際にスプライシングにより切り取られるイントロン領域にある **intronic SNP**（iSNP），さらに，ゲノム領域外にある **genomic SNP**（gSNP）に分けられる（図2-1）．この中で，rSNPやcSNPは発現量や活性変動に関わる可能性が高いと考えられる．欠失・挿入多型は，DNA配列上に1つ以上の塩基の挿入，または欠失が起こることである．繰り返し多型は，数〜数十塩基を単位とする配列の繰り返す回数が異なるVNTR，2〜5塩基程度の配列の繰り返し回数が異なるマイクロサテライトがある．また，コピー数多型は，1細胞当たりのコピー数が通常2コピーのものが1コピーとなる，あるいは3コピーとなるなど，コピー数に個人差が見られる多型である（図2-2）．

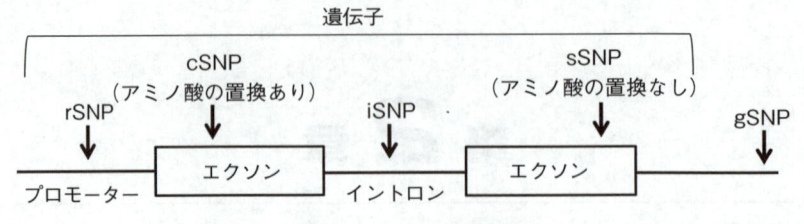

図2-1 SNPの種類

rSNP：プロモーター領域にあるSNP
cSNP：タンパク質に翻訳されるエクソン領域にありアミノ酸が変化するSNP
sSNP：タンパク質に翻訳されるエクソン領域にありアミノ酸が変化しないSNP
iSNP：イントロン領域にあるSNP
gSNP：ゲノム領域外にあるSNP

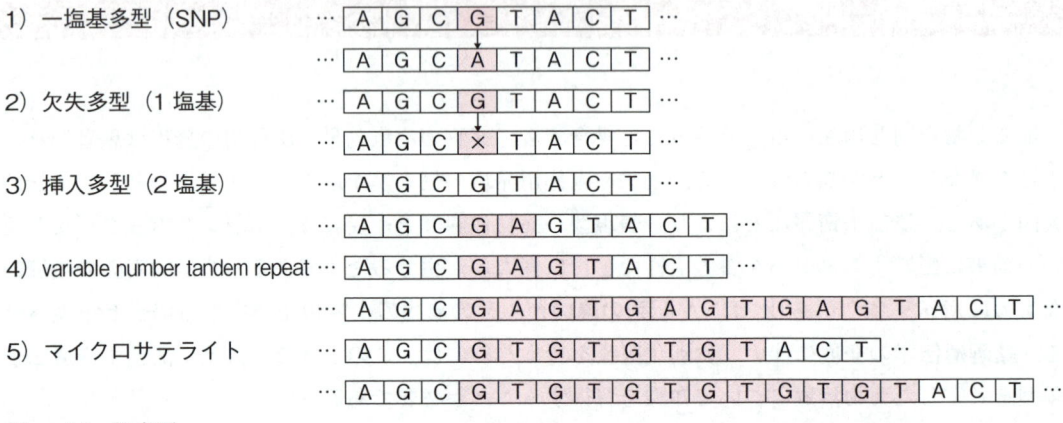

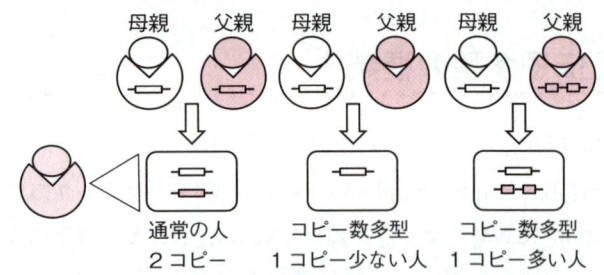

1) 一塩基多型（SNP）
2) 欠失多型（1塩基）
3) 挿入多型（2塩基）
4) variable number tandem repeat
5) マイクロサテライト
6) コピー数多型

図2-2 遺伝子多型の種類

1) GからAに変異した例
2) Gが欠失した例
3) GAが挿入した例
4) GAGTの繰り返し回数が1回と3回
5) GTの繰り返し回数が4回と6回
6) コピー数多型

2-2 チトクロームP450（CYP）類の多型

　チトクロームP450（CYP） は，分子量45000〜60000の第1相薬物代謝酵素であり，肝臓，腎臓，肺，消化管，副腎，脳，皮膚などほとんどすべての臓器に発現することが知られている．CYPは肝臓において薬物などの解毒を行うほか，ステロイドホルモンの生合成，脂肪酸の代謝などの役割も担っている．CYPはアミノ酸の相同性に基づいて分類され，40％以上の相同性があるものが**ファミリー**，55％以上の相同性があるものが**サブファミリー**と呼ばれている．**CYP 3 A 4/3 A 5，CYP 2 D 6，CYP 2 C 9，CYP 2 C 19，CYP 1 A 2**の6分子種でCYPが関わる薬物代謝のうち約80％を占める（図2-3）[1]．これら6分子種には遺伝子多型が存在することから，それぞれの分子種の基質薬物の動態に影響を与える可能性が考えられる．これら6分子種およびCYP 3 A 7に関する基質薬物，誘導剤，阻害剤については表2-1に示した．CYP 3 A 7は，胎児期において特異的に発現し，出生後徐々に減少する．胎児期ではCYP 3 A 4/3 A 5は発現しておらず，CYP 3 Aの優勢は成長によりCYP 3 A 7からCYP 3 A 4/3 A 5へと置き換わる．以下の項目には，CYP 1 A 2，CYP 2 C 9，CYP 2 C 19，CYP 2 D 6，CYP 3 A 4/3 A 5の6分子種のそれぞれの遺伝子多型と基質薬物の動態との関連について記述する．CYP 3 A 4に関しては，CYPの中でも特に幅広く薬物の代謝に関わる分子種であり，またCYP 3 A 4誘導剤や阻害剤も多いことから，相互作用には注意が必要である．CYP 3 A 4を介する相互作用の予測についても記述した．

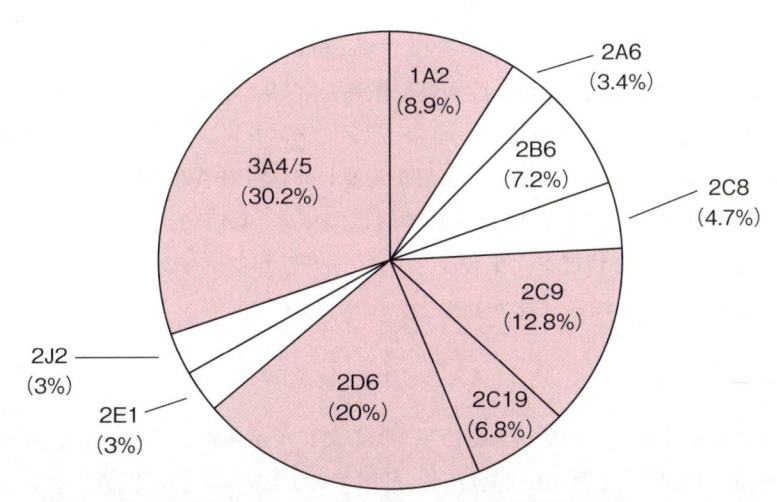

図2-3　CYP全体に占める各CYP分子種の薬物代謝に関わる割合
（*Pharmacol. Ther.* 138(1), 103-141(2013)（引用文献3）より改変して引用）

表 2-1 各 CYP 分子種と主な基質薬物，阻害剤，誘導剤

CYP 分子種	基質薬物	阻害剤	誘導剤
1A2	イミプラミン，カフェイン，クロザピン，テオフィリン，R-ワルファリン	アミオダロン，シメチジン，フルボキサミン	オメプラゾール，喫煙
2C9	グリメピリド，グリベンクラミド，ジクロフェナク，ジアゼパム，セレコキシブ，フルバスタチン，フェニトイン，S-ワルファリン	アミオダロン，フルコナゾール，イトラコナゾール，イソニアジド	リファンピシン
2C19	アミトリプチリン，エスシタロプラム，オメプラゾール，ランソプラゾール，クロピドグレル，ジアゼパム，R-ワルファリン	オメプラゾール，ランソプラゾール，ケトコナゾール，シメチジン	カルバマゼピン，リファンピシン
2D6	アミトリプチリン，イミプラミン，カルベジロール，クロミプラミン，クロルフェニラミン，クロルプロマジン，コデイン，タモキシフェン，デュロキセチン，ドネペジル，トラマドール，パロキセチン，ハロペリドール，メトクロプラミド，リスペリドン	アミオダロン，セレコキシブ，シメチジン，クロミプラミン，デュロキセチン，パロキセチン，セルトラリン	
3A4, 5, 7	シクロスポリン，タクロリムス，ニフェジピン，ミダゾラム，クラリスロマイシン，インジナビル，ネルフィナビル，リトナビル，サキナビル，クロルフェニラミン，アムロジピン，ジルチアゼム，アトルバスタチン，シンバスタチン，ヒドロコルチゾン，デキサメタゾン，アプレピタント，オンダンセトロン，アリピプラゾール，カルバマゼピン，ドセタキセル，シロスタゾール，フェンタニル，ナテグリニド，リスペリドン，シルデナフィル，ソラフェニブ，タモキシフェン，パクリタキセル，ビンクリスチン，ゾルピデム	シメチジン，クラリスロマイシン，ジルチアゼム，エリスロマイシン，フルコナゾール，インジナビル，ケトコナゾール，ネルフィナビル，リトナビル，サキナビル，グレープフルーツジュース	カルバマゼピン，エファビレンツ，フェノバルビタール，フェニトイン，リファンピシン，セントジョーンズワート，ピオグリタゾン

2-2-1 CYP1A2

CYP1A2は，CYP1Aファミリーの1つであり，ヒトにおいてCYP全体の含量の13%を占める[4]．CYP1A2はCYPにより代謝を受ける薬剤のうちの約9%に関わっている[5]．CYP1A2は主に肝臓で発現し，発がん性物質や喫煙などにより誘導される．発がん性物質である2,3,7,8-四塩化ダイオキシン（TCDD），3-メチルコラントレン，β-ナフトフラボンは芳香族炭化水素受容体 aryl hydrocarbon receptor（AhR）を介してCYP1A2を強く誘導するが，CYP3Aを誘導するリファンピシンではCYP1A2誘導能は弱い[6]．CYP1A2の主な基質には，イミプラミン，カフェイン，クロザピン，テオフィリン，R-ワルファリンなどがあり，アミオダロンやフルボキサミンで阻害される（表2-1）．

A *CYP1A2*遺伝子多型

現在，*CYP1A2*には*1〜*21（*1は野生型）のアレルが存在する（http://www.cypalleles.ki.se/cyp1a2.htm，2007年11月12日更新）．肝臓でのCYP1A2 mRNA，タンパク質量には15〜40倍もの個人差があり[7]，この個人差はCYP1A2の恒常的な発現と喫煙により誘導を受

表2-2 主な*CYP1A2*アレルとアレル頻度

アレル	塩基	活性	アレル頻度 日本人	白人	黒人
*1C	－3860 G＞A	低下	0.21	0.09	0.06
*1F	－163 C＞A	上昇	0.61	0.32〜0.72	0.33〜0.68

(*Mol. Biol. Rep.* 41(3), 1453-1460(2014)(引用文献6), *Cancer Epidemiol. Biomarkers Prev.* 16(3), 444-450 (2007)(引用文献7) を改変して引用)

けたものなどの総合的な影響による．*CYP1A2*アレルには，プロモーター領域に存在する*1C（－3860 G＞A）と*1F（－163 C＞A）が主に知られている．*1C は－3860番目が A アレルの場合，**CYP1A2活性を低下**させ，一方，*1F は－163番目が A アレルの場合，**CYP1A2活性を上昇**させる．人種別では，*1C，*1F において，日本人のアレル頻度は*1C が 0.21[8]，*1F が 0.61[9] であり，白人や黒人においては*1C のアレル頻度が日本人より低い（表2-2）．

B カフェインと*CYP1A2*遺伝子多型

テオフィリンのメチル化体である**カフェイン**（*137X*）はCYP1A2などにより**テオフィリン**，**テオブロミン**，1,3,7-トリメチル尿酸，パラキサンチンに代謝されるが，**カフェインの80％がパラキサンチン**（*17X*），1,7-ジメチル尿酸（*17U*）の経路で代謝される（図2-4）．小児期にはテオフィリンの一部がメチル化されてカフェインを生成することが知られている．

日本人においてCYP1A2の代謝活性を評価できる**カフェイン代謝能**（**カフェイン**114 mgを含むインスタントコーヒー摂取）と*1C遺伝子多型との関連について検討した試験では，喫煙者では尿中における（*17U* + *17X*）/*137X* 比が*1C 非保持群（GG群：30名）の 12.24 ± 4.56 に

```
カフェイン（137X） ──→ パラキサンチン（17X） ──→ 1,7-ジメチル尿酸（17U）
                  CYP1A2                  CYP1A2 など
```

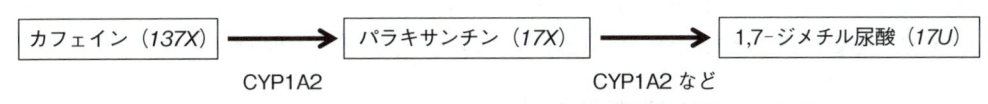

図2-4 カフェインの代謝経路の一部

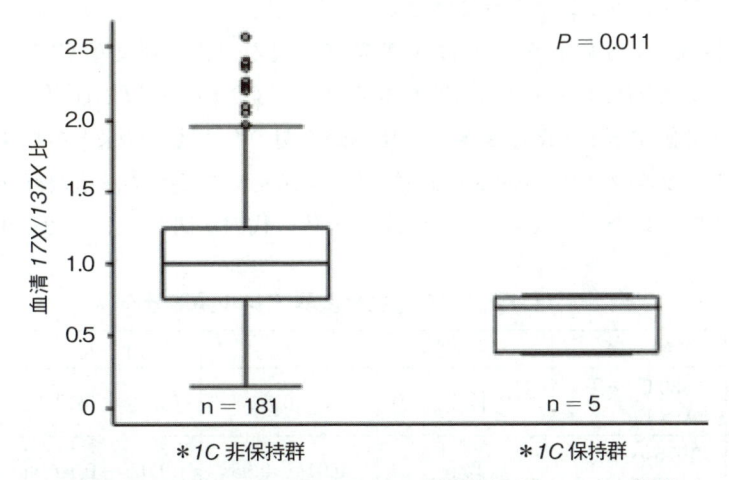

図2-5 *CYP1A2*1C*アレル保持とカフェイン代謝

(*Clin. Pharmacol. Ther.* 90(1), 117-125(2011)(引用文献9) より改変して引用)

比べ，*1C保持群（GA群：16名，AA群3名）では9.46±4.17と有意に低下したが，非喫煙者では*1Cによる影響は見られなかった[10]．欧米人喫煙者でのカフェイン200 mgを服用した6時間後の血清17X/137X比と*1Cを検討した試験においても，*1C非保持群（GG）（181名）に比べ，*1C保持群（GA）（5名）では，有意に低く，同様の結果であった（図2-5）[11]．これら2つの報告では，*1C遺伝子多型の影響は特に喫煙者で見られることから，CYP1A2活性評価には，遺伝子多型以外にも喫煙などの変動要因による影響を考慮することが必要である．

2-2-2 CYP2C9

CYP2C9は主に肝臓に発現し，肝臓での発現量はCYP3A4に次に多い[12]．CYP2C9はS-ワルファリン，フェニトイン，セレコキシブ，フルバスタチン，グリベンクラミドなどの代謝に関わる酵素である（表2-1）．CYP2C9はリファンピシンなどにより誘導され[13]，リファンピシン450〜1200 mgの服用でCYP2C9の基質であるロサルタン，フェニトイン，トルブタミド，S-ワルファリンの代謝クリアランスが2倍になったとの報告がある[14]．また，CYP2C9はアミオダロン，イトラコナゾールなどで阻害される．アミオダロンとワルファリンとの相互作用に関する報告がいくつかある[15〜17]．

A *CYP2C9遺伝子多型*

現在，*CYP2C9*には*1〜*58（*1は野生型）のアレルが存在する（http://www.cypalleles.ki.se/cyp2c9.htm，2013年11月13日更新）．このうち日本人においては*3（1075 A > C，Ile 359 Leu）が0.01〜0.05のアレル頻度で存在する．1075番目がCアレルの場合，**CYP2C9活性は低下**する[18,19]．日本人では，*3以外のアレルはほとんど見られず，白人や黒人では，*2（430 C > T，Arg 144 Cys）がそれぞれ0.11〜0.16，0〜0.12の頻度で存在する（表2-3）[20]．

B *ワルファリンとCYP2C9遺伝子多型*

抗凝固薬である**ワルファリンはラセミ体**として臨床使用されており，抗凝固作用はS体がR体に比べ3〜5倍高い．S体とR体では代謝経路が異なり，R体ではCYP1A2，2C19，3A4，S体では主にCYP2C9が代謝に関わっている（図2-6）．抗凝固作用の指標としてラセミ体の血中濃度を評価すると，R体とS体の比率が不明のため臨床効果との相関性が低下することがある．一方，ワルファリンの抗凝固活性は直接測定できるため，治療薬物モニタリング（TDM）の対象薬物ではない．抗凝固作用が高いS体の代謝に関わるCYP2C9活性が低い場

表2-3 *CYP2C9*の主な変異アレル頻度分布

アレル	変異	活性	日本人	白人	黒人
*2	430 C > T (Arg 144 Cys)	低下	0	0.11〜0.16	0〜0.12
*3	1075 A > C (Ile 359 Leu)	低下	0.01〜0.05	0.07〜0.10	0〜0.06

（*Trends Pharmacol. Sci.* **26**(4), 196-201(2005)（引用文献18）より改変して引用）

```
S-ワルファリン  ──CYP2C9──▶  6-ヒドロキシワルファリン
                              7-ヒドロキシワルファリン

R-ワルファリン  ──CYP1A2──▶  4-ヒドロキシワルファリン
                CYP2C19      6-ヒドロキシワルファリン
                CYP3A4 など   7-ヒドロキシワルファリン
                              8-ヒドロキシワルファリン
                              10-ヒドロキシワルファリン
```

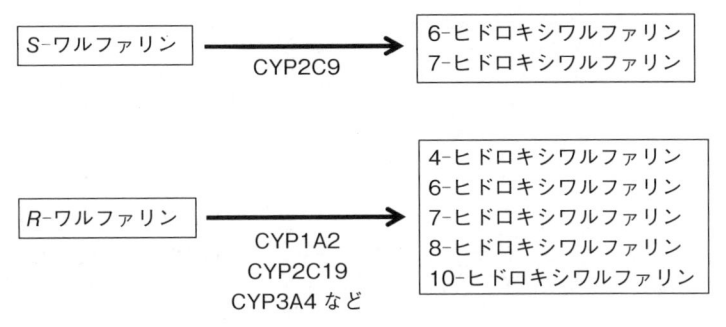

図 2-6　ワルファリンの代謝経路の一部

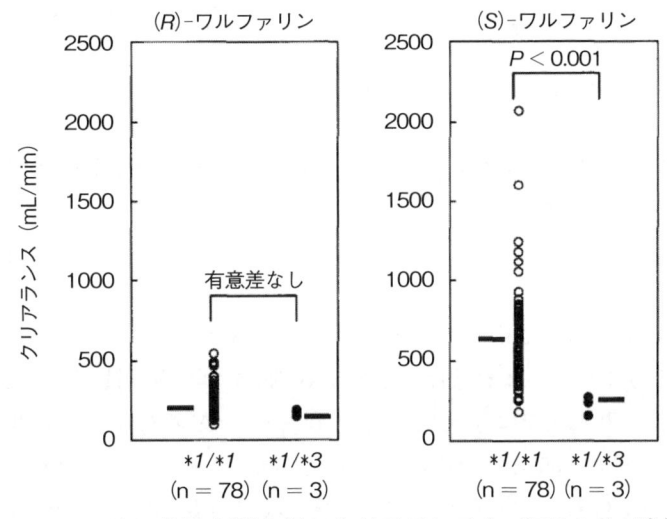

図 2-7　ワルファリン非結合型の経口クリアランスと CYP2C9 遺伝子多型
(Clin. Pharmacol. Ther. 63(1), 519-528(1998)(引用文献 21) より改変して引用)

合は，S-ワルファリンは代謝されにくいため効果は増強される．CYP2C9 遺伝子多型とワルファリンの薬物動態との関連について日本人 81 名を対象とした試験では，CYP2C9 遺伝子多型において，*1/*1 群（78 名）と *1/*3 群（3 名）の非結合形ワルファリンの経口クリアランスを比較すると，R 体では違いが見られなかったが，CYP2C9 の基質である S 体の経口クリアランスでは，中央値が *1/*1 群（632 mL/min）に比べ，*1/*3 群（234 mL/min）で有意に低かった（図 2-7）[21]．*1/*3 を有する場合は S 体の血中濃度が高くなるため，抗凝固作用が強く発現することとなる．

　また，ワルファリンの抗凝固効果は CYP2C9 以外にも**ビタミン K エポキシド還元酵素複合体 1（VKORC1）**遺伝子多型による影響を大きく受ける．VKORC1 はビタミン K エポキシドからビタミン K ヒドロキノンへの還元を触媒する構成要素である．ビタミン K ヒドロキノンは，ビタミン K 依存性の血液凝固因子（第 II, VII, IX, X 因子）が活性型へと変換される際の補助因子として作用する．ワルファリンは VKORC1 を阻害することにより抗凝固作用を示し，VKORC1 遺伝子多型がワルファリンの効果に影響することが知られている．ワルファリンを投与する上で，CYP2C9 とともに VKORC1 遺伝子多型による影響も考慮する必要がある．VKORC1 遺伝子

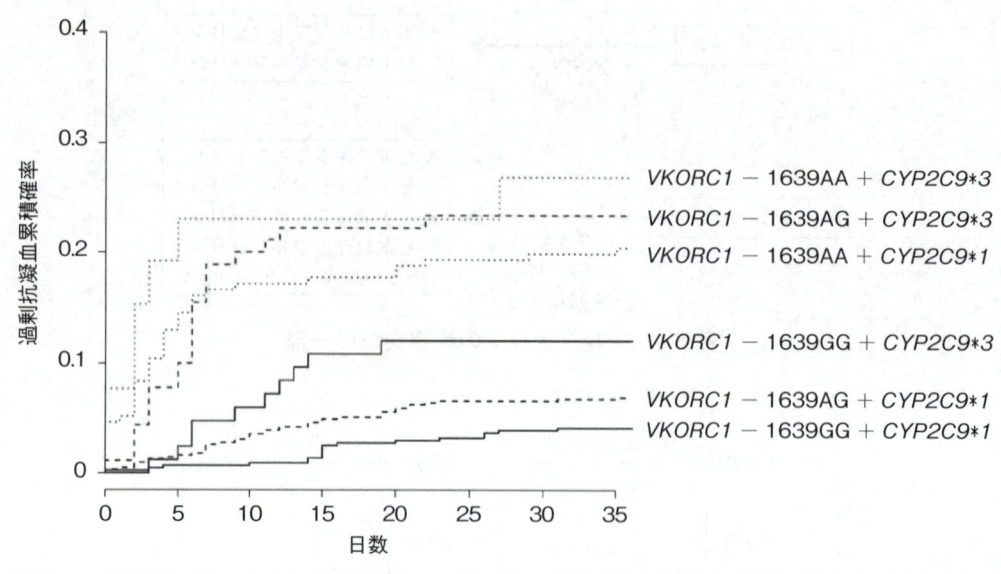

図 2-8　*CYP 2 C 9 * 3* と *VKORC 1 − 1639 A＞G* 遺伝子多型と INR が初めて 4 以上になるまでの累積確率

(*Blood* 113(4), 784-792(2009)(引用文献 22) より改変して引用)

多型にはいくつかあるが，中でもプロモーター領域の SNP である − 1639 G ＞ A が重要である．− 1639 番目が G の場合では，A の場合に比べ VKORC 1 の酵素活性が高いため，**ワルファリンの服用量が多くなる**．欧米人では *VKORC 1 − 1639 G ＞ A* の G アレル頻度 0.62 と高く，アジア人では G アレル頻度は 0.09 程度である．日本人が欧米人より**ワルファリンの服用量が少ない1つの要因**として，VKORC 1 の遺伝的要因が示唆されている．欧米人 1496 人を対象とした前向き試験によると，INR が 4 以上の過剰抗凝血状態となるリスクを *CYP 2 C 9 * 3* と *VKORC 1 − 1639 G ＞ A* 遺伝子多型との組合せと累積確率分布で検討すると，*CYP 2 C 9 * 3* アレルを保持することに加え，*VKORC 1 − 1639 G ＞ A* 遺伝子多型で A アレルを保持するほど，過剰抗凝血のリスクが増加した（図 2-8）[22]．

2-2-3　CYP 2 C 19

CYP 2 C 19 は主に肝臓に発現しており[23]，アミトリプチリンやエスシタロプラム，オメプラゾール，ランソプラゾール，ラベプラゾール，クロピドグレル，ジアゼパムなどの代謝に関わっている（表 2-1）．CYP 2 C 19 は**カルバマゼピンやリファンピシンにより誘導**され，**オメプラゾール，ランソプラゾールなどで阻害**される．オメプラゾールとの併用で**クロピドグレル**の効果が減弱したとの報告がある[24,25]．

A　*CYP 2 C 19* 遺伝子多型

現在，CYP 2 C 19 には ** 1* 〜 ** 34*（** 1* は野生型）のアレルが存在する（http://www.cypalleles.ki.se/cyp 2 c 19.htm，2014 年 1 月 21 日更新）．日本人では，** 2, * 3, * 17* が重要である．** 2*

表2-4 *CYP 2 C 19* 変異アレル頻度分布

アレル	日本人	白人	黒人
*2	0.293	0.145	0.190
*3	0.124	< 0.001	0.004
*17	0.011	0.188	0.235

(*Drug Metab. Pharmacokinet.* 27(1), 9-54(2012)(引用文献29) より改変して引用)

(681 G > A) はスプライシングバリアントであり，AA 型では **CYP 2 C 19 活性が欠損**する[26]．また *3（636 G > A，Trp 212 Ter）は，エクソン 3 上に存在する SNP であり，AA 型であると **CYP 2 C 19 活性が欠損**する[27]．*2，*3 の遺伝子型により，CYP 2 C 19 酵素活性は *1/*1 が野生型の **Extensive Metabolizer (EM)**，*1/*2 と *1/*3 が中間型の **Intermediate Metabolizer (IM)**，*2/*2，*3/*3 と *2/*3 が欠損の **Poor Metabolizer (PM)** に分けられる．さらに，*17（−806 C > T）はプロモーター領域に存在する SNP であり，TT 型であると **CYP 2 C 19 活性が上昇**し[28]，表現型は CYP 2 C 19 酵素活性が非常に高い **Ultrarapid Metabolizer (UM)** となる．*3 は欧米人や黒人では見られない（表2-4）[29]．日本人では PM が約 20 % 存在するのに対し，欧米人における PM は 1 % 程度である．

B クロピドグレルと *CYP 2 C 19* 遺伝子多型

クロピドグレルは 2-オキソ-クロピドグレルを経由して活性代謝物に変換される（図2-9）．

図2-9 クロピドグレルの代謝経路

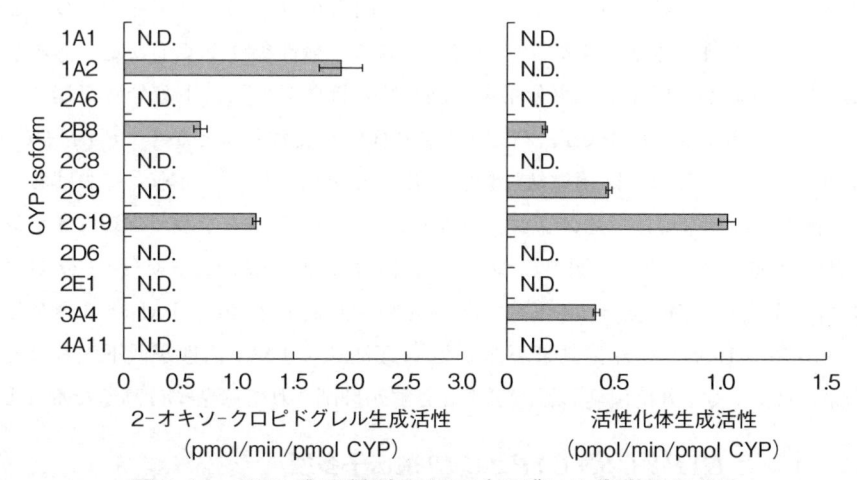

図2-10 CYP 分子種別のクロピドグレル代謝物生成量

(*Drug Metab. Dispos.* 38(1), 92-99(2010)(引用文献30) より改変して引用)

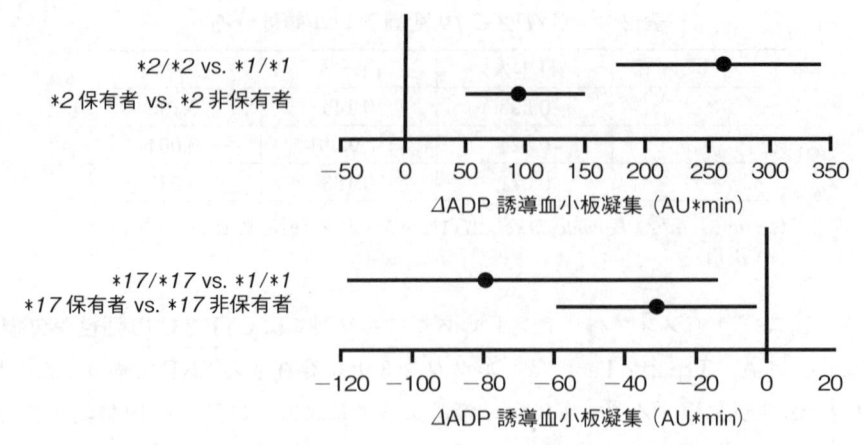

図2-11　クロピドグレル服用患者における血小板凝集能と *CYP 2 C 19* 遺伝子多型
(*J. Thromb. Haemostasis* 8, 1685-1693 (2010)（引用文献29）より改変して引用)

クロピドグレルから2-オキソ-クロピドグレルの代謝にはCYP 1 A 2, 2 B 8, 2 C 19, また2-オキソ-クロピドグレルから活性代謝体への代謝にはCYP 2 B 8, 2 C 9, 2 C 19, 3 A 4が関わっているが，その中でもCYP 2 C 19の寄与が高い（図2-10）[30]．したがって，CYP 2 C 19活性の低いPMでは，**クロピドグレルから活性代謝物への変換が起こりにくく，血小板凝集抑制効果が現れにくい**．

白人においてアデノシン二リン酸 adenosine diphosphate（ADP）により誘発される血小板凝集能を測定することでクロピドグレルの活性を評価し，*CYP 2 C 19* 遺伝子多型との関連について検討した試験では，PM（*2/*2）ではEM（*1/*1）に比べて血小板凝集抑制効果が得にくく，一方，UM（*17/*17）ではEM（*1/*1）に比べてCYP 2 C 19により代謝されて生成する活性体量が増えるため，血小板凝集抑制効果が得やすい結果であった（図2-11）[31]．

C　ヘリコバクター・ピロリ除菌療法と *CYP 2 C 19* 遺伝子多型

ヘリコバクター・ピロリの除菌は，プロトンポンプ阻害剤（PPI），**アモキシシリンとクラリスロマイシンによる3剤併用療法が1次除菌**で用いられる．酸性条件下で不安定であるため腸溶性製剤として投与されるが，PPIは胃酸分泌を抑制して，抗菌薬の酸による分解を起こりにくくするため併用される．PPIは肝臓のCYP 2 C 19により代謝を受けることから，*CYP 2 C 19* 遺伝子多型がヘリコバクター・ピロリ除菌療法に影響することが知られる．日本人におけるヘリコバクター・ピロリ菌除菌の効果では，**オメプラゾール・アモキシシリン・クラリスロマイシンの3剤療法**と *CYP 2 C 19* 遺伝子多型との関連について検討した試験があり，EM（*1/*1）では75％（20名中15名），IM（*1/*2と*1/*3）では88.4％（26名中23名），PM（*2/*2と*2/*3）では100％（10名中10名）の除菌効果があった．CYP 2 C 19酵素活性が低下するほど**オメプラゾールは代謝されにくくなり抗菌薬の胃酸による分解が抑制されて除菌率は高くなる**（表2-5）[32]．

D　フェニトインと *CYP 2 C 9, CYP 2 C 19* 遺伝子多型

抗てんかん薬であるフェニトインはCYP 2 C 9, 2 C 19により代謝される．日本人134名を対

表 2-5　ヘリコバクター・ピロリ 3 剤除菌療法における除菌率と *CYP 2 C 19* 遺伝子多型

CYP 2 C 19 表現型	ヘリコバクター・ピロリ除菌率（除菌された患者/患者数）
	オメプラゾール ＋ アモキシシリン ＋ クラリスロマイシン
Extensive Metabolizer (*1/*1)	75％ (15/20)
Intermediate Metabolizer (*1/*2, *1/*3)	88％ (23/26)
Poor Metabolizer (*2/*2, *2/*3)	100％ (10/10)

(*Clin. Pharmacol. Ther.* 66, 528-534 (1999)（引用文献 30）より改変して引用)

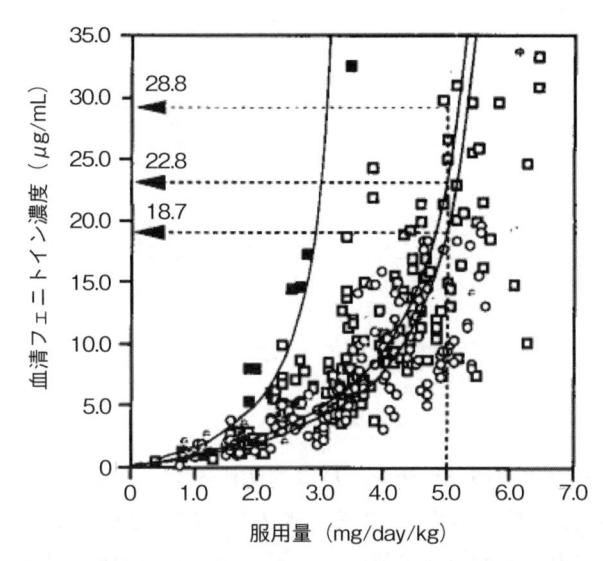

図 2-12　CYP 2 C 9, 2 C 19 表現型別フェニトイン服用量と血中濃度の関連

5 mg/day/kg でフェニトインを投与した場合，血清フェニトイン濃度が CYP 2 C 9：*1/*1, CYP 2 C 19：EM 群では，18.7 μg/mL, CYP 2 C 9：*1/*1, CYP 2 C 19：IM 群では 22.8 μg/mL, CYP 2 C 9：*1/*1, CYP 2 C 19：PM 群では 28.8 μg/mL と予測される．

(*Epilepsia* 39(12), 317-323 (1998)（引用文献 33）より引用して改変)

象としたフェニトイン血中濃度と *CYP 2 C 9, 2 C 19* 遺伝子多型との関連について検討した試験では，*CYP 2 C 9*3* による影響は見られたが，CYP 2 C 19 表現型による影響は見られなかった．このことから，フェニトインの薬物動態には，*CYP 2 C 9* 遺伝子多型による影響が大きいと考えられる．また，この試験では，それぞれの群でフェニトインを 5 mg/day/kg 服用した際の推定血清フェニトイン濃度を算出しており，CYP 2 C 9 が *1/*1 で CYP 2 C 19 が EM 群では約 18.7 μg/mL, CYP 2 C 9 が *1/*1 で CYP 2 C 19 が IM 群では約 22.8 μg/mL, CYP 2 C 9 が *1/*3 で CYP 2 C 19 が EM＋IM 群では約 28.8 μg/mL であった（図 2-12）[33]．日本人におけるCYP 2 C 9 の遺伝子多型の頻度は 5％未満と言われているが，CYP 2 C 9 はフェニトイン代謝の重要な因子であり，CYP 2 C 9 に *3 を有する場合は血清中フェニトイン濃度が急激に上昇する[33]．日本人における CYP 2 C 9 の遺伝子多型の頻度は 5％未満といわれているが CYP 2 C 9 はフェニトイン代謝の重要な因子であり，CYP 2 C 9 に *3 を有する場合は血清中フェニトイン濃度が急激に上昇する[33]．

表2-6 主なCYP2D6の変異アレル頻度分布

アレル	変異	活性	日本人	白人	黒人
*2	2850 C > T(Arg 296 Cys), 4180 G > C(Ser 486 Thr)	正常	0.111	0.176	0.160
*3	2549 delA	欠損	0	0.018	0.002
*4	1846 G > A	欠損	0.003	0.205	0.057
*5	CYP2D6 deleted	欠損	0.058	0.025	0.033
*10	100 C > T(Pro 34 Ser)	低下	0.379	0.018	0.042
*14	1758 G > A(Gly 169 Arg)	低下	0.003	0	0
*21	2573_2574 C 挿入	欠損	0.006	0	0
*36	エクソン9においてCYP2D7と遺伝子変換	欠損	0.010	< 0.001	0.006
*1×2	*1の重複	—	0.005	0.006	0.009
*2×2	*2の重複	増加	0.005	0.006	0.014
*4×2	*4の重複	欠損	0	0.001	0.017
*10×2	*10の重複	低下	0.008	< 0.001	0

(*Drug Metab. Pharmacokinet.* 27(1), 9-54(2012)(引用文献 29)より引用して改変)

2-2-4 CYP2D6

CYP2D6は，アミトリプチリンやコデイン，パロキセチン，ハロペリドール，リスペリドンなど精神神経系に作用する薬物群の多くが代謝に関わる酵素である（表2-1）．CYP2D6はCYPの中でも明らかに誘導させる薬物等が報告されていない分子種である[34]．CYP2D6阻害剤としてはアミオダロン，セレコキシブなどがある．

A CYP2D6遺伝子多型

現在，CYP2D6には*1～*145（*1は野生型）のアレルが存在する（https://www.pharmvar.org，2021年2月1日アクセス）．日本人では*10の頻度が高い．また，CYP2D6には**コピー数多型**も存在し，*1×2（*1が2本），*2×2，*10×2もわずかながら見られる（表2-6）[29]．人種別では，日本人での酵素欠損の比率は1％であるのに対し，白人では3～10％存在する．アレル頻度分布では，日本人では*10が0.379と最も頻度が高いが，白人や黒人では少ない．

B コデインとCYP2D6遺伝子多型

コデインは鎮咳薬や鎮痛薬として用いられるが，生体内では**脱メチル化**され，**モルヒネ**へ代謝される．コデインの10％以下がこの経路によりモルヒネへ代謝され，主にCYP2D6が関わっている（図2-13）．

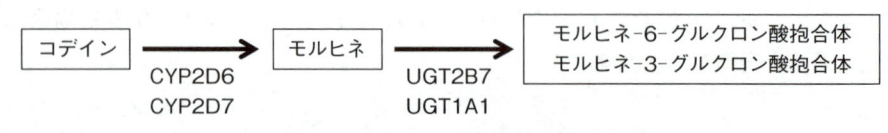

図2-13 コデインの代謝経路の一部

表2-7 *CYP2D6* 遺伝子型分布

CYP2D6表現型	遺伝子型	患者数
活性が高い群（9名）	*1/*1	2
	*1/*2	4
	*1/*5	1
	*1/*10	1
	*2/*3	1
活性が低い群（9名）	*3/*5	1
	*4/*4	6
	*4/*5	2

(*Pain* 76(1-2), 27-33(1998)（引用文献35）より改変して引用)

表2-8 CYP2D6表現型別モルヒネ・コデイン薬物動態パラメーター

	モルヒネ 20 mg		コデイン 170 mg			
	モルヒネ		モルヒネ		コデイン	
CYP2D6活性	高	低	高	低	高	低
C_{max} (nmol/mL)	48.1 ± 17.0	43.5 ± 13.1	38.2 ± 15.7	2.0 ± 1.1*	978 ± 144	1231 ± 364
AUC (nmol・h/L)	210.9 ± 59.8	198.5 ± 45.2	173.1 ± 89.8	10.3 ± 6.9*	4014 ± 575	5140 ± 1629
$t_{1/2}$ (hour)	5.4 ± 1.4	4.8 ± 1.9	4.5 ± 1.5	5.0 ± 1.6	3.9 ± 1.2	3.8 ± 1.1
CL_{oral} (mL/min)	2131 ± 414	2333 ± 603			1767 ± 248	1494 ± 502

*；$P < 0.01$
(*Pain* 76 (1-2), 27-33(1998)（引用文献35）より引用して改変)

　コデインの薬物動態と *CYP2D6* 遺伝子多型との関連については，*CYP2D6* 遺伝子型により活性が高い群（9名）と低い群（9名）の2群に分けて（表2-7）[35]，**モルヒネ** 20 mg，または **コデイン** 170 mg 服用後の **コデイン** と **モルヒネ** の薬物動態を検討した試験がある．それによると，**モルヒネ** 20 mg 服用後の **モルヒネ** の最高血中濃度（C_{max}），血中濃度時間下面積（AUC），消失半減期（$t_{1/2}$），経口クリアランス（CL_{oral}）においてCYP2D6活性の高い群と低い群との間で違いは見られなかったが，**コデイン** 170 mg 服用後では，**モルヒネ** の血中濃度が，活性が低い群に比べて，高い群で有意に高かった（表2-8）．このことから，CYP2D6活性が低下している場合，**コデイン** から **モルヒネ** への代謝が進まず，十分な鎮痛効果が得られないと考えられる．

C タモキシフェンと *CYP2D6* 遺伝子多型

　タモキシフェン はエストロゲン受容体陽性あるいはプロゲステロン受容体陽性の乳がん患者の治療・再発予防に用いられる．**タモキシフェン** はプロドラッグであり，生体内で4-ヒドロキシタモキシフェンや4-ヒドロキシ-*N*-脱メチルタモキシフェンなどの活性体へ代謝される．4-ヒドロ

表2-9　CYP2D6遺伝子型分布

CYP2D6表現型	遺伝子型	患者数（％）
野生型ホモ	*1/*1	83（29.4）
野生型・変異型ヘテロ	*1/*4	1（0.4）
	*1/*5	17（6.0）
	*1/*10	105（37.2）
	*1/*10-*10	3（1.1）
	*1/*14	1（0.4）
	*1/*21	2（0.7）
	*1/*36-*36	1（0.4）
	*1/*41	5（1.8）
	*1-*1/*10	1（0.4）
変異型ホモ	*5/*5	1（0.4）
	*5/*10	9（3.2）
	*5/*21	1（0.4）
	*5/*41	2（0.7）
	*10/*10	45（16.0）
	*10/*10-*10	1（0.4）
	*10/*21	1（0.4）
	*10/*36-*36	2（0.7）
	*10/*41	1（0.4）

(*J. Clin. Oncol.* 28(8), 1287-1293(2010)（引用文献36）より改変して引用)

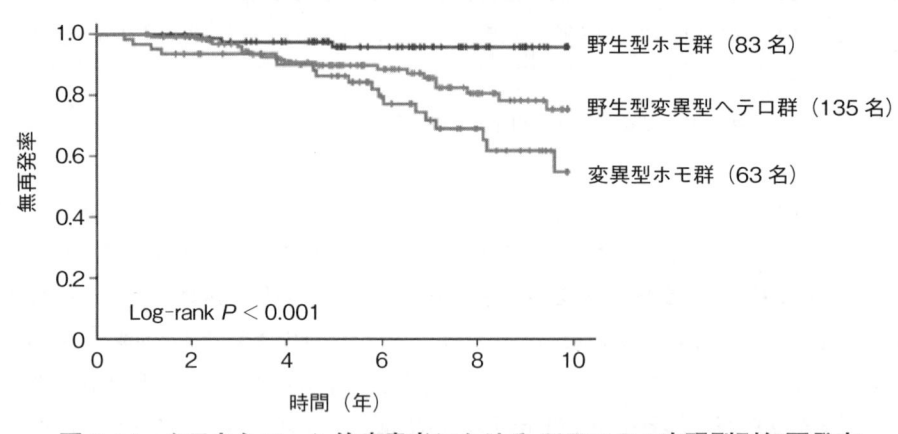

図2-14　タモキシフェン治療患者におけるCYP2D6表現型別無再発率
(*J. Clin. Oncol.* 28(8), 1287-1293(2010)（引用文献36）より改変して引用)

表2-10　タモキシフェン治療乳がん患者におけるCYP2D6表現型と再発患者数・ハザード比

CYP2D6表現型	患者数	再発患者数	調整ハザード比	95％信頼区間	P値
野生型ホモ	84	3	1	—	0.000036
野生型・変異型ヘテロ	135	20	4.44	1.31～15.00	
変異型ホモ	63	18	9.52	2.79～32.45	

(*J. Clin. Oncol.* 28(8), 1287-1293(2010)（引用文献36）より改変して引用)

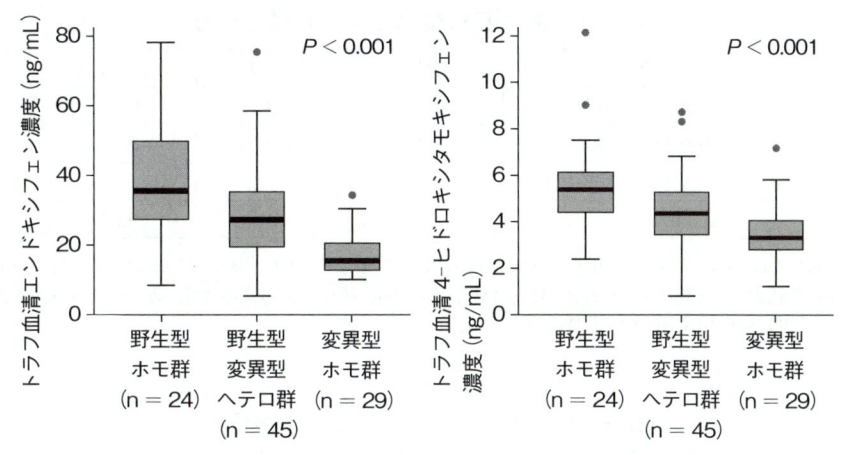

図 2-15　CYP 2 D 6 表現型別エンドキシフェン・4-ヒドロキシタモキシフェン濃度
(*J. Clin. Oncol.* 28(8), 1287-1293(2010)（引用文献 36）より改変して引用)

キシタモキシフェンや 4-ヒドロキシ-*N*-脱メチルタモキシフェンの一部はさらにエンドキシフェンに代謝される．**CYP 2 D 6** は**タモキシフェン**から 4-ヒドロキシタモキシフェン，エンドキシフェンへの代謝経路に関わる主な酵素であり，CYP 2 D 6 酵素活性が欠損や低下した群では，**タモキシフェンによる治療効果が得られにくい**ことが知られている．ホルモン受容体陽性の日本人乳がん患者 281 名を対象として *CYP 2 D 6* 遺伝子多型と無再発率を検討した試験では，CYP 2 D 6 表現型を遺伝子型により，3 群（野生型ホモ群（83 名），野生型変異型ヘテロ群（135 名），変異型ホモ群（63 名））に分けて比較したところ（表 2-9），変異アレルが増加するにつれて，無再発率が低下した（図 2-14）[36]．また CYP 2 D 6 表現型別の無再発生存期間におけるハザード比は，野生型ホモ群を 1 とした場合，変異型ヘテロ群で 9.52 に増加した（表 2-10）．**タモキシフェン代謝体である 4-ヒドロキシタモキシフェンやエンドキシフェン血中濃度においても変異型アレルが増加するにつれて低下していた**（図 2-15）．このことから，CYP 2 D 6 活性が低下している場合，**タモキシフェンから活性体への代謝が進まず，十分な治療効果が得られない**と考えられる．

2-2-5　CYP 3 A（3 A 4，3 A 5 など）

ヒトに存在する CYP 3 A 分子種の中では，3 A 4，3 A 5，3 A 7，3 A 43 の 4 分子種の含量が多い．**CYP 3 A 4** は CYP 分子種全体の中で最も薬物代謝に関わる分子種であり，個人差は 30 倍以上あることが知られる．CYP 3 A 4 は**肝臓**の他に**小腸の上皮細胞**にも発現しており，肝臓と小腸での発現量の相関は見られない[37]．したがって，同一の薬物であっても静脈内投与した場合と経口投与した場合で代謝率に差があることがある．小腸で発現する CYP 3 A 4 は経口投与された薬物の吸収過程に影響する．CYP 3 A 5，3 A 7，3 A 43 の 3 分子種は，肝臓での発現量は 3 A 4 より低く，成人 17 名のミクロソーム画分中の 3 A 分子種の含量についての報告では，3 A 4，3 A 5，3 A 7，3 A 43 はそれぞれ 85.4 %（6.2〜270 pmol/mg），5.4 %（2.5〜17.1 pmol/mg），3.4 %，5.6 % であった[38]．**CYP 3 A 5** の肝臓以外の発現量は CYP 3 A 4 と同等も

表 2-11　主な CYP3A4 アレル頻度分布

アレル	変異	活性	日本人	白人	黒人
*1B	−392 A > G	不明	0	0.03	0.02
*1G	20230 G > A	上昇	0.297	0.08	0.268
*18	878 T > C (Leu 293 Pro)	上昇	0.013	0	0.02
*22	15389 C > T	低下	0	0.05	0.02

(*Pharmacogenet. Genomics* 23(8), 403-414(2013)（引用文献 40）, *Genet. Test. Mol. Biomarkers* 16(10), 1184-1187(2012)（引用文献 42）. *Clin. Chem. Lab. Med.* 48(5), 635-639(2010)（引用文献 43）, *Drug Metab. Pharmacokinet.* 18 (4), 267-268(2003)（引用文献 46）より改変して引用）

表 2-12　CYP3A5*3 アレル頻度分布

アレル	変異	活性	日本人	白人	黒人
*3	6986 A > G	低下	0.762	0.955	0.318

(*Drug Metab. Pharmacokinet.* 27(1), 9-54(2012)（引用文献 29）より改変して引用）

しくはそれ以上である[39]．3A5と3A4は基質特異性が類似している．3A7は胎児での肝臓において特異的に発現しており，出生以後の時間経過とともに消失するが，CYP3A7の機能については詳細にはわかっていない．3A43は男性生殖器において主に発現しているが，**テストステロンの代謝以外の機能等についてはまだ詳細にわかっていない**．CYP3A4と3A5分子種の2つがCYP3A分子種の中で主に薬物動態に関わっており，CYPにより代謝を受ける薬物全体の約30％がCYP3A4と3A5により代謝されることから，ここでは，3A4，3A5について記述する．

A　CYP3A 遺伝子多型

現在，CYP3A4には*1〜*26（*1は野生型）のアレルが存在することが知られている（http://www.cypalleles.ki.se/cyp3a4.htm, 2013年7月4日更新）．その中で日本人では，***1B, *1G, *18, *22** が重要である．*1B（−392 A > G）はプロモーター領域におけるSNPであり，CYP3A4活性への影響については不明である．*22（15389 C > T）はイントロン6に存在するSNPであり，培養細胞を用いた実験でTアレルの場合，**CYP3A4の発現量が減少**することが知られている[40]．*1G（20230 G > A）はイントロン10に存在するSNPであり，Aアレルの場合，**CYP3A4活性が上昇**する[41]．*18は 878 T > C（Leu 293 Pro）のSNPであり，Cアレルの場合，培養細胞を用いた実験では，**CYP3A4活性が上昇**する[42]．*1Gの頻度分布は，白人では少なく，日本人や黒人では高い（表2-11）[43〜46]．

しかしながら，CYP3A4発現の個人差は遺伝的素因以外による影響も大きい．310組の双子を対象としてCYP3A4誘導剤の**セント・ジョーンズ・ワート**によるCYP3A4誘導と遺伝的素因との関連について検討したゲノムワイド関連解析では，遺伝的な関連因子は見つからなかった[45]．一方，CYP3A5は現在，*1〜*11（*1は野生型）のアレルが存在することが知られている（http://www.cypalleles.ki.se/cyp3a5.htm, 2008年1月15日更新）．その中で日本人では，***3** が重要である．*3は6986番目がGアレルの場合，スプライシングに異常が起こり，活

性をもたない CYP3A5 を発現させるバリアントであり[48]，このアレルをホモ接合型で有すると **CYP3A5活性は著しく低下**する．日本人での *CYP3A5*3* アレル頻度は 0.762 であり，欧米人では高く 0.955 であるが，黒人では 0.318 である（表 2-12）[29]．

B　タクロリムスと *CYP3A* 遺伝子多型

　免疫抑制薬である**タクロリムス**は，腎・肝臓・肺・心移植など臓器移植の拒絶反応の抑制に用いられるが，**タクロリムス**は主に CYP3A により代謝される．**タクロリムス**薬物動態と *CYP3A* 遺伝子多型との関連については，アジア人，白人，黒人の腎移植患者 64 名を対象とした試験がある．この試験では，*CYP3A4*1B* と *CYP3A5*3* 遺伝子多型の影響を検討しており，*CYP3A4*1B*，*CYP3A5*3* ともに**タクロリムス**のトラフ値（定常状態での最低血中濃度，C_0）の血中濃度／用量比（C_0／用量）に影響が見られた．移植直後では肝の薬物代謝酵素活性の影響は小さいが，*CYP3A4*1B* 遺伝子型別の腎移植 3 か月後，12 か月後における C_0／用量の中央値は，*1/*1* 群でそれぞれ 89.3 (ng/mL)/(mg/kg)，107 (ng/mL)/(mg/kg) であり，**1B* アレル保持群（**1/*1B* または **1B/*1B*）のそれぞれ 57.0 (ng/mL)/(mg/kg)，65.5 (ng/mL)/(mg/kg) と比較して有意に高かった．また，*CYP3A5*3* 遺伝子型別の腎移植

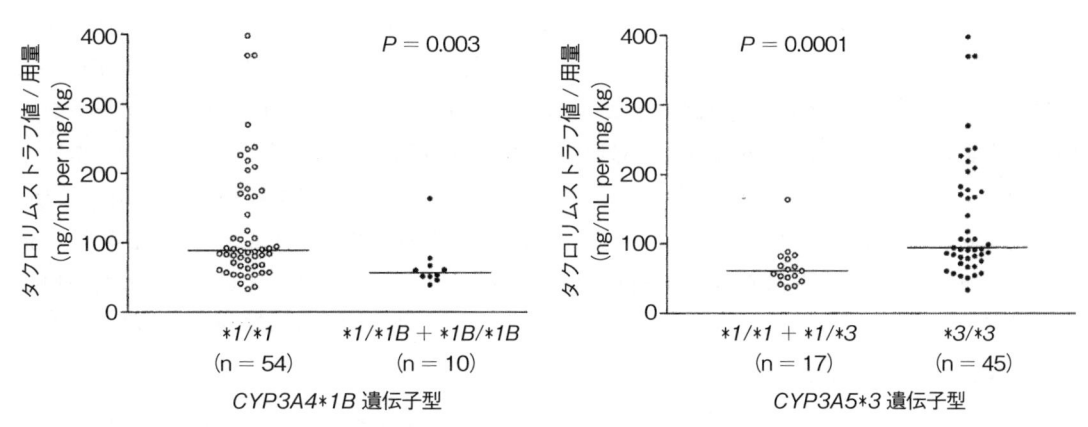

図 2-16　タクロリムストラフ値における *CYP3A4*1B*, *CYP3A5*3* 遺伝子多型の影響
（*Clin. Pharmacol. Ther.* 74(3), 245-254(2003)（引用文献 49）より改変して引用）

表 2-13　*CYP3A* 遺伝子多型とタクロリムストラフ値／用量

タクロリムストラフ値／用量 (ng/mL per mg/kg)	*CYP3A4*1B*		*CYP3A5*3*		
	*1/*1 群(94名)	**1/*1B+*1B/*1B* 群(14名)	**1/*1*	**1/*3*	**3/*3*
3 か月後	89.3 (33.8〜397.8)	57.0 (39.5〜163.2)*	67.3 (56.8〜77.8)	61.0 (36.8〜163.2)	94.4 (33.8〜397.8)***
12 か月後	107.0 (26.0〜432.0)	65.5 (28.0〜177.5)**	78.8 (73.6〜84.0)	57.6 (27.5〜177.5)	124.2 (26.0〜432.0)***

*；$P = 0.003$，**1/*1* と **1/*1B+*1B/*1B* の比較，**；$P = 0.027$，**1/*3* と **3/*3* の比較，***；$P < 0.001$，**1/*1* と **1/*3* との比較
（*Clin. Pharmacol. Ther.* 74(3), 245-254(2003)（引用文献 49）より改変して引用）

3か月後，12か月後における C_0/用量の中央値は，*1/*1群でそれぞれ 67.3 (ng/mL)/(mg/kg)，78.8 (ng/mL)/(mg/kg)，*1/*3群でそれぞれ 61.0 (ng/mL)/(mg/kg)，57.6 (ng/mL)/(mg/kg)，*3/*3群でそれぞれ 94.4 (ng/mL)/(mg/kg)，124.2 (ng/mL)/(mg/kg) であり，*3/*3群では，*1アレル保持群（*1/*1＋*1/*3）と比較して有意に高かった（図2-16）（表2-13）[49]．

日本人肝移植患者においてタクロリムス薬物動態とCYP3A5*3との関連について検討した試験では，タクロリムス薬物動態の個人差は，移植後すぐではドナーの遺伝子型が反映する移植された肝臓の遺伝子型より，レシピエントの遺伝子型が反映する小腸の遺伝子型が影響し，移植から経過するにつれて，ドナーの肝臓の遺伝子型の影響が大きくなることが報告されている[50,51]．このことから，タクロリムスの薬物動態に与えるCYP3A5*3の影響は，肝臓での代謝過程のみならず，小腸にもCYP3A4/5が発現しているため，消化管からの吸収過程も考慮しなければならない．

C　CYP3A4を介する相互作用の予測

CYP3A4はCYPの中でも薬物代謝に関わる基質が多いため，CYP3A4に対する誘導剤や阻害剤をCYP3A4基質薬物と併用した場合，基質薬物の動態に変化が生じ，効果の減弱や副作用の発現などに繋がる．相互作用の予測については，これまで in vitro でのデータから in vivo での薬物動態への変化を予測されてきたが，相互作用の部位やその部位における非結合型薬物の時間的推移などを正確に予測するためには，in vitro ではなく，in vivo でのデータを用いた方がよい．そこで in vivo における CYP を介する薬物相互作用を予測する方法の1つについて以下に記述する[52,53]．基質薬物の阻害の受けやすさである代謝寄与率（the ratio of the contribution of CYP3A4 to oral clearance, CR）と阻害薬の阻害の強さである阻害率（the time-averaged apparent inhibition ratio of CYP3A4, IR）を定義することにより，基質薬物の尿中排泄の寄与率が大きくない場合は，阻害剤の併用による血中濃度曲線下面積（AUC）の変化率（$R_{\text{inhibition}}$）は，

$$R_{\text{inhibition}} = \frac{AUC_{+\text{inhibition}}}{AUC_{\text{control}}} = \frac{1}{1 - CR \cdot IR}$$

で表されるというものである．また，酵素誘導による薬物相互作用についても，同様に誘導剤によるCYP3A4のクリアランスの増加（the increase in clearance due to an inducer, IC）を定義することにより，相互作用による基質薬物の AUC の低下率は，

$$R_{\text{induction}} = \frac{AUC_{+\text{induction}}}{AUC_{\text{control}}} = \frac{1}{1 + CR \cdot IC}$$

で表すことができる．このようなツールを利用することで，添付文書やインタビューフォームなどに相互作用の組み合わせ情報が記載されていなくとも妥当な判断が可能となる．

2-3 その他の多型（抱合酵素類，トランスポーターなど）

2-3-1 抱合酵素類

抱合反応とは官能基にグルクロン酸，硫酸，アミノ酸などの水溶性物質が結合する反応である[1]．**グルクロン酸抱合**は，UDP-グルクロニル転移酵素（UGT）によって小胞体（ミクロソーム）にて行われ，水酸基（-OH），チオール基（-SH），アミノ基（-NH₂），カルボキシル基などの官能基にグルクロン酸が結合する．ここでは抗がん薬イリノテカンなどの代謝に関わり，臨床において重要な役割を果たすUGT 1 A 1 分子種について記述する．また，**アセチル抱合**はアミノ基（-NH₂）や水酸基（-OH）をアセチル化する酵素であり，ここでは，イソニアジドの代謝に関わる **N-アセチル化転移酵素2（NAT 2）** について記述する．さらに，6-メルカプトプリンや免疫抑制剤アザチオプリンの代謝に関わる**チオプリンメチル転移酵素（TPMT）**についても記述する．

A UDP-グルクロニル転移酵素1 A 1（UGT 1 A 1）

UGT 1 A 1 は主に肝臓に発現し，抗がん薬である**イリノテカン**（CPT-11）をはじめとする薬物やビリルビンのグルクロン酸抱合を担っている．現在，*UGT 1 A 1* の遺伝子多型は *＊1 〜 ＊113*（*＊1* は野生型）まで知られており（https://www.pharmacogenomics.pha.ulaval.ca/wp-content/uploads/2015/04/UGT1A1-allele-nomenclature.html，2021年2月アクセス），その中でも特に *＊6, ＊28* が重要である．*＊6* は 211 G > A（Gln 71 Arg）のSNPであり，変異により **UGT 1 A 1 発現量が低下**することが知られる[54]．*＊28* は TATA ボックスにおける反復回数の違いによる多型で通常6回の繰り返しが7回となっており，変異により **UGT 1 A 1 発現量が低下**する[55]．6回繰り返しが，5回（*＊36*），8回（*＊37*）となっていることもある．*UGT 1 A 1* 遺伝子多型には人種差があり，*＊6* は日本人をはじめとするアジア人で見られ，白人や黒人では見られない．一方，*＊28* はアジア人，白人，黒人ともに見られるが，アジア人より白人や黒人の方が多い（表2-14）[56]．イリノテカンは高い抗腫瘍活性を有するカンプトテシン誘導体であり，日本では，肺がん，胃がん，小腸・直腸がんなどに適応を有するが，しばしば重篤な好中球減少などを引き起こす．**イリノテカン**は投与後，直ちにカルボキシエステラーゼにより加水分解され，さらに活性代謝物である **SN-38** に変換される[57]．SN-38 は，肝臓の UGT 1 A 1 などによりグルクロン酸抱合を受け，胆汁より排泄される．SN-38 のグルクロン酸抱合体（SN-38 G）は腸管の β グルクロニダーゼにより脱抱合されることにより腸肝循環する（図2-17）．

表 2-14 *UGT 1 A 1* 変異アレル頻度分布

アレル	変異	活性	日本人	白人	黒人
＊6	211 G > A(Gln 71 Arg)	低下	0.144 〜 0.151	0	0
＊28	(TA)6 < (TA)7	低下	0.100 〜 0.131	0.340 〜 0.389	0.350 〜 0.446

（*Yakugaku Zasshi* 128（4），575-584（2008）（引用文献56）より改変し引用）

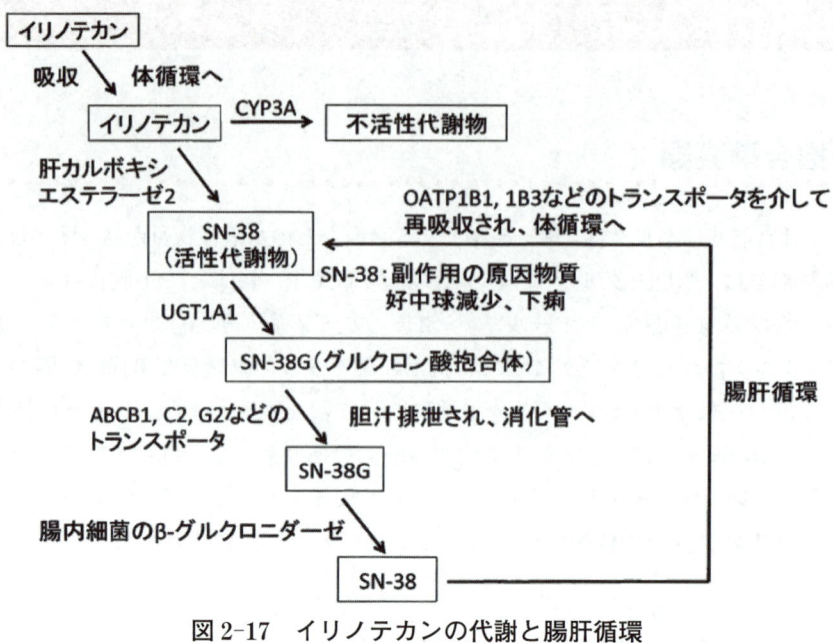

図 2-17　イリノテカンの代謝と腸肝循環

表 2-15　イリノテカン治療における *UGT 1 A 1* 変異と好中球減少発現

投与量 (mg/m²)	スケジュール	併用薬剤	がん種	*UGT 1 A 1* 変異とグレード 3 以上の好中球減少症発症 −/−	+/−	+/+
60	毎週	シスプラチン	肺がん, その他	17/31 (54.4 %)	13/16 (81.3 %)	6/6 (100 %)
70	2 週おき	シスプラチン	胃がん	2/4 (50.0 %)	1/4 (25 %)	1/1 (100 %)
100	毎週	なし	肺がん, その他	0/11 (0 %)	7/14 (50.0 %)	1/2 (50.0 %)
100	2 週おき	なし	大腸がん	3/10 (30.0 %)	0/15 (0 %)	3/3 (100 %)

＋；*6 または *28 の遺伝子多型を有する患者
(*Pharmacogenet. Genomics* 17 (7), 497-504 (2007)(引用文献 58) より改変して引用)

　そのため，UGT 1 A 1 の活性が低下している場合は，活性体である SN-38 からグルクロン酸抱合体 **SN-38 G** への代謝が遅れ，SN-38 による血液毒性，すなわち**好中球減少**が発現しやすくなる．イリノテカン投与による好中球減少発現と *UGT 1 A 1* 遺伝子多型を検討した報告では，好中球数が 1000 個/mm³ 以下となるグレード 3 以上の好中球減少発現と *UGT 1 A 1 * 6*，* 28 アレルが関連しており，* 6 または * 28 を有する場合は好中球減少発現頻度の増加が見られた（表 2-15)[58]．また，アジア人に特徴的な *UGT 1 A 1 * 6* についても韓国人や中国人での試験において，* 6 を有する場合は重篤な好中球減少症発現頻度の上昇が見られている[59,60]．日本においては 2008 年 11 月に *UGT 1 A 1* 遺伝子診断が保険適用となっている．

B　*N*-アセチル（化）転移酵素 2

　N-アセチル（化）転移酵素 2（**NAT 2**）は抗結核薬イソニアジド，抗リウマチ薬，炎症性腸疾患治療薬サラゾスルファピリジン，抗不整脈薬プロカインアミド，降圧薬ヒドララジンなどの代謝に関わっている．NAT 2 活性には個人差があり，NAT 2 活性が高い **Rapid　Acetylator**

表 2-16 *NAT2* の主なハプロタイプと頻度分布

ハプロタイプ	変異	活性	日本人	白人	黒人
*5A	341 T > C(Ile 114 Thr), 481 C > T(サイレント変異)				
*5B	341 T > C(Ile 114 Thr), 481 C > T(サイレント変異), 803 A > G(Lys 268 Arg)	低下	0.02	0.52	0.32
*5C	341 T > C(Ile 114 Thr), 803 A > G(Lys 268 Arg)				
*6A	282 C > T(サイレント変異), 590 G > A(Arg 197 Gln)	低下	0.15	0.25	0.19
*6B	590 G > A(Arg 197 Gln)				
*7B	282 C > T(サイレント変異), 857 G > A(Gly 286 Glu)	低下	0.11	0.02	0

(*Clin. Pharmacol. Ther.* 61(5), 509-517(1997)(引用文献 59), *Cancer Detect. Prev.* 26(1), 15-22(2002)(引用文献 61) から改変し引用)

(RA), 中程度 Intermediate Acetylator (IA), 低い Slow Acetylator (SA) に分けられる. 日本人においては *NAT2* 遺伝子多型の中で, *4 (野生型), *5 (341 T > C, Ile 114 Thr), *6 (590 G > A, Arg 197 Gln), *7 (857 G > A, Gly 286 Glu) が重要である. *4 は野生型であり, *4 ホモ接合型は表現型が RA となる Rapid allele である. *5〜*7 はいずれも **NAT2 活性を低下**させる **Slow allele** である. *5〜*7 はまた, 111 T > C, 282 C > T, 481 C > T (いずれもサイレント変異) など他の変異との組合せにより, *NAT2*5A, 5B* などのハプロタイプに細分化される (表 2-16). 日本人でのハプロタイプ頻度は, *5 : 0.02, *6 : 0.15, *7 : 0.11 であり[60], 白人では, *5 : 0.52, *6 : 0.25, *7 : 0.02, 黒人では, *5 : 0.32, *6 : 0.19, *7 : 0 である[61]. 黒人では, *4〜*7 以外に *12〜*14 アレルが存在する. *12 と *13 は *4 (野生型) と同じ **Rapid allele**, *14 は Slow allele である. 日本人では, *NAT2*5A, *5C, *6B* アレルはほとんど見られない[61].

抗結核薬である**イソニアジド** (INH) は, NAT2 により不活性体である *N-*アセチルイソニアジド (AcINH) へ代謝される. 日本人 102 名 (RA : 54 名, IA : 42 名, SA : 6 名) を対象と

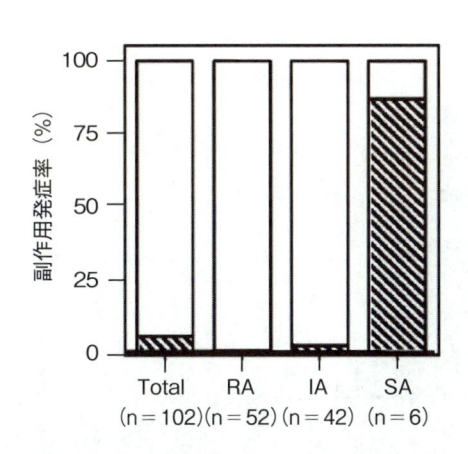

図 2-18 NAT2 表現型別の副作用発症率
(*Drug Metab. Pharmacokinet.* 17(4), 357-362(2002) (引用文献 63) より改変して引用)

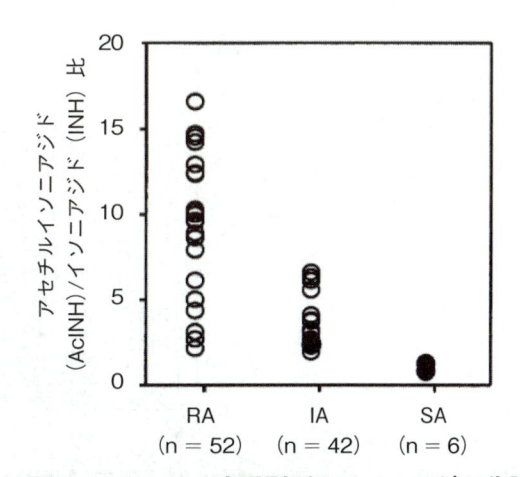

図 2-19 NAT2 表現型別のイソニアジド代謝
(*Drug Metab. Pharmacokinet.* 17(4), 357-362(2002) (引用文献 63) より改変して引用)

した試験では，イソニアジドによる発熱，嘔吐，吐き気などの副作用発現頻度は，RA群では1人もいなかったのに対して，IAで1名（2.4％），SAで6名（83.3％）であり，RA，IA群と比較してSA群で副作用発現頻度が高かった（図2-18）[63]．またそのうち45名においてINH 300 mg服用3時間後のAcINH/INH血中濃度比では，RA群（22名）9.18 ± 4.13に対して，IA群（21名）3.47 ± 1.39，SA群（2名）0.94であり（図2-19），SAではINHからAcINHへの代謝が起こりにくく，INHによる副作用が発現しやすい．

C　チオプリン-S-メチルトランスフェラーゼ（TPMT）

チオプリン-S-メチルトランスフェラーゼ（TPMT）は免疫抑制薬であるアザチオプリンや抗がん薬6-メルカプトプリン（6-MP）の不活性化に関わっている酵素である．アザチオプリンは生体内で非酵素的に6-MPとなる．6-MPは，肝臓において主にキサンチンオキシダーゼによって不活性化されるが，骨髄細胞では，TPMTなどにより不活性化される（図2-20）．そのためTPMTの活性が低い場合には，6-メチルメルカプトプリンへの不活性化が進まず，副作用が発現しやすくなる．欧米人283名を対象とした報告では，赤血球におけるTPMT活性を指標として，TPMT活性の高い群，中程度，低い群の頻度分布はそれぞれ，88.0％，11.7％，0.3％であった（図2-21）[64]．さらにその中程度，低い群（変異型ヘテロ29名，変異型ホモ1名）のアレル31本を調べると，変異型アレルとして*2（238 G > C（Ala 80 Prp）），*3A（460 G > A

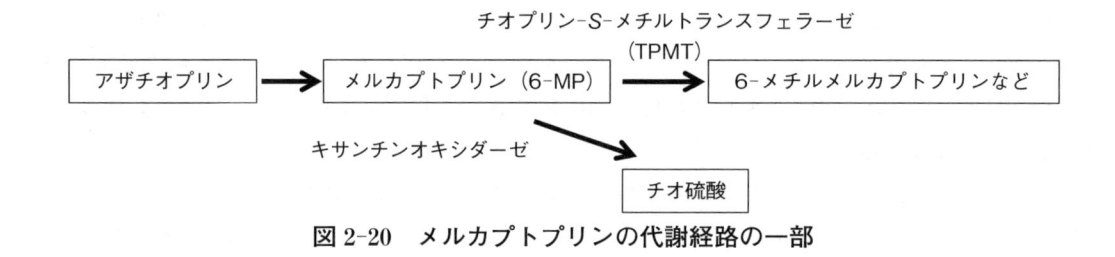

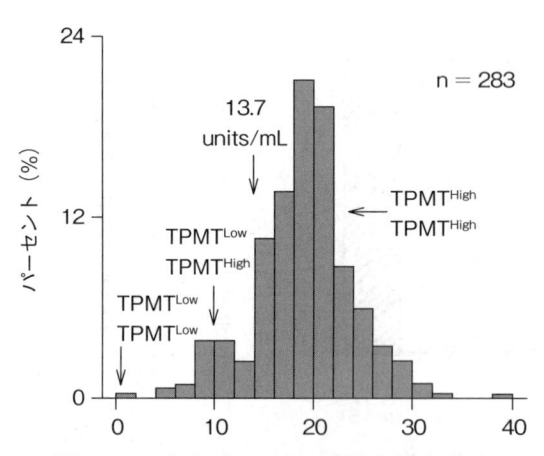

図2-20　メルカプトプリンの代謝経路の一部

図2-21　赤血球TPMT活性と頻度分布
高い活性と中間活性群は13.7 U/mLをカットオフ値とした．
（*Clin. Pharmacol. Ther.* 62(1), 60-73(1997)（引用文献64）より改変して引用）

表2-17 TPMT 中間・低活性患者における *TPMT* アレル頻度分布

アレル	アレル数	アレル頻度
*2	1	0.032
*3A	17	0.548
*3B	2	0.065
*3C	4	0.129
*3D	1	0.032
*4	0	0.000
*5	1	0.032
?	5	0.161

(*Clin. Pharmacol. Ther.* 62(1), 60-73(1997)（引用文献64）より改変して引用)

(Ala 154 Thr)，719 A > G（Tyr 240 Cys））, *3B（460 G > A（Ala 154 Thr））, *3C（719 A > G（Tyr 240 Cys））が検出され，80％を占めていた（表2-17）. 日本人では *3C のみ存在が見られ，そのアレル頻度は 0.003〜0.008 であり[65,66]，頻度は少ないが，*3C 保持者では，6-MP やアザチオプリンを投与する際には注意する必要がある．

D Nudix hydrolase 15（NUDT 15）遺伝子[67〜70]

アザチオプリンや6-メルカプトプリン服用開始後早期に発現する重度の急性白血球減少と全脱毛が NUDT 15 遺伝子多型と関連することが明らかとなり，2019年2月から **NUDT 遺伝子多型** の検査が保険承認された．チオプリン製剤は難治性の炎症性腸疾患，急性リンパ性白血病および治療抵抗性のリウマチ性疾患（全身性血管炎（顕微鏡的多発血管炎，多発血管炎性肉芽腫症，結節性多発動脈炎，好酸球性多発血管炎性肉芽腫症，高安動脈炎等），全身性エリテマトーデス（SLE），多発性筋炎，皮膚筋炎，強皮症，混合性結合組織病および難治性リウマチ性疾患）の患者に投与されている．2019年11月からは自己免疫性肝炎に対しても保険適用となった．

NUDT 15 は，チオプリン製剤の代謝に関わる酵素の1つであり，NUDT 15 遺伝子の codon 139 における遺伝子型が日本人の約1％に存在するシステインホモ（Cys/Cys）の場合に NUDT 15 酵素活性が著しく低下する．チオプリン製剤の副作用のすべてが NUDT 15 遺伝子多型に起因するものではないが，このような患者ではチオプリン製剤の投与後の早期に重度の白血球減少症や全身脱毛症などの重篤な副作用を生じるリスクが非常に高い．システインホモの患者よりもリスクは低いが，日本人の約20％に存在するヘテロ型（Arg/Cys 型と Cys/His 型）であってもチオプリン製剤の投与は慎重に考慮される．

E EGFR タンパク

ヒト上皮増殖因子受容体（Epidermal growth factor receptor, EGFR）タンパクは，細胞膜を貫通する形で存在しており，血管新生誘導，細胞増殖促進，アポトーシス阻害などの作用を誘導する．EGFR タンパクが過剰に発現する悪性腫瘍では予後が不良となるとともに，ホルモン療法や化学療法において耐性を示すことが報告されている．EGFR タンパクを標的としたセツキシマブなどの医薬品の投与前に EGFR タンパクの発現の有無を検査することにより，薬物の適

応判定や治療効果の低い患者に対する不適切な投与を未然に防ぐことが可能となる[71]．

2-3-2 トランスポーター類の遺伝子多型

トランスポーターは薬物，イオンなど多様な物質を輸送する**膜タンパク質**であり，多くの薬物の吸収，分布，排泄において重要な役割を担っていることから，その活性変動は薬物の効果や副作用発現とも関連している．そのため，薬物トランスポーターの活性変動に関わる遺伝子多型を理解することは個別化医療を行う上で重要である[72]．以下には，薬物の動態に関わり，その遺伝子多型が基質薬物の効果や副作用発現と関連していることが知られる **ABC（ATP-binding cassette）トランスポーター ABCB1** と**有機アニオントランスポーター SLCO1B1** の遺伝子多型について記述する．

A　ABCB1（ATP-binding cassette sub-family B member 1）

ABCB1 は P 糖タンパク質 P-glycoprotein（Pgp），あるいは MDR1（multiple drug resistance 1）とも呼ばれ，ATP 結合カセットファミリーの 1 つである．肝臓，小腸，腎近位尿細管，脳と精巣の毛細血管内皮，妊娠時の子宮・胎盤などで発現している．ABCB1 は ATP 加水分解のエネルギー依存的に細胞外へ排出するトランスポーターである．ABCB1 の基質薬物としては，**ジゴキシンやエベロリムス，イマチニブ**など，阻害剤としては**アミオダロンやクラリスロマイシン**など，誘導剤としては**リファンピシンやセント・ジョーンズ・ワート**がある（表 2-18）．

ABCB1 の遺伝子多型は数多く報告されているが，その中で **−129 T > C**（rs 3213619），**1236 C > T**（rs 1128503），**2677 G > T, A**（rs 2032582），**3435 C > T**（rs 1045642）の 4 つの SNP がよく検討されている．−129 T > C はプロモーター領域に存在する SNP，1236 C > T，および 3435 C > T はアミノ酸変異を伴わない**サイレント変異**である．2677 G > T, A は，T への変異の場合，893 Ala へ，A への変異の場合 893 Thr への**アミノ酸変異**を伴う．これら 4 つの SNP には人種差が見られ，1236 C > T における T アレル頻度は，黒人に比べ，アジア人，白人の方が高く，逆に 3435 C > T における T アレル頻度は，アジア人，白人の方が黒人より高い．−129 T > C の C アレル頻度分布は，日本人と白人で違いはない（表 2-19）[73〜76]．

日本人では，4 つの塩基がすべて T となるハプロタイプ頻度が 36.4 ％ と最も多い（表 2-20）[77]．

ABCB1 は腸管上皮細胞にも発現し，腸管からの吸収を制御している．薬物の腸管からの吸収と *ABCB1* 3435 C > T 遺伝子多型については，健常人 11 名（CC 型 5 名，TT 型 6 名）に対してジゴキシン 0.25 mg を生理食塩水 5 mL に溶解させたものを十二指腸に直接投与した場合，血中ジゴキシン濃度推移について CC 型群と TT 型群で比較すると，C_{max} において TT 型群

表 2-18　ABCB1 の主な基質薬物・阻害剤・誘導剤

基質薬物	阻害剤	誘導剤
アリスキレン，アンブリセンタン，コルヒチン，ジゴキシン，エベロリムス，イマチニブ，ラパチニブ，ダビガトラン，フェキソフェナジンなど	アミオダロン，アジスロマイシン，カルベジロール，クラリスロマイシン，シクロスポリン，ジルチアゼム，イトラコナゾール，リトナビルなど	リファンピシン，セントジョーンズワート

表 2-19　*ABCB1* 遺伝子多型とアレル頻度

遺伝子多型	変異の種類	アレル頻度 日本人	アレル頻度 白人	アレル頻度 黒人
－129 T > C	プロモーター領域	T：0.92	T：0.95	T：0.93
		C：0.08	C：0.05	C：0.07
1236 C > T	サイレント変異	C：0.35	C：0.46	C：0.85
		T：0.65	T：0.54	T：0.15
2677 G > T, A	Ser 893 Ala，または Ser 893 Thr	G：0.36	G：0.56	G：0.85
		T：0.42	T：0.42	T：0.15
		A：0.22	A：0.22	A：0
3435 C > T	サイレント変異	C：0.51	C：0.59	C：0.74
		T：0.49	T：0.41	T：0.26

(*Proc. Natl. Acad. Sci. USA* 97(7), 3473-3478(2000)(引用文献 73)，*Clin. Pharmacol. Ther.* 70(2), 189-199 (2001)(引用文献 74)，*J. Pharmacol. Exp. Ther.* 297(3), 1137-1143(2001)(引用文献 75)，*Lancet* 358(9279), 383-384(2001)(引用文献 76) より改変して引用)

表 2-20　日本人における主な *ABCB1* ハプロタイプと頻度

－129 T > C	1236 C > T	2677 G > T, A	3435 C > T	日本人	白人
T	T	T	T	0.364	0.411
T	T	G	G	0.224	0.011
T	C	G	C	0.146	0.326
T	C	A	C	0.130	0.016
T	T	T	C	0.039	0.026
C	C	A	C	0.036	—
T	T	G	T	0.026	0.005
C	C	G	C	0.016	0.042
T	C	G	T	0.013	0.121
その他				0.006	0.042

(*Drug Metab. Pharmacokinet.* 21(2), 126-132(2006)(引用文献 77) より改変して引用)

(2.55 ± 0.39 ng/mL) に比べ，CC 型群 (4.70 ± 0.41 ng/mL) で有意に高かった (図 2-22)[78]．消化管吸収速度が CC 型群，TT 型群でそれぞれ 911 ± 91 ng/min と 506 ± 76 ng/min であり，TT 型群で有意に低値を示した．*ABCB1* 3435 C > T において TT 型では CC 型に比べて，消化管での ABCB1 発現量が増加することが知られており (図 2-23)[79]，TT 型群ではジゴキシンの消化管での吸収が抑えられ，消化管吸収速度や血中濃度の C_{max} が低値となったと推察された．また ABCB1 は血液脳関門においても脳上皮細胞に発現しており，脳から血液中への排泄に関わっている．

　脳移行性と *ABCB1* 3435 C > T 遺伝子多型については，てんかん患者 315 名 (抗てんかん薬反応群 115 名，抗てんかん薬抵抗群 215 名) を対象とした試験があり，薬剤反応性を示したてんかん患者と比較して，薬剤抵抗性てんかん患者では，*ABCB1* 3435 C > T の CC 型を有する頻度が高かった (オッズ比 2.66，95％信頼区間 1.32〜5.38，$P = 0.006$) (表 2-21)[80]．

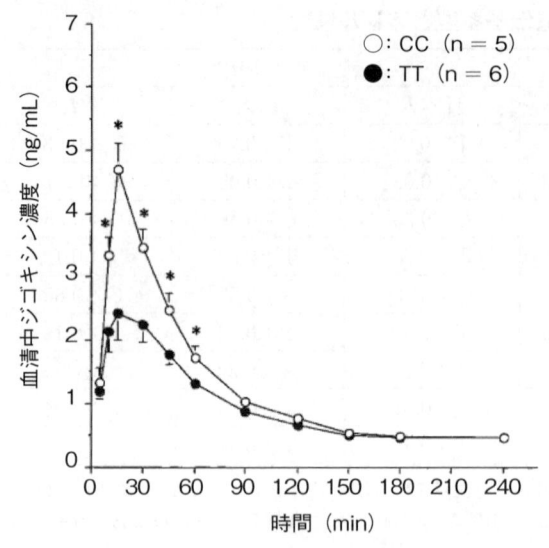

図 2-22 ジゴキシン十二指腸投与後の血清中ジゴキシン濃度推移と *ABCB1* 3435 C>T 遺伝子多型
(*Pharm. Res.* 20(4), 552-556(2003) (引用文献 78) より改変して引用)

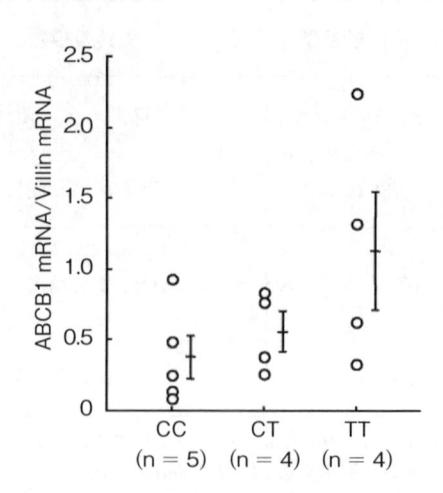

図 2-23 十二指腸における ABCB1 mRNA 発現量と 3435 C>T 遺伝子多型
(*Biol. Pharm. Bull.* 25(10), 1356-1359(2002) (引用文献 79) より改変して引用)

表 2-21 抗てんかん薬応答性と *ABCB1* 3435 C > T 遺伝子多型

薬剤応答性	*ABCB1* 3435 C > T 遺伝子型（症例数（%））		
	CC 型	CT 型	TT 型
薬剤抵抗群（n = 200）	55（27.5）	106（53.0）	39（19.5）
薬剤反応群（n = 115）	18（15.7）	63（54.8）	34（29.6）
健常人（n = 200）	37（18.5）	116（58.0）	47（23.5）

(*N. Engl. J. Med.* 348(15), 1442-1448(2003) (引用文献 80) より改変して引用)

ABCB1 は肝臓の毛細胆管の管腔側にも発現しており，胆管への排泄を担っている．さらに腎尿細管細胞刷子縁側にも発現しており，*ABCB1* 遺伝子多型は，薬物の消化管での吸収，脳移行性，肝臓や腎尿細管での排泄に影響している．薬物の体内動態については，それぞれの過程での影響が複雑に関わっており，統一した見解が得られていない．さらに1つのSNPではなく，ハプロタイプによる ABCB1 発現・活性変動，ABCB1 基質薬物の動態との関連についての知見が少なく，今後詳細に検討する必要がある．

B SLCO1B1 (Solute carrier organic anion transporter family member 1B1)

有機アニオントランスポーターである OATP1B1 (organic anion transporting polypeptide 1B1) をコードする遺伝子である SLCO1B1 は主に肝臓に発現しており，胆汁酸などの内因性物質や薬物の細胞内移動に関わっている．SLCO1B1 は肝臓において，肝細胞の基底膜側に発現し，血液側から肝細胞内への取り込みを担っている．SLCO1B1 の基質薬物としては，HMG-CoA 還元酵素阻害薬（スタチン）が知られているが，その他にもアンジオテンシン変換酵素阻

表2-22　SLCO1B1の主な基質薬物，阻害剤

基質薬物	阻害剤
プラバスタチン，シンバスタチン，アトルバスタチン，ピタバスタチン，ロスバスタチン，エナラプリル，バルサルタン，オルメサルタン，イリノテカン，メトトレキサート，レパグリニドなど	シクロスポリン，リファンピシンなど

表2-23　*SLCO1B1* ハプロタイプとアレル頻度

ハプロタイプ	塩基 388 A > G	塩基 521 T > C	活性	アレル頻度 日本人	アレル頻度 白人	アレル頻度 黒人
*1a（野生型）	A	T	野生型	0.352	0.56	0.21
*1b	G	T	不変(*in vitro*) / 低下(*in vivo*)	0.537	0.26	0.77
*5	A	C	低下	0.007	0.02	0
*15（*17を含む）	G	C	低下	0.103	0.16	0.02

(*J. Pharmacol. Exp. Ther.* 302(2), 804-813(2002)(引用文献81), *Clin. Pharmacol. Ther.* 73(6), 554-565(2003)(引用文献82) より改変して引用)

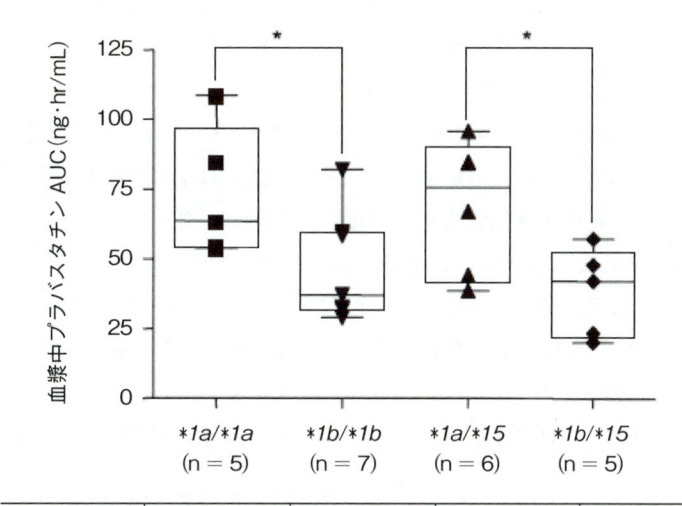

	*1a/*1a	*1b/*1b	*1a/*15	*1b/*15
AUC₀〜₂₄ (ng・hr/mL)	73.2 ± 23.5	47.4 ± 19.9	69.2 ± 23.4	38.2 ± 15.9

図2-24　血漿中プラバスタチン AUC と *SLCO1B1* ハプロタイプ
(*Clin. Pharmacol. Ther.* 79(5), 427-439(2006)(引用文献84) より改変して引用)

害薬（ACE阻害薬），アンジオテンシンII受容体拮抗薬（ARB），抗がん薬**イリノテカン**，血糖降下薬**レパグリニド**などがある（表2-22）．

SLCO1B1 遺伝子上にはSNPが存在することが知られているが，その中でも輸送活性に影響する 388 A > G（Asn 130 Asp），521 T > C（Val 174 Ala）が重要である．この2つのSNPの組合せにより，4つのハプロタイプに分けられる（*1a, *1b, *5, *15*）．*15は，−11187 G > A 変異の有無により，さらに*15（388 G，521 C）と*17（−11187 A，388 G，521 C）に分けられ，両ハプロタイプとも **SLCO1B1活性を低下**させる．−11187 G > A 変異においては，レ

パグリニド投与後での血中グルコース濃度がAアレル保有群で有意に低下するとの報告がある．この報告では－11187G＞A変異のみを対象としているため，388G＞Aや521T＞Cによるレパグリニド薬物動態への影響を否定できず，*15と*17とのSLCO1B1活性への影響の違いについては未だ不明瞭である．日本人におけるハプロタイプ頻度では，*15（0.037）より*17（0.133）の方が多い[81]．培養細胞発現系による検討では，SLCO1B1*5と*15は*1aに比べてSLCO1B1の輸送活性が低下するが，*1bでは*1aに比べて活性の増加が見られたとする報告[81]がある．しかしながら，in vivoでは低下するという報告が多く，*1bとSLCO1B1活性との関連についてはまだ不明瞭であり，今後さらに知見を蓄積する必要がある．4つのハプロタイプ（*1a, *1b, *5, *15（*17を含む））には人種差が存在し，日本人においては*1a：33～35％，*1b：46～54％，*5：0～0.7％，*15：10～15％[82,83]であるが，白人では，*1a：56％，*1b：26％，*5：2％，*15：16％，黒人では，*1a：21％，*1b：77％，*5：0％，*15：2％であり，日本人，黒人では*1b，白人では*1aのハプロタイプが最も多い（表2-23）．

スタチン類はSLCO1B1の基質であり，SLCO1B1ハプロタイプがスタチン類の濃度に影響することが知られている．健常人23名を対象とした報告では，プラバスタチンのAUCはSLCO1B1の遺伝子多型による影響を受け，$AUC_{0\sim24}$（ng・hr/mL）において*1a/*1a群では，73.2±23.5であったのに対し，*1b/*1bでは，47.4±19.9と有意に低かった．また，*1a/*15群と*1b/*15群との比較では，*1a/*15群で69.2±23.4だったのに対し，*1b/*15では38.2±15.9であった．このことから，in vivoでの検討ではSCLO1B1の活性への影響は*1b，*15ともに*1aに比べて取り込み活性を低下させた（図2-24）[84]．

また，スタチン類の重篤な副作用には筋萎縮や筋力低下を期たすミオパシーと横紋筋融解症があるが，シンバスタチン服用患者を対象とした研究では，ミオパシー発現と*1bとの間に関連性が見られている（図2-25）．ミオパシー発現のオッズ比は，TT型と比較するとCT型では4.5倍，CC型では16.9倍と高い値を示した[85]．これは，シンバスタチンの筋肉への移行が関わっていると考えられ，SLCO1B1ハプロタイプは，スタチンの薬物動態だけではなく，副作用発現にも関

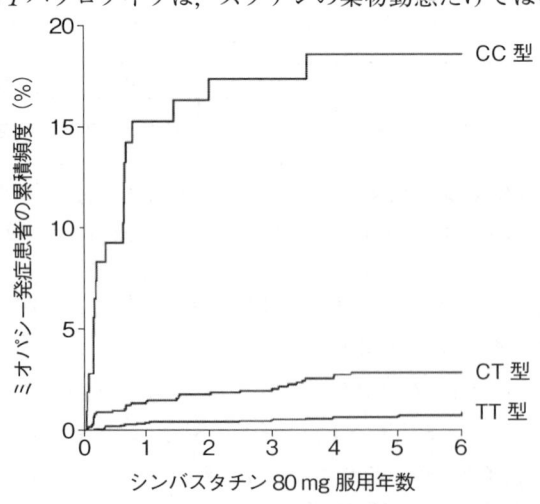

図2-25　シンバスタチン服用によるミオパシー発症とSLCO1B1 521T＞C遺伝子多型
（N. Engl. J. Med. 359(8), 789-799(2008)（引用文献85）より改変して引用）

2-3-3 その他の遺伝子多型

A 上皮増殖因子受容体（Epidermal growth factor receptor, EGFR）

EGFRは，1回膜貫通型受容体チロシンキナーゼであり，チロシンキナーゼのリン酸化による活性化ががんの増殖に関わっている．**ゲフィチニブ**や**エルロチニブ**はEGFRチロシンキナーゼの選択的阻害薬（tyrosine kinase inhibitor, TKI）であり，高い抗腫瘍活性を発揮し，肺がんの

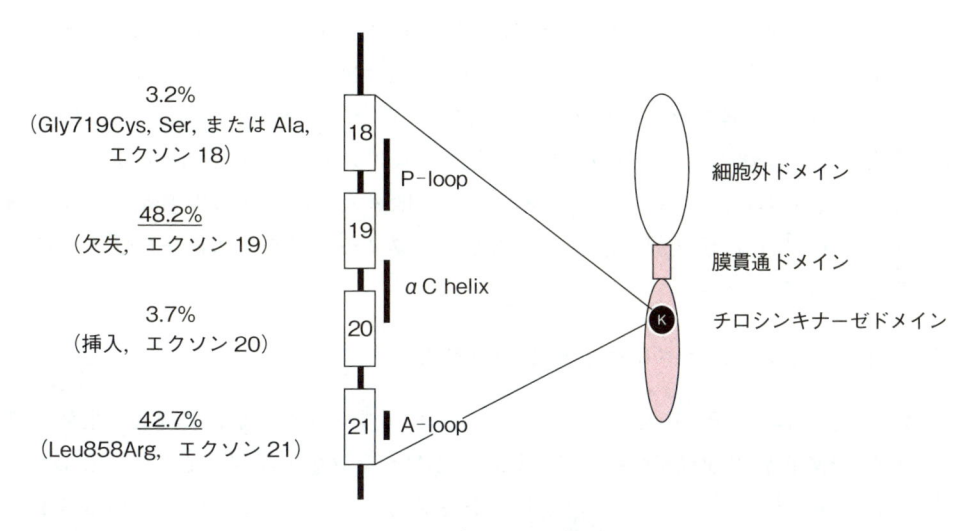

図 2-26　EGFR 変異と頻度（n = 569）
（*Cancer Sci.* 98(12), 1817-1824(2007)（引用文献86）より改変して引用）

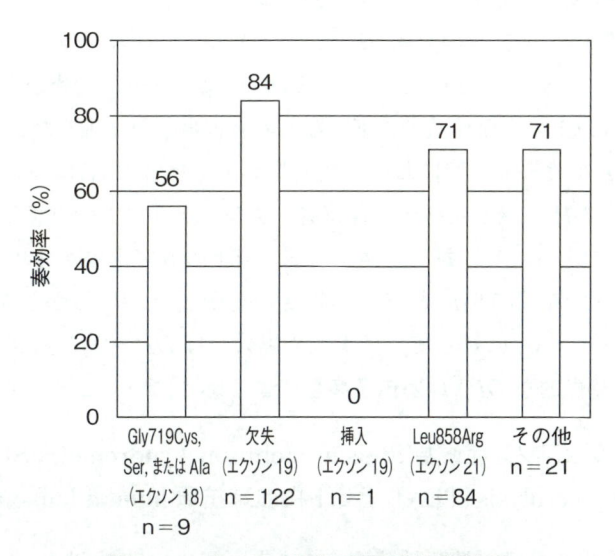

図 2-27　EGFR 遺伝子変異と奏効率
（*Int. J. Clin. Oncol.* 11(3), 190-198 (2006)（引用文献87）より改変して引用）

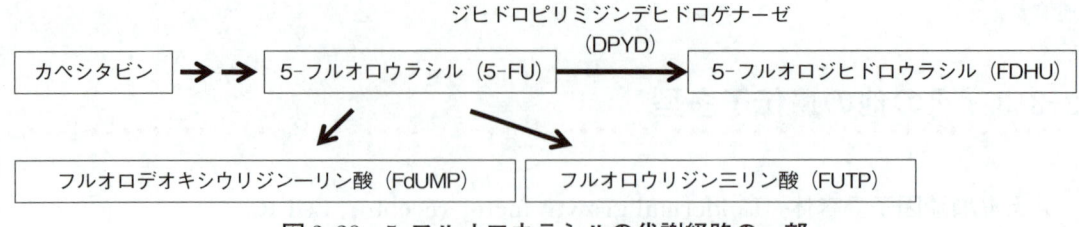

図2-28　5-フルオロウラシルの代謝経路の一部

治療に用いられている．EGFR の遺伝子多型として主なものはエクソン19の欠失（48.2％）とエクソン21の Leu 858 Arg の SNP（42.7％）であり，この2つで EGFR の変異の90％以上を占める（図2-26）[86]．EGFR 変異とゲフィチニブ奏効率との関連については，日本人肺がん患者1335名を対象とした試験があり，EGFR に変異がない患者809名では，80名（10％）が奏効したのに対し，EGFR に変異を有する患者526名では，377名（72％）に奏効が見られた[87]．また EGFR 変異ごとの奏効率は，エクソン19の欠失とエクソン21の Leu 858 Arg では高く，それぞれ84％，71％であった（図2-27）．日本人では，欧米人と比べ EGFR 変異を有する頻度が高いことから，EGFR 遺伝子変異を解析することはゲフィチニブやエルロチニブの個別化医療を行う上で重要である．

B　ジヒドロピリミジンデヒドロゲナーゼ（DPYD）

5-フルオロウラシル（5-FU）をはじめとするフッ化ピリミジン系抗がん薬は，生体内で様々な代謝を受けてその抗腫瘍効果を発揮する．抗腫瘍効果や有害事象発現とその代謝酵素活性との間には関連が見られる．中でもジヒドロピリミジンデヒドロゲナーゼ（DPYD）は 5-FU やそのプロドラッグであるカペシタビンの 5-FU から 5-フルオロジヒドロウラシル（FDHU）へ不活化させる酵素である（図2-28）[88]．5-FU の80％はこの経路により代謝を受ける．そのため，DPYD の酵素活性が低いと，5-FU が不活化されにくく，重篤な有害事象が発現する．DPYD には遺伝子多型があり，主なものとして，イントロン14のスプライス部位における SNP（c.1905 ＋1 G ＞ A）である *DPYD*2A* が知られている．5-FU 治療患者683名を対象とした試験では，グレード3以上の白血球減少や下痢などの有害事象が発現した患者は110名（16.1％）であった．*DPYD*2A* 遺伝子多型において変異型ヘテロ患者13名について有害事象発現との関連について見ると，*DPYD*2A* ヘテロ保持者がグレード3以上の有害事象が発現しなかった群では7名（1.2％）であったのに対し，グレード3以上の有害事象が発現した群では，*DPYD*2A* ヘテロ保持者が6名（5.5％）と有意に頻度が高かった[89]．しかしながら，*DPYD*2A* アレル頻度は白人で0～0.01に対して，日本人や黒人では *DPYD*2A* アレルは見られないことから[90]，日本人に特徴的な *DPYD* 遺伝子多型による影響について検討する必要がある．

C　スティーブンス-ジョンソン症候群 Stevens-Johnson syndrome（SJS）/ 中毒性表皮壊死症 toxic epidermal necrolysis（TEN）とヒト白血球抗原 human leukocyte antigen（HLA）

SJS や TEN は，表皮や粘膜の壊死性障害をきたし，発熱（38℃以上），皮膚や粘膜に紅斑や水疱・びらんを形成する疾患である．SJS/TEN は　抗生物質，抗てんかん薬，痛風治療薬，消

表 2-24　カルバマゼピン服用患者におけるスティーブンスジョンソン症候群(SJS)発症と HLA アレル頻度

HLA アレル	SJS 発症患者（44 名）	3 か月以上副作用が発症していない患者（101 名）	健常人（93 名）
B*1502	44（100%）	3（3%）	8（8.6%）
Cw*0801	41（93.2%）	17（16.8%）	13（14%）
A*1101	36（81.8%）	51（50.5%）	53（57%）
DRB1*1202	33（75%）	12（11.9%）	18（19.4%）
B*1502, Cw*0801	41（93.2%）	3（3%）	7（7.5%）
B*1502, A*1101	36（81.8%）	2（2%）	6（6.5%）
B*1502, DRB1*1202	33（75%）	1（1%）	5（5.4%）
B*1502, Cw*0801, A*1101, DRB1*1202	29（66%）	0（0%）	3（3.2%）

(*Nature* **428**(6982), 486(2004)（引用文献 91）より改変して引用)

化性潰瘍用薬, 催眠鎮静薬, 抗不安薬など数多くの薬物の投与による副作用として発症することもある. 薬物投与による SJS/TEN 発症は HLA アレルとの関連がいくつかの薬物で報告され, 薬物ごとに関連する HLA アレルは異なる. 中国人においてカルバマゼピン服用による SJS 発症と HLA アレルについて検討した試験では, SJS 発症患者（44 名）すべてで B*1502 アレルを有していた. 一方, カルバマゼピン服用後, 3 か月以上 SJS の発症がなかった患者（101 名）や健常人（93 名）では, B*1502 アレル頻度は, それぞれ 3% と 8.6% と明らかに低かった（表 2-24）[91]. SJS 発症との関連は B*1502 に続いて, Cw*0801, A*1101, DRB1*1201 の順で見られた.

一方, 日本人では, B*1502 との関連が見られず, A*3101 アレルと関連することが報告され

表 2-25　SJS/TEN 発症と HLA-A*3101 アレル

HLA-A*3101 保有 SJS 患者/全体（発症率(%)）	P 値	オッズ比（95% 信頼区間）
5/6（83.3）	2.35×10^{-4}	33.9（3.96〜295.6）

(*Hum. Mol. Genet.* **20**(5), 1034-1041(2011)（引用文献 92）より改変して引用)

表 2-26　様々な人種における HLA-B 75 タイプ, HLA-A*3101 のアレル頻度

	HLA-B*1502	HLA-B*1515	HLA-B*1521	HLA-B*1508	HLA-B*1511	HLA-A*3101
日本	0.001	—	—	—	0.004〜0.008	0.09
韓国	0.002	0.000	0.000	0.000	0.020	0.05
中国	0.019〜0.124	0.01	0.000〜0.002	0.005〜0.015	0.000〜0.017	0.02
タイ	0.061〜0.085	—	0.007〜0.010	0.010	0.010	—
インド	0.000〜0.060	—	—	0.005〜0.033	—	—
西欧	0.000	0.000	0.000	0.000〜0.004	0.000〜0.003	0.02〜0.05
アフリカ	0.000	0.000〜0.008	—	0.000	0.000	—

—：入手できず
(*Epilepsia* **51**(12), 2461-2465(2010)（引用文献 93）, *Ann. Lab. Med.* **34**(5), 372-375(2014)（引用文献 94）より改変して引用)

ている（表2-25)[92]．その報告では，SJS/TEN 発症患者6名のうち5名が HLA-*A*3101 アレルを有しており，オッズ比は 33.9（95％信頼区間 3.9～295.6，$P = 2.35 \times 10^{-4}$）であった．また，*B*1502 と同じ B75 グループに属する *B*1511 が**カルバマゼピン**服用による SJS/TEN 発症と関連しているとの報告もある[92]．

日本人では，*B*1502，*B*1511，*A*3101 のアレル頻度はそれぞれ，0.001，0.004～0.008，0.009 であり，*B*1502 より *B*1511 や *A*3101 のアレル頻度が高く（表2-26)[93,94]，これらアレルを保持する患者が**カルバマゼピン**を服用する際には，特に注意が必要である．欧州人においても *A*3101 アレルが SJS の発症との関連が報告されている[95]．**カルバマゼピン**以外の薬物では**アロプリノール**服用による SJS/TEN 発症と HLA-*B*5801 との関連が報告されている[96]．

2-4 おわりに

本章では，代表的な代謝酵素やトランスポーターなどの遺伝子多型についてこれまで得られた知見と共に記述した．薬物治療において効果や副作用発現と関連する遺伝的素因のデータを今後の研究の発展により，さらにエビデンスを蓄積することで，**個別化医療**（投与する前に効果や副作用発現の予測）の実現が可能となる．

【参考文献】

1) Bruton, L.L. *et al.*(eds) Gonzalez F.J. *et al.* (2018) Goodman & Gilman's The Pharmacological Basis of Therapeutics 13th ed, McGraw-Hill Professional, New York, pp.85-100.
2) Bruton, L.L. *et al.*(eds) Roden D.M.(2018) Goodman & Gilman's The Pharmacological Basis of Therapeutics 13th ed, McGraw-Hill Professional, New York, pp.101-112.
3) Zanger, U.M. & Schwab, M.(2013) *Pharmacol. Ther.* 138 (1), 103-141.
4) Basile, V.S., *et al.*(2000) *Mol. Psychiatry* 5 (4), 410-417.
5) Zanger, U.M., *et al.*(2008) *Anal. Bioanal. Chem.* 392 (6), 1093-1108.
6) Backman, J.T., *et al.*(2006) *Eur. J. Clin. Pharmacol.* 62 (6), 451-461.
7) Ikeya, K., *et al.*(1989) *Mol. Endocrinol.* 3 (9), 1399-1408.
8) Kohlrausch, F.B., *et al.*(2014) *Mol. Biol. Rep.* 41 (3), 1453-1460.
9) Rebbeck, T.R., *et al.*(2007) *Cancer Epidemiol. Biomarkers Prev.* 16 (3), 444-450.
10) Nakajima, M., *et al.*(1999) *J. Biochem.* 125 (4), 803-808.
11) Dobrinas, M., *et al.*(2011) *Clin. Pharmacol. Ther.* 90 (1), 117-125.
12) Soars, M.G., *et al.*(2003) *Br. J. Clin. Pharmacol.* 55 (2), 175-181.
13) Vormfelde, S.V., *et al.*(2009) *Clin. Pharmacol. Ther.* 86 (1), 54-61.
14) Miners, J.O. & Birkett, D.J.(1998) *Br. J. Clin. Pharmacol.* 45 (6), 525-538. Review. PMID: 9663807.
15) Lu, Y., *et al.*(2008) *Am. J. Health Syst. Pharm.* 65 (10), 947-952.
16) Siddoway, L.A.(2003) *Am. Fam. Physician* 68 (11), 2189-2196.
17) Heimark, L.D., *et al.*(1992) *Clin. Pharmacol. Ther.* 51 (4), 398-407.

18) Sullivan-Klose, T.H., et al.(1996) *Pharmacogenetics* **6** (4), 341-349.
19) Haining, R.L., et al.(1996) *Arch. Biochem. Biophys.* **333** (2), 447-458.
20) Suarez-Kurtz, G.(2005) *Trends Pharmacol. Sci.* **26** (4), 196-201.
21) Obayashi, K., et al.(2006) *Clin. Pharmacol. Ther.* **80** (2), 169-178.
22) Wadelius, M., et al.(2009) *Blood* **113** (4), 784-792.
23) Klose, T.S., (1999) *J. Biochem. Mol. Toxicol.* **13** (6), 289-295.
24) Ho, P.M., et al.(2009) *JAMA* **301** (9), 937-944.
25) Gilard, M., et al.(2008) *J. Am. Coll. Cardiol.* **51** (3), 256-260.
26) de Morais, S.M., et al.(1994) *J. Biol. Chem.* **269** (22), 15419-15422.
27) de Morais, S.M., et al.(1994) *Mol. Pharmacol.* **46** (4), 594-598.
28) Sim, S.C., et al.(2006) *Clin. Pharmacol. Ther.* **79** (1), 103-113.
29) Kurose, K., et al.(2012) *Drug Metab. Pharmacokinet.* **27** (1), 9-54.
30) Kazui, M., et al.(2010) *Drug Metab. Dispos.* **38** (1), 92-99.
31) Sibbing, D., et al.(2010) *J. Thromb. Haemost.* **8** (8), 1685-1693.
32) Tanigawara, Y., et al.(1999) *Clin. Pharmacol. Ther.* **66** (5), 528-534.
33) Mamiya, K., et al.(1998) *Epilepsia* **39** (12), 1317-1323.
34) Kurose, K., (2012) *Drug Metab. Pharmacokinet.* **27** (1), 9-54.
35) Eckhardt, K., et al.(1998) *Pain* **76** (1-2), 27-33.
36) Kiyotani, K., et al.(2010) *J. Clin. Oncol.* **28** (8), 1287-1293.
37) Ding, X. & Kaminsky, L.S.(2003) *Annu. Rev. Pharmacol. Toxicol.* **43**, 149-173. Epub 2002 Jan 10.
38) Ohtsuki, S., et al.(2012) *Drug Metab. Dispos.* **40** (1), 83-92.
39) Daly, A.K.(2006) *Clin. Pharmacokinet.* **45** (1), 13-31.
40) Wang, D., et al.(2011) *Pharmacogenomics J.* **11** (4), 274-286.
41) He, B.X., et al.(2011) *Basic Clin. Pharmacol. Toxicol.* **108** (3), 208-213.
42) Dai, D., et al.(2001) *J. Pharmacol. Exp. Ther.* **299** (3), 825-831.
43) Fohner, A., et al.(2013) *Pharmacogenet. Genomics* **23** (8), 403-414.
44) Zaied, C., et al.(2012) *Genet. Test Mol. Biomarkers* **16** (10), 1184-1187.
45) Oliver, P., et al.(2010) *Clin. Chem. Lab. Med.* **48** (5), 635-639. PMID : 20218903.
46) Yamamoto, T., et al.(2003) *Drug Metab. Pharmacokinet.* **18** (4), 267-268.
47) Rahmioglu, N., et al.(2013) *Eur. J. Drug Metab. Pharmacokinet.* **38** (1), 63-67.
48) Kuehl, P., et al.(2001) *Nat. Genet.* **27** (4), 383-391.
49) Hesselink, D.A., et al.(2003) *Clin. Pharmacol. Ther.* **74** (3), 245-254.
50) Goto, M., et al.(2004) *Pharmacogenetics* **14** (7), 471-478.
51) Uesugi, M., et al.(2006) *Pharmacogenet. Genomics* **16** (2), 119-127.
52) Ohno, Y., et al.(2007) *Clin. Pharmacokinet.* **46** (8), 681-696.
53) Ohno, Y., et al.(2008) *Clin. Pharmacokinet.* **47** (10), 669-680.
54) Aono, S., et al.(1993) *Biochem. Biophys. Res. Commun.* **197** (3), 1239-1244.
55) Bosma, P.J., et al.(1995) *N. Engl. J. Med.* **333** (18), 1171-1175.
56) Sai, K., (2008) *Yakugaku Zasshi* **128** (4), 575-584.
57) 藤田健一（2014）ファルマシア, **50**, 300-304.
58) Minami, H., et al.(2007) *Pharmacogenet. Genomics* **17** (7), 497-504.
59) Han, J.Y., et al.(2006) *J. Clin. Oncol.* **24** (15), 2237-2244.
60) Jada, S.R., et al.(2007) *Cancer Sci.* **98** (9), 1461-1467.

61) Okumura, K., *et al.*(1997) *Clin. Pharmacol. Ther.* **61** (5), 509-517.
62) Loktionov, A., *et al.*(2002) *Cancer Detect. Prev.* **26** (1), 15-22.
63) Hiratsuka, M., *et al.*(2002) *Drug Metab. Pharmacokinet.* **17** (4), 357-362.
64) Otterness, D., *et al.*(1997) *Clin. Pharmacol. Ther.* **62** (1), 60-73.
65) Hiratsuka, M., Inoue, T. & Omori, F., *et al.*(2000) *Mutat. Res.* **448** (1), 91-95.
66) Kubota, T. & Chiba, K.(2001) *Br. J. Clin. Pharmacol.* **51** (5), 475-477.
67) Moriyama, T., *et al.* (2016) *Nat Genet*, **48**, 367-373.
68) Kakuta, Y., *et al.* (2018) *J Gastroenterol.* **53**, 1065-1078.
69) Yang, SK., *et al.* (2014) *Nat Genet*, **46**, 1017-1020.
70) Kakuta, Y., *et al.* (2016) *Pharmacogenomics J.* **16**, 280-285.
71) 宮澤幸久（2009）臨床病理, **57**, 64-65.
72) Bruton, L.L. *et al.* (eds) Giacomini K.M. & Sugiyama Y. (2018) Goodman & Gilman's The Pharmacological Basis of Therapeutics 13th ed, McGraw-Hill Professional, New York, pp.65-83.
73) Hoffmeyer, S., Burk, O. & von Richter, O., *et al.*(2000) *Proc. Natl. Acad. Sci. USA* **97** (7), 3473-3478.
74) Kim, R.B., *et al.*(2001) *Clin. Pharmacol. Ther.* **70** (2), 189-199.
75) Tanabe, M., *et al.*(2001) *J. Pharmacol. Exp. Ther.* **297** (3), 1137-1143.
76) Schaeffeler, E., *et al.*(2001) *Lancet* **358** (9279), 383-384.
77) Komoto, C., *et al.*(2006) *Drug Metab. Pharmacokinet.* **21** (2), 126-132.
78) Morita, Y., *et al.*(2003) *Pharm. Res.* **20** (4), 552-556.
79) Moriya, Y., *et al.*(2002) *Biol. Pharm. Bull.* **25** (10), 1356-1359.
80) Siddiqui, A., *et al.*(2003) *N. Engl. J. Med.* **348** (15), 1442-1448.
81) Kim, S.R., *et al.*(2007) *Drug Metab. Pharmacokinet.* **22** (6), 456-461.
82) Nozawa, T., *et al.*(2002) *J. Pharmacol. Exp. Ther.* **302** (2), 804-813.
83) Nishizato, Y., *et al.*(2003) *Clin. Pharmacol. Ther.* **73** (6), 554-565.
84) Maeda, K., *et al.*(2006) *Clin. Pharmacol. Ther.* **79** (5), 427-439.
85) SEARCH Collaborative Group, (2008) *N. Engl. J. Med.* **359** (8), 789-799.
86) Mitsudomi, T. & Yatabe, Y.(2007) *Cancer Sci.* **98** (12), 1817-1824.
87) Mitsudomi, T., *et al.*(2006) *Int. J. Clin. Oncol.* **11** (3), 190-198.
88) Amstutz, U., *et al.*(2011) *Pharmacogenomics* **12** (9), 1321-1336.
89) Schwab, M., *et al.*; German 5-F Toxicity Study Group(2008) *J. Clin. Oncol.* **26** (13), 2131-2138.
90) Hamdy, S.I., *et al.*(2002) *Br. J. Clin. Pharmacol.* **53** (6), 596-603.
91) Chung, W.H., *et al.*(2004) *Nature* **428** (6982), 486.
92) Ozeki, T., *et al.*(2011) *Hum. Mol. Genet.* **20** (5), 1034-1041.
93) Kaniwa, N., *et al.*; JSAR research group(2010) *Epilepsia* **51** (12), 2461-2465.
94) Song, J.S., *et al.*(2014) *Ann. Lab. Med.* **34** (5), 372-375.
95) Karnes, J.H., *et al.*(2019) Annu Rev Pharmacol Toxicol, **59**, 463-486.
96) Kaniwa, N., *et al.*; JSAR research group(2008) *Pharmacogenomics* **9** (11), 1617-1622.

第 3 章

薬物動態の変動要因

3-1 概　説

　薬物の体内動態について，患者間で差の生じる原因（変動要因）としては，個々の患者における薬物の消化管吸収性，体内分布，肝における代謝ならびに腎における排泄などの過程における個人差や個体内変動が関係している（表 3-1）．個人差としては，乳幼児や小児における臓器の発達の違いや，加齢に伴う臓器機能の低下，腎疾患や肝疾患による薬物消失能の低下，妊娠によ

表 3-1　各種病態下における生理学的因子の変動

肝障害	肝血流量の低下 薬物代謝酵素活性の低下 血清タンパク質濃度の低下
腎障害	腎血流量の低下 薬物代謝酵素活性の変化 血液中におけるタンパク非結合形分率の上昇（血清タンパク質濃度の低下）
心不全	各臓器血流量の低下 浮腫 薬物代謝酵素活性の低下 α_1-酸性糖タンパク質の血清中濃度上昇
甲状腺機能低下	肝血流量の低下 腎血流量の低下 薬物代謝酵素活性の低下
肥満	腎血流量の上昇 血管外脂肪の増加 血液中における遊離脂肪酸濃度の上昇 α_1-酸性糖タンパク質の血清中濃度上昇 薬物代謝酵素活性の変化（特に CYP3A4，サブタイプによっては上昇）
火傷	心拍出量の低下 浮腫
手術後	血清アルブミン濃度の低下 α_1-酸性糖タンパク質の血清中濃度上昇 血液中における遊離脂肪酸濃度の上昇
炎症	α_1-酸性糖タンパク質の血清中濃度上昇

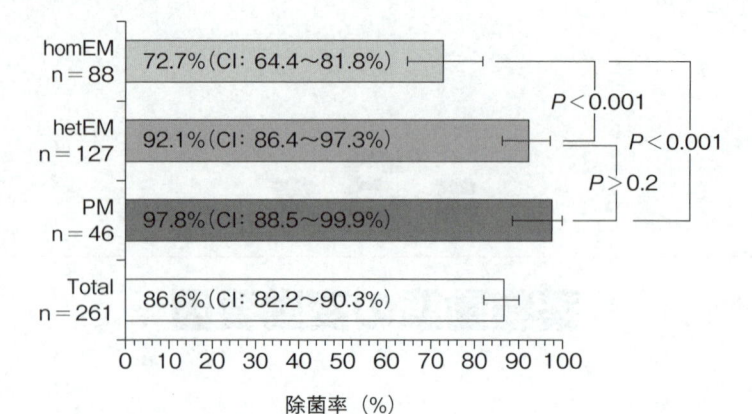

```
homEM     72.7% (CI: 64.4〜81.8%)
n = 88
hetEM     92.1% (CI: 86.4〜97.3%)          P < 0.001
n = 127                                    P < 0.001
PM        97.8% (CI: 88.5〜99.9%)          P > 0.2
n = 46
Total     86.6% (CI: 82.2〜90.3%)
n = 261
          0 10 20 30 40 50 60 70 80 90 100
                    除菌率（%）
```

図3-1　クラリスロマイシン・アモキシシリン・オメプラゾール併用療法における ヘリコバクター・ピロリの除菌成功率とCYP2C19の遺伝子多型との関係[1]
（図3-1は表2-14を図化したものである）

る循環血流量の増大，浮腫や胸水・腹水の貯留による分布容積の変化などが代表的であるが，薬物動態に関与する酵素やトランスポーターの遺伝的な機能変化も問題となる．また，同一患者であっても，併用している薬物や摂取した食物等との相互作用が原因となる場合もある．

　薬物の治療効果や副作用発現頻度は，薬物治療の標的部位や作用発現部位の薬物濃度に依存し，また，そうした薬物の部位濃度を律する血中濃度推移と密接に関係している．したがって，何らかの要因で薬物の体内挙動が変化して薬物濃度推移が変動すると，その影響は治療効果や副作用発現頻度に及び，これらの変化を生じさせる（表3-1）．安全で効果的な薬物療法を実施する際には，病状に応じた適切な薬剤を選択することは無論のこと，患者の体格や生理学的特性を考慮して，個々に最適な投与量と投与方法を用いることが重要であるが，こうした適正な薬物投与計画を立案するにあたっては，さらに，薬物の体内挙動を変動させる因子には何があって，そしてそれらがどのような機序で体内動態を変動させるかについて，十分に理解しておくことが求められる．薬物の体内挙動に大きな影響を与える因子の一つが疾病による患者の生理機能の変化である．

　このように，薬物の体内動態の変動要因はさまざまであり，臨床において薬物の投与設計を行う際には，当該薬物の速度論的パラメータや体内動態の特徴を把握し，患者の背景や状態を考慮することで適切な薬物療法を実践することができる．本章では，薬物相互作用，疾患による薬物動態変動，生理学的因子による薬物動態変動，ならびに生体機能や疾患症状の日周リズムをふまえて投薬タイミングを検討する時間薬理学について，それぞれ概説する．

3-2　薬物相互作用

　日本ではこれまでに，薬物相互作用を原因とする副作用発現により多くの死亡例を生じた事例を経験している．すなわち，**ソリブジン**とフルオロウラシル系抗がん薬との相互作用に基づく強い骨髄抑制による死亡例や，**テルフェナジン**とアゾール系抗真菌薬との相互作用による重篤な心

第 3 章　薬物動態の変動要因　　　　　　　　　　　　　　　　　　65

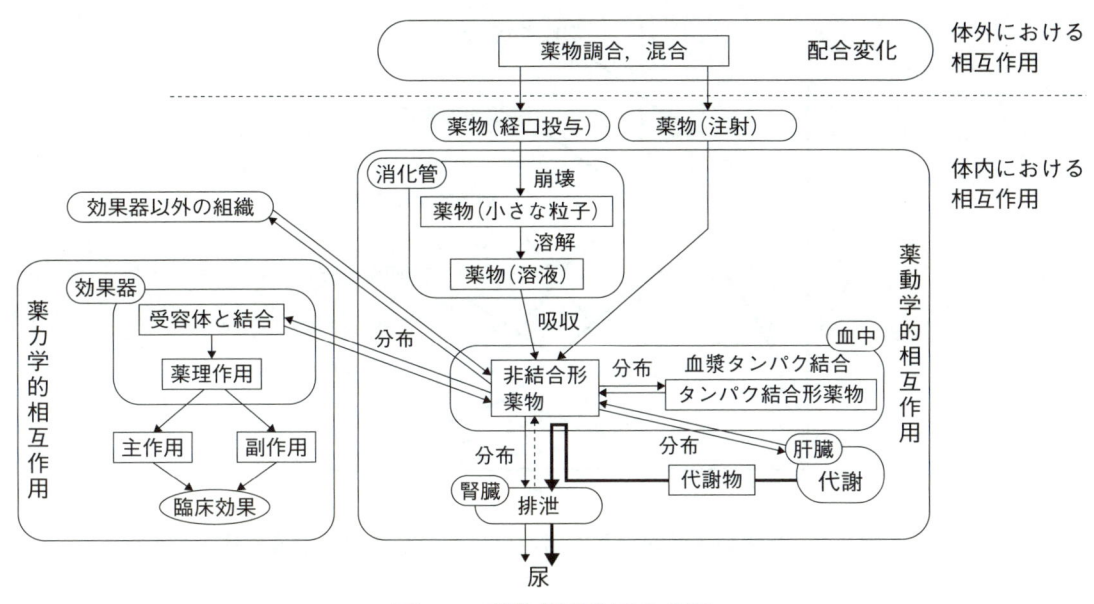

図 3-2　薬物相互作用の分類
（高柳元明，水柿道直監修（2001）よくわかる薬物相互作用，廣川書店より一部改変）

毒性（QT 延長）に基づく死亡例がある．薬剤師は，製薬企業や研究機関等から発信される薬物相互作用の原因と，各薬物の薬理学的・薬剤学的特性の情報をよく知ることで，適正な薬物療法を実施していくためのリスクマネージャーとしての役割を果たすことが求められる．

　薬物相互作用は，大きく分けて 3 つに分類できる．1 つは，散剤や注射剤の調剤において，特定の薬剤を混合した際に物理・化学的反応によって薬剤が変化（湿潤，変色，析出など）する，いわゆる**配合変化**である．2 つ目は**薬物動態 pharmacokinetics**（PK）に変化をもたらすことによって生じる相互作用，3 つ目は**薬力学 pharmacodynamics**（PD）に薬の作用に変化をもたらす相互作用である．図 3-2 に示したように，それぞれの相互作用は患者の体外ならびに体内で生じる可能性があるが，物理薬剤学・生物薬剤学を学んでいれば十分に理解することは可能であろう．日本においては，2018 年 7 月に厚生労働省から「医薬品開発と適正な情報提供のための薬物相互作用ガイドライン」（https://www.mhlw.go.jp/web/t_doc?dataId=00tc3525&dataType=1&pageNo=1），2019 年 11 月には日本医療薬学会から「医療現場における薬物相互作用へのかかわり方ガイド」（https://www.jsphcs.jp/file/asc1.pdf）が公表されている．物理・化学的反応による相互作用については，物理薬剤学あるいは調剤学等の実務関連教科の教科書を参照してほしい．本項では，PK パラメータの変動する相互作用と，PD が変動する相互作用について述べる．

3-2-1　PK における薬物相互作用

　薬物の体内動態は，吸収，分布，代謝，排泄の過程よりなり，それぞれの過程において薬物の相互作用が知られている．相互作用が生じることで，一般に血中濃度の上昇もしくは低下が起こり，それによって薬理作用や副作用の増強あるいはそれらの減弱が引き起こされる（図 3-3）．

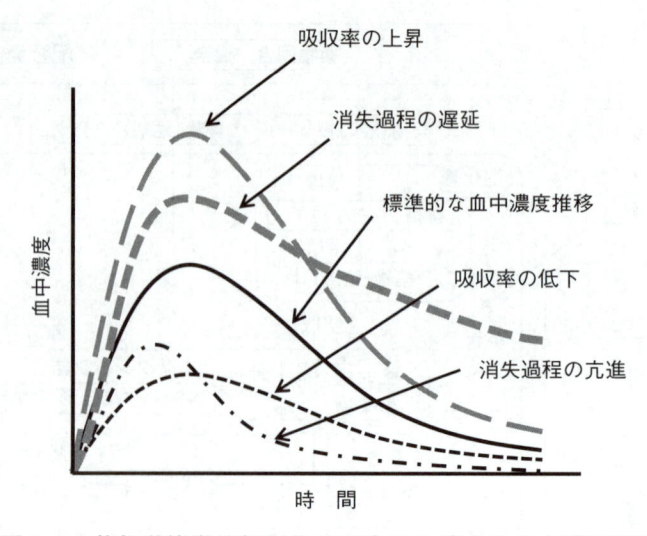

図 3-3 薬物動態学的相互作用が生じた場合の血中濃度推移

ここでは，各過程における相互作用について，そのメカニズムともに臨床における重要性についても解説する．

A 吸収における相互作用

薬物は経口投与された後に，通常，胃内で崩壊・溶解し，次いで小腸で吸収されて全身循環をへて各臓器へと移行する．この吸収段階における相互作用としては，以下の相互作用がある．

1）複合体（キレート）形成や難溶解性の塩の生成による吸収抑制

アルミニウムやマグネシウムなどの**金属カチオン**を含有する薬物と，**ニューキノロン系抗菌薬**や**テトラサイクリン系抗生物質**を同時に服用すると，消化管内で複合体（**キレート**）が形成され，これら薬物の消化管吸収性が低下する（図3-4）．また，セフェム系抗生物質である**セフジニル**は，鉄剤と同時に服用すると難溶性のキレートを形成して吸収性が1/10以下まで低下する[2]．

骨粗しょう症治療薬として用いられる**ビスホスホネート**系薬物（エチドロン酸，リセドロン酸等）は，カルシウム，マグネシウム，鉄，アルミニウムなどを含有する製剤と同時に服用すると，分子内のリン酸と金属イオンが結合して不溶性の塩を形成する．ビスホスホネート系薬物はもともと吸収性が悪いが，不溶性塩を形成するとさらに吸収率が低下してほとんど有効性がなくなるため，これらの金属イオンを含有する製剤，牛乳，カルシウムイオンを多く含む外国製のミネラルウォーター（硬水）との併用も避ける（3-2-3 食物との相互作用の項を参照）．

複合体を形成する薬物相互作用を回避するためには，**同時服用を避ける**のがよい．添付文書等には，抗生物質・抗菌薬を服用してから数時間後（**テトラサイクリン**[3]では2〜4時間，**シプロフロキサシン**[4]では2時間以上，**セフジニル**[5]では2時間）に金属カチオン含有製剤を服用するとされている．しかし，実際の臨床では**患者のアドヒアランスの低下を招く**ケースもあり，可能であれば制酸薬等の変更，もしくは複合体を形成しない他の抗生物質・抗菌薬への変更が現実的である．一方，ビスホスホネート系薬物の場合には，起床してすぐに服用し，その後30分以上

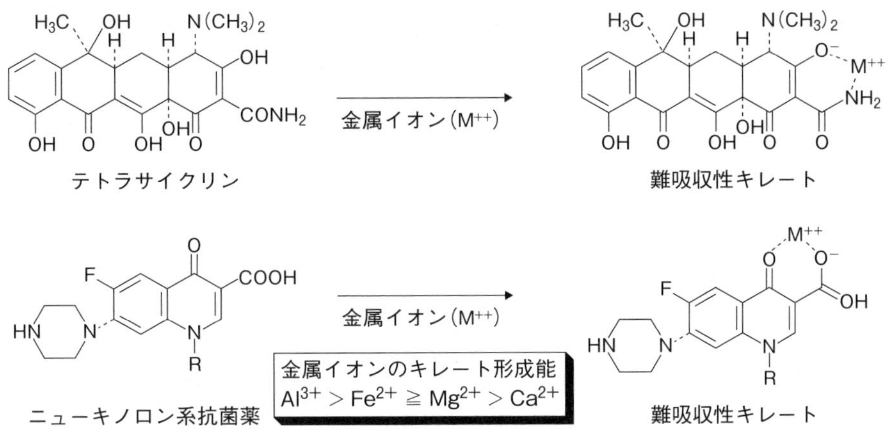

図3-4　テトラサイクリン系抗生物質やニューキノロン系抗菌薬と金属カチオンとの相互作用

(高柳元明, 水柿道直監修 (2001) よくわかる薬物相互作用, 廣川書店より一部改変)

の間隔を空けて食事をするよう指示がある.

2) 結合（吸着）に基づく吸収抑制

コレスチラミンや**コレスチミド**は**陰イオン交換樹脂**であり（図3-5），経口投与することにより消化管内の胆汁酸と結合してその吸収を低下させ，胆汁酸からのコレステロール合成を抑えることにより高コレステロール血症を改善する．本剤は，胆汁酸のみならず，カルボキシル基や硫酸基を有する陰イオン性薬物とも結合するため，同時服用により**フルバスタチン**や**ワルファリン**，**レボチロキシン**等の酸性薬物や，**ジゴキシン**の消化管吸収性を低下させる．また，**コレスチラミン**は関節リウマチ治療薬である**レフルノミド**の活性代謝物であるA771726（レフルノミドのイソキサゾール環が開裂したもの）を吸着する．したがって，**レフルノミド**の過量（中毒）患者に投与することで，胆汁中に排泄されたA771726を吸着させ糞便中へと排泄させて中毒症状を軽減することができる．

ポリスチレンスルホン酸のカルシウム塩やナトリウム塩は**陽イオン交換樹脂**であり（図3-5），経口投与もしくは直腸内投与により消化管内のカリウムイオンと置換・結合することで高カリウム血症患者の血清カリウム値を低下させる．本剤は，カルシウムやマグネシウム，アルミニウムを含有する制酸薬や緩下薬と併用すると，これらの金属カチオンと結合するため，十分にカリウムイオンと結合することができなくなり，薬効の低下を引き起こすことがある．また，**レボチロキシン**等の甲状腺ホルモン剤を吸着すると考えられており，甲状腺ホルモン剤の作用を減弱することがある．

腎不全患者における尿毒症物質を吸着する経口**球形吸着炭**（薬用活性炭）は，消化管内でさまざまな物質を吸着してそのまま糞中へと排泄する薬物である．したがって，どのような薬物でも吸着してしまうおそれがあるため，他の薬物との同時服用は避けることが望ましい．

イオン交換樹脂ならびに球形吸着炭と，他の薬物との相互作用を回避するためには，複合体形成する薬物相互作用と同じように，あらかじめ他の薬物を服用して十分に吸収された後にイオン

図3-5 陰イオン交換樹脂ならびに陽イオン交換樹脂製剤の構造式
(添付文書より)

交換樹脂あるいは球形吸着炭を服用するのがよい．

3）消化管内pHの変化に基づく吸収性の変動

　経口投与された薬物のほとんどは，小腸において吸収される．小腸管腔内のpHは弱酸性であるが，通常，胃に近い小腸上部はpHが低く，小腸下部に移るに従って徐々に中性に近づく．したがって，pK_aが3～6程度の弱酸性薬物の場合，胃内pHの変化に伴う小腸内のpHの変動により，薬物の分子形/イオン形分率が変化する．一方，弱塩基性薬物の場合，消化管内が強酸性状態であっても弱酸性状態であっても，ほとんどがイオン型を呈する．一般に，受動拡散により小腸から吸収される低分子の薬物は，分子形を呈する割合（**分子形分率**）が大きいほど吸収性は良い．すなわち，胃内pHが何らかの影響で強酸性状態から弱酸性状態に変化すると，pK_aの小さな酸性薬物はイオン形を呈する割合が増加し（図3-6），吸収性が低下することとなる．したがって，胃内pHを変化させる薬物（表3-2），すなわち制酸薬やH_2受容体拮抗薬，プロトンポンプ阻害薬を投与されている患者では，胃内pHの上昇に伴い小腸上部のpHが上昇し，pK_aの比較的低い弱酸性薬物の分子形分率が減少して吸収性が低下するおそれがある．

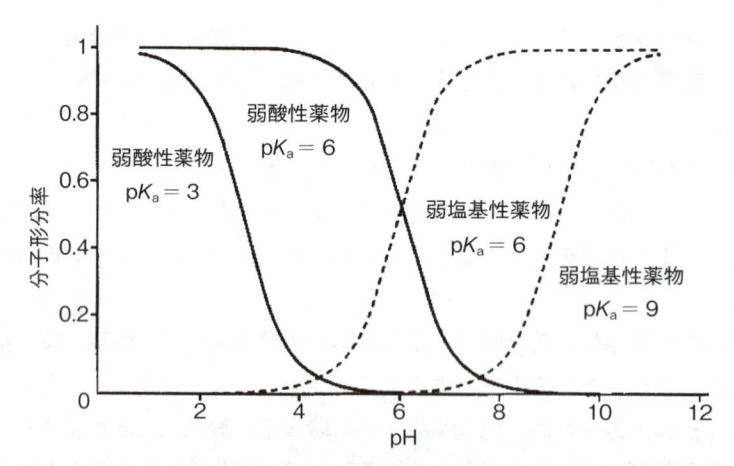

図3-6　pK_a値の異なる薬物の分子形分率と溶液のpHの関係
（岩川精吾，他編（2009）臨床への薬物動態学，廣川書店を一部改変）

表3-2 胃内pHを上昇させる薬物とそれによる影響

胃内pHを上昇させる薬物	胃内pHが上昇した際の問題
制酸薬（酸化マグネシウム，水酸化アルミニウム，炭酸水素ナトリウムなど）	・弱酸性薬物：胃内および小腸内pHの上昇により，薬物の分子形分率が減少して吸収性が低下するおそれがある．
H_2受容体拮抗薬（シメチジン，ラニチジン，ファモチジンなど）	・難水溶性の塩基性薬物：胃内pHの上昇により，胃内での溶解性が著しく低下して吸収率が低下する．
プロトンポンプ阻害薬（オメプラゾール，ランソプラゾールなど）	・腸溶性コーティング製剤：胃内pHの上昇により胃内で崩壊・溶解するおそれがある．

また，胃内pHの低下は，難水溶性の塩基性薬物の溶解度を低下させることがある．難水溶性の塩基性薬物である**イトラコナゾール**や**ゲフィチニブ**は，胃内が強酸性であればほとんどがイオン形として存在することができるため，胃内で溶解することができる．胃内で溶解しなかったこれらの薬物は，さらにpHの高い小腸へ移行しても溶解しにくいため，結果として経口投与された薬物のほとんどが溶解せず，吸収率が低下することとなる．

胃内pHの上昇は，腸溶性コーティングを施された医薬品の溶解性にも影響を与える．**ヒプロメロースフタル酸エステル**などの**腸溶性コーティング剤**は，添加剤の種類にもよるが一般的にpH 5 ないし5.5 以上において水に溶解する性質を有している．したがって，胃内pHを上昇させる薬物と腸溶性製剤を併用すると，腸溶性製剤が胃内で溶出するおそれがある．

これら胃内pHを低下させる薬物と相互作用のある薬物を併用する場合には，**酸化マグネシウム**などの制酸薬による胃内pHの上昇効果は比較的短時間で失われるため服薬時間をずらすなどの対応もとれなくはないが，H_2受容体拮抗薬やプロトンポンプ阻害薬の胃内pHの上昇効果は長時間持続するため，通常は胃内pHを変動させない胃粘膜保護剤等に変更するのがよい．

4）消化管運動の変化に基づく吸収性の変動

経口摂取された食物は，胃や小腸が運動することによって徐々に大腸へと送られている．この消化管運動を変化させる薬物を投与した際には，併用した薬物の消化管吸収性を変動させることがある．胃から食物等が小腸へと送られる速度を**胃内容排出速度** gastric empting rate（GER）と呼び，一部の薬物ではGERの亢進あるいは遅延を引き起こすことが知られている（表3-3）．受動拡散により吸収される一般的な薬物の場合，GERの亢進により吸収速度が速まるが，総吸収量（吸収率）はほとんど変わらない．逆に，GERが遅延すると吸収速度は低下する（吸収率は変わらない）．一方，十二指腸や小腸上部で輸送担体（トランスポーター）により吸収される**リボフラビン**（ビタミンB_2）は，十二指腸を通過する時間がゆっくりであるほど良好な吸収を示す．したがって，**メトクロプラミド**等の消化管運動を亢進する薬物と併用すると，**リボフラビン**の吸収率が低下する．

5）その他の要因に基づく吸収性の変動

一部の薬物は，小腸上皮細胞に存在するトランスポーターに認識され，積極的に吸収あるいは消化管腔内へ分泌されることが知られている．アミノ酸やジペプチド，核酸などの消化管吸収を

表3-3 消化管運動を変化させる主な薬物

分類			主な薬物	消化管に及ぼす影響
消化管運動を亢進する薬物	消化管運動機能改善薬	抗ドパミン性	メトクロプラミド，ドンペリドン	・胃内容排出速度亢進 ・十二指腸滞留時間短縮 ・消化管液分泌亢進
		コリン作動性	モサプリド	
	コリンエステラーゼ阻害薬		ジスチグミン，ドネペジル	
消化管運動を抑制する薬物	抗コリン薬（鎮けい薬）		アトロピン，ブチルスコポラミン，プロパンテリン，ロートエキス	・胃内容排出速度遅延 ・十二指腸滞留時間延長 ・消化管液分泌抑制
	抗コリン作用を有する薬物		抗ヒスタミン薬，三環系抗うつ薬，フェノチアジン系薬，ジソピラミド	
	麻薬性鎮痛薬		モルヒネ，オキシコドンなど	

(岩川精吾，他編（2009）臨床への薬物動態学，廣川書店を一部改変)

担うトランスポーターは小腸上皮細胞に存在し，これらトランスポーターに認識される薬物がある．アミノ酸トランスポーターには**ガバペンチンやバクロフェン**，**ジペプチドトランスポーター（PEPT 1）**には**セフチブテン**等の一部のセフェム系抗生物質や**バラシクロビル**，核酸トランスポーターには**6-メルカプトプリン**などが認識されることが知られている．したがって，添付文書等にはほとんど記載がないものの，小腸においてこれらトランスポーターの共通の基質薬物同士あるいは食物中の栄養素との競合的な相互作用に注意する必要がある．

一方，薬物を小腸管腔内へ分泌する代表的なトランスポーターである**P糖タンパク質（Pgp）**を介した相互作用については，添付文書等で数多く指摘されている．例えば，ジゴキシンはPgpの基質であるため小腸からの吸収が抑制され，また腎尿細管では分泌が亢進される．このとき，Pgpの基質あるいは阻害作用を有する薬物（**ベラパミル，アトルバスタチン，シクロスポリン**等）を併用すると，血中濃度の上昇を引き起こす．逆に，Pgpを誘導することが知られている**リファンピシン**を併用することにより，消化管からの吸収低下と腎尿細管分泌の促進が相まって血中濃度が低下する（薬物代謝，排泄過程の項を参照）．

B 分布における相互作用

一般に，患者に投与された薬物は血液を介して全身の各組織へと分布する．一部の薬物は，血液中において血清タンパク質であるアルブミンやα_1-**酸性糖タンパク質**と強く結合する．タンパク結合した薬物は生体膜を透過できなくなるため，結果的に各臓器への移行性は低下し，また腎糸球体からのろ過も抑制される．したがって，体内分布における薬物相互作用はタンパク結合の置換反応が重要となる．

薬物によるタンパク結合の阻害が生じた場合には，代謝や排泄速度も上昇するが，遊離形濃度が増加するために薬理作用の増強へとつながると考えられる．すなわち，図3-7左に示したように，血清タンパク質と結合していない遊離形の薬物A（●）は，血管壁を通過して組織へと移行することができるが，タンパク質と結合している薬物は組織へと移行することができない．ここで，この薬物のタンパク結合を置換する薬物B（○）が血中に共存した場合，タンパク質と結

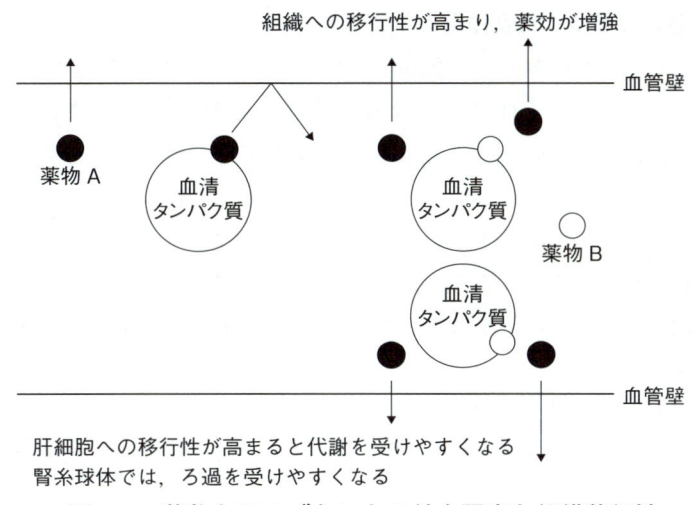

図 3-7　薬物とアルブミンとの結合阻害と組織移行性

合していた薬物 A は遊離形となり組織へ移行しやすくなり，その結果，薬効が増強することが想像できる．しかしながら，遊離形の薬物は組織への移行性が高まり，また腎糸球体からのろ過も亢進する．

C　薬物代謝における相互作用

PK における薬物相互作用の原因として特に重要なものは，薬物代謝における相互作用である．代謝が関わる薬物の消失過程は，第 I 相反応として酸化・還元・加水分解などの酵素反応を受け，ほとんどの薬物分子の極性が上がり水溶性が増す．代謝を受けやすい多くの薬物は，第 I 相反応により水溶性が増すことで腎臓から排泄されるが，一部の薬物はさらに抱合を受ける（第 II 相反応）．主な代謝・抱合酵素については表 3-4 にまとめた．このように，薬物の代謝を担う酵素にはさまざまなものがあるが，臨床において相互作用に注意しなければならない代謝酵素として**チトクローム P 450（CYP）**が重要である．

表 3-4　薬物代謝に関わる主な酵素

	反応	主な酵素
第 I 相反応	酸化	チトクローム P 450（CYP） フラビン含有モノオキシゲナーゼ（FMO） アルコール脱水素酵素（ADH） アルデヒド脱水素酵素（ALDH） モノアミン酸化酵素（MAO）
	還元	NADPH-チトクローム P 450 還元酵素 キノン酸化還元酵素
	加水分解	エステラーゼ
第 II 相反応	抱合	UDP-グルクロニル転移酵素（UGT） 硫酸転移酵素（ST） グルタチオン S 転移酵素（GST） N-アセチル転移酵素 2（NAT 2）

1）CYP 分子種の阻害に基づく相互作用

　薬物代謝に関わる CYP 分子種は数多くあり，また薬物によっては特定の CYP 分子種で代謝されるものや，複数の CYP 分子種により代謝を受けるものもある．CYP 分子種の中でも，CYP3A はヒト肝細胞中の存在率が 30％ と最も多く（図 3-8），抗がん薬をはじめとして多くの医薬品の代謝に関与している[6]．また，CYP2C では 2C9 と 2C19，ならびに 2C8 が薬物相互作用において重要である．2C8 の基質としては**パクリタキセル**が，2C9 の基質としては**ジクロフェナクやイブプロフェン等の非ステロイド性抗炎症薬**，**フェニトイン**，ならびに活性の強い光学異性体である S-**ワルファリン**が挙げられる．また，2C19 の基質としては**ジアゼパム**，**オメプラゾール**，**ランソプラゾール**などがある．CYP1A2 の基質としては**テオフィリン**や**イミプラミン**，**チザニジン**などがあり，2E1 は**エタノール**の代謝に関与している．CYP2D6 の発現量は少ないが，**イミプラミン**，**タモキシフェン**，**フルボキサミン**，**ハロペリドール**，**プロプラノロール**などの代謝に関与している．

　特定の CYP 分子種に認識される薬物同士を併用した場合には，薬物の CYP に対する親和性の違いと肝細胞内における濃度の違いによって，いずれか一方（あるいは両方）の薬物代謝が阻害されて血中濃度の上昇が認められる（競合的阻害）．また，キニジンのように CYP3A4 の基質であるが CYP2D6 を阻害するような薬物もある．一方，**エリスロマイシン**は CYP3A4 によってニトロソ体に代謝され，これがヘム鉄と共有結合することにより CYP3A4 を阻害する（不可逆的阻害）．このような阻害形式の場合には，競合的阻害と異なり長時間の阻害作用が認められるため，臨床上大きな問題となる．また，**シメチジン**や**イトラコナゾール**のようなアゾール系抗真菌薬は，CYP のヘム鉄に配位結合するため，多くの CYP 分子種を阻害する（非特異的阻害）．阻害様式はさまざまであるが，臨床上は基質となる薬物の代謝が阻害されるため，消失が遅延して血中濃度が上昇し，副作用が現れやすくなるので注意が必要である（表 2-1 参照）．

　CYP 分子種が阻害されることにより薬物の消失（肝代謝）が遅延して，薬物の血中濃度や AUC は上昇し，半減期は延長する．表 3-5 に**イトラコナゾール**との併用禁忌とされている薬物をヒトに併用した際の相互作用について示したが，主に CYP による代謝によって消失する薬物の場合，著しい血中濃度の上昇が認められている．CYP 分子種の阻害に基づく薬物相互作用例

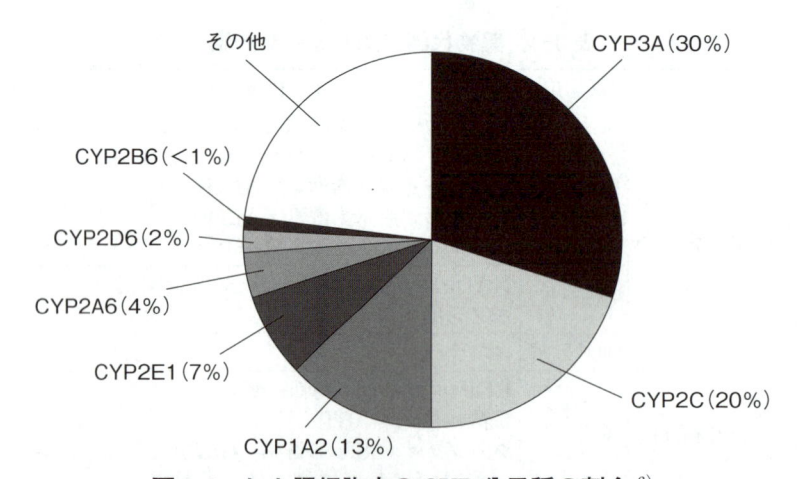

図 3-8　ヒト肝細胞中の CYP 分子種の割合[6]

表 3-5　イトラコナゾールのインタビューフォームに掲載されている薬物相互作用例（併用禁忌）

阻害される薬物	相互作用の程度	引用文献
キニジン	外国人健康成人 9 例を 2 群に分け，イトラコナゾール（200 mg/日）またはプラセボを 1 日 1 回，4 日間投与し，4 日目に硫酸キニジン（100 mg）の単回経口投与を行った．イトラコナゾール投与群においてキニジンの C_{max} および AUC は平均して 1.6 倍と 2.4 倍に上昇し，半減期は 1.6 倍に延長し，腎クリアランスは 50%低下した．	Kaukonen, K. M., et al.: Clin. Pharmacol. Ther., 62 : 510, 1997
トリアゾラム	外国人健康成人 9 例において，イトラコナゾール（200 mg）とトリアゾラム（0.25 mg）を併用した場合，トリアゾラムの AUC は約 27 倍，C_{max} は約 3 倍に上昇し，半減期は約 7 倍に延長した．	Varhe, A., et al.: Clin. Pharmacol. Ther., 56 : 601, 1994
シンバスタチン	外国人健康成人 10 例において，イトラコナゾール（200 mg/日）またはプラセボを 4 日間経口投与し，4 日目にシンバスタチン（40 mg）を経口投与した．その結果，イトラコナゾールとの併用により，シンバスタチンの C_{max} および $AUC_{0\sim\infty}$ は 10 倍以上上昇した．また，総シンバスタチン酸の C_{max} および $AUC_{0\sim\infty}$ は各々 17 倍，19 倍上昇した．	Neuvonen, P. J., et al.: Clin. Pharmacol. Ther., 63 : 332, 1998

（イトリゾールカプセル 50（ヤンセンファーマ）のインタビューフォームより）

は数多く報告されており，また医薬品添付文書にも「併用禁忌」あるいは「併用注意」として記載されている．血中濃度の上昇の程度については，基質薬物と阻害薬物の CYP に対する親和性が複雑に関連しており，また副作用発現の有無についてもさまざまである．したがって薬剤師は，CYP を強く阻害する薬物が処方された場合には，当該添付文書を確認し，ときには原著論文を検索して被験者の背景等も十分に吟味する必要がある．また，併用禁忌であれば基質薬物と阻害薬物の併用はできないが，その場合は CYP による代謝を受けにくい薬物あるいは CYP を阻害しない薬物等を代替薬として提案できるよう，医薬品情報を活用すべきである．

2）CYP 分子種の誘導に基づく相互作用

一方，CYP 分子種の含量を増加させる「酵素誘導」と呼ばれる現象を引き起こす薬物の存在も知られている（表 2-1 参照）．CYP が誘導されることにより薬物の代謝は亢進し，血中濃度や AUC の低下，半減期の短縮が認められ（表 3-6），その結果として十分な薬効を得ることができなくなる．

酵素誘導する薬物には，**リファンピシン**や**フェニトイン**，**カルバマゼピン**等，結核治療やてんかん治療において繁用される薬物が含まれており，これら薬物を中止することが困難な場合には CYP により代謝されにくい代替薬を提案すべきである．また，酵素誘導は酵素阻害と異なり，リファンピシン等の誘導する薬物の投与を中止しても，通常の酵素量まで低下するのに時間を要するため注意が必要である．

3）CYP 以外の代謝酵素が関与する相互作用

1993 年に発生した，いわゆるソリブジン事件は，抗ウイルス薬であるソリブジンと，抗悪性腫瘍薬である**フルオロウラシル（5-FU）**の相互作用によるものである．ソリブジンは消化管内

表3-6 リファンピシンのインタビューフォームに掲載されている薬物相互作用例（併用禁忌）

影響を受ける薬物	相互作用の程度
HIV感染症治療薬（インジナビル，サキナビル，ネルフィナビル，ホスアンプレナビル，アタザナビル）	リファンピシンのCYP3A4誘導作用により，これらの薬剤または活性代謝物の代謝を促進し，血中濃度を1/5以下に低下させると考えられている．
リルピビリン	リルピビリン塩酸塩の代謝を促進し，C_{min}，C_{max}およびAUC_{24}をそれぞれ89%，69%および80%低下させると考えられている．
エルビテグラビル，コビシスタット，テノホビルを含有する製剤	エルビテグラビル，コビシスタット，テノホビルの代謝を促進し，血中濃度を低下させると考えられている．また，リファンピシンのP糖タンパク誘導作用によるものと考えられている．
ボリコナゾール	ボリコナゾールのC_{max}およびAUCをそれぞれ93%および96%低下させると考えられている．
プラジカンテル	プラジカンテルの代謝を促進し，血中濃度を約100%低下させると考えられている．
タダラフィル	リファンピシン（600 mg/日）の併用で，タダラフィル（10 mg）のC_{max}およびAUCをそれぞれ46%および88%低下させると考えられている．
テラプレビル	リファンピシンのCYP3A4誘導作用により，テラプレビルの代謝を促進し，AUCを92%低下させると考えられている．
シメプレビルナトリウム	シメプレビルナトリウムの代謝を促進し，C_{min}およびAUCをそれぞれ92%および48%低下させると考えられている．

（リファジンカプセル150 mg（第一三共）のインタビューフォーム2019年2月改訂（第15版）より）

で腸内細菌によりブロモビニルウラシル（BVU）に代謝され，強力な**ジヒドロピリミジンデヒドロゲナーゼ（DPD）**の阻害剤となる（図3-9）．DPDは5-FUを毒性の低いジヒドロ5-FUに変換する酵素であるが，これがBVUによって阻害されるため，**テガフール**等の5-FU製剤とソリブジンを併用した場合には5-FUによる骨髄抑制が強く発現し，白血球減少症等により15名の患者が死亡するに至った．現在，ソリブジンは発売されていないものの，核酸系薬物の代謝を阻害することによる相互作用はいくつか知られている（表3-7）．

テガフール・ギメラシル・オテラシルカリウム配合剤（S-1) は，薬物相互作用を活用した抗悪性腫瘍薬である．**テガフール**は体内で5-FUに変換されて抗悪性腫瘍効果を示すが，**ギメラシル**は5-FUを分解するDPDを阻害することで，その効果を持続させる．また，**オテラシル**は消化管内における5-FUのリン酸化を阻害することで，消化管障害を軽減させる．したがって，先のソリブジンと同様に，S-1製剤を投与する際にはフッ化ピリミジン系の抗悪性腫瘍薬は併用禁忌となる．また，S-1製剤を使用していた患者に，新たに**カペシタビン**のようなフッ化ピリミジン系の抗悪性腫瘍薬やフッ化ピリミジン系の抗真菌薬である**フルシトシン**を投与する場合には，ギメラシルを十分に体内から消失させなければ相互作用が生じるおそれがあり，S-1製剤を休薬してから7日以上の間隔を空ける．

UGT1A1のような**グルクロン酸転移酵素**が関与する相互作用については，これまではほとんど注意されてこなかったが，近年，表3-8に示したように，併用注意となる例が増加している．なお，併用注意ではないが，新規糖尿病治療薬である**SGLT2阻害薬**のうち，イプラグリフロジンはUGT2B7により，ダパグリフロジンはUGT1A9により，エンパグリフロジンはUGT2B7，

第3章 薬物動態の変動要因

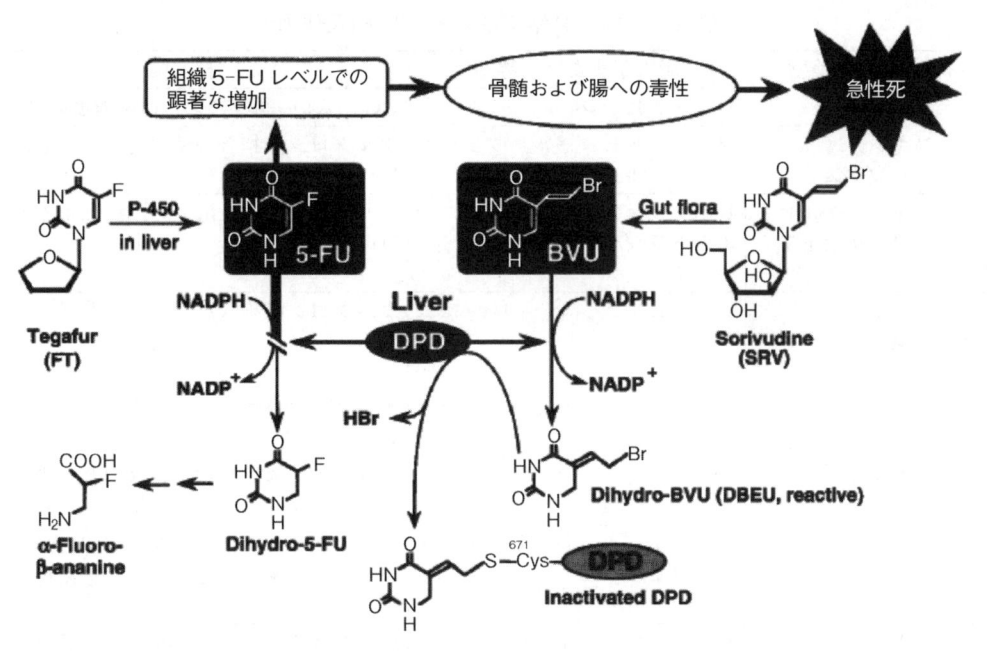

図3-9 ソリブジンと5-FU（テガフール）の相互作用
BVU：ブロモビニルウラシル
DPD：ジヒドロピリミジンデヒドロゲナーゼ
（渡部烈ほか（2002）*YAKUGAKU ZASSHI* 122（8），527-535を改変）

表3-7 核酸系薬物による相互作用例

影響を受ける薬物	影響を与える薬物	機序
フッ化ピリミジン系抗悪性腫瘍薬（5-FU，テガフール，ドキシフルリジン，カペシタビン）フッ化ピリミジン系抗真菌薬（フルシトシン）	テガフール・ギメラシル・オテラシルカリウム配合剤	ギメラシルがこれら薬物の異化代謝を阻害し（DPD阻害），フルオロウラシルの血中濃度が著しく上昇する．
トリフルリジン・チピラシル配合剤	フッ化ピリミジン系抗悪性腫瘍薬（5-FU，テガフール，ドキシフルリジン，カペシタビン）フッ化ピリミジン系抗真菌薬（フルシトシン）	チミジル酸合成酵素阻害作用を有するフッ化ピリミジン系抗悪性腫瘍薬等の併用により，トリフルリジン（FTD）のDNA取込みが増加する可能性がある．
フッ化ピリミジン系抗悪性腫瘍薬（5-FU，テガフール，ドキシフルリジン，カペシタビン）フッ化ピリミジン系抗真菌薬（フルシトシン）	トリフルリジン・チピラシル配合剤	チピラシル塩酸塩がチミジンホスホリラーゼを阻害することにより，これら薬物の代謝に影響を及ぼす可能性がある（5-FUの腫瘍組織での産生抑制）．
6-メルカプトプリンアザチオプリン	アロプリノールフェブキソスタットトピロキソスタット	キサンチンオキシダーゼを阻害することにより，6-メルカプトプリンの血中濃度が上昇するおそれがある．

（各社インタビューフォームより）

表 3-8 抱合酵素に関わる薬物相互作用例

影響を受ける薬物	阻害薬または誘導薬	機　序
ラルテグラビル	リファンピシン	UGT1A1 の誘導による血中濃度の低下
ラモトリギン デフェラシロクス	フェノバルビタール，フェニトイン，カルバマゼピン	グルクロン酸抱合酵素の誘導による血中濃度の低下
ラモトリギン，モルヒネ，サリチル酸，アセトアミノフェン	レボノルゲストレル・エチニルエストラジオール配合剤	グルクロン酸抱合酵素の誘導による血中濃度の低下
ラモトリギン バルプロ酸ナトリウム ジドブジン	リトナビル	グルクロン酸抱合を促進すると考えられている
バルプロ酸	パニペネム・ベタミプロン	グルクロン酸抱合代謝を亢進させると考えられている．
ジドブジン	モルヒネ	ジドブジンのグルクロン酸抱合を競合的に阻害し，クリアランスを低下させる．
イリノテカン	アタザナビル，レゴラフェニブ，ソラフェニブ	イリノテカンの活性代謝物（SN-38）のグルクロン酸抱合が遅延すると考えられている．
ラモトリギン	バルプロ酸，カルバマゼピン	肝におけるグルクロン酸抱合が競合する．
アスピリン	ミチグリニド	血中タンパク質との結合抑制および抱合代謝阻害により作用が増強（ミチグリニドは UGT1A9 および 1A3 で抱合される）

（各社添付文書より）

UGT1A3，UGT1A8 および UGT1A9 によりグルクロン酸抱合を受けることが知られている．

D 排泄における相互作用

1) 腎臓におけるトランスポーターを介さない薬物相互作用

　腎臓における薬物の排泄には，糸球体におけるろ過，尿細管における分泌ならびに再吸収が関わっている．糸球体ろ過は，糸球体内圧の上昇による物理的なろ過であるため，薬物相互作用は生じにくい．直接的な薬物相互作用ではないが，アルブミン等の血清タンパク質に対する薬物の結合を競合的に阻害することにより，遊離形薬物濃度が上昇し，結果として糸球体ろ過が促進される場合がある．また，腎血流量を増大あるいは減少させる薬物と併用することにより，糸球体ろ過速度が変化することも考えられる．しかしながら，これらの相互作用は臨床的にはほとんど問題がないとされている．

　また，尿細管分泌においては，腎尿細管上皮細胞内の薬物濃度と原尿中の薬物濃度の違いから受動拡散により尿細管内に薬物が放出（分泌）されることは理論的には考えられるが，一般にはそのような現象は生じにくいため，やはり直接的な薬物相互作用は起こりにくい．

　一方，尿細管からの再吸収については，原尿中の薬物濃度の方が尿細管上皮細胞内の薬物濃度よりも高いため，薬物の脂溶性に依存した受動拡散による再吸収が起こる．この現象は，トランスポーターを介さない薬物の消化管吸収機構と同じであるため，イオン型薬物の場合，原尿のpH の変動により再吸収される割合が変化する．すなわち，塩基性薬物である**メキシレチン**は，

表 3-9 尿の pH を変化させる薬物

	薬物名	臨床的影響
酸性側にシフトさせる	塩化アンモニウム	酸性薬物の排泄遅延 塩基性薬物の排泄促進 メキシレチンのクリアランス増加 ヘキサミンの作用減弱（併用禁忌）
アルカリ性側にシフトさせる	炭酸水素ナトリウム クエン酸ナトリウム等のクエン酸塩 水酸化アルミニウム スクラルファート 乳酸ナトリウム アセタゾラミド	酸性薬物の排泄促進 塩基性薬物の排泄遅延 サリチル酸中毒時の排泄促進 メキシレチンのクリアランス低下

炭酸水素ナトリウムのような尿の pH をアルカリ性側にシフトさせる薬物と併用することにより、尿中での分子形分率が増加し、受動拡散による再吸収が亢進するため尿中排泄が遅延する（表 3-9）. 一方, 塩化アンモニウム等の尿の pH を酸性側にシフトさせる薬物と併用することにより、尿中の分子形分率は減少し、尿中排泄が亢進する. 逆に、酸性薬物であるサリチル酸（**アスピリン**の活性代謝物）は、尿 pH がアルカリ性側にシフトすると分子形分率が低下して再吸収が抑制され、尿 pH が酸性側にシフトすると分子形分率が増加して再吸収が促進される. これらの現象は、薬物の過量投与において早急に体内から薬物を消失させたい場合、イオン型薬物と尿 pH の特性を知ることで対処することが可能となる.

2）腎臓におけるトランスポーターを介した薬物相互作用

腎臓においては、尿細管における分泌ならびに再吸収にトランスポーターが大きく関与してい

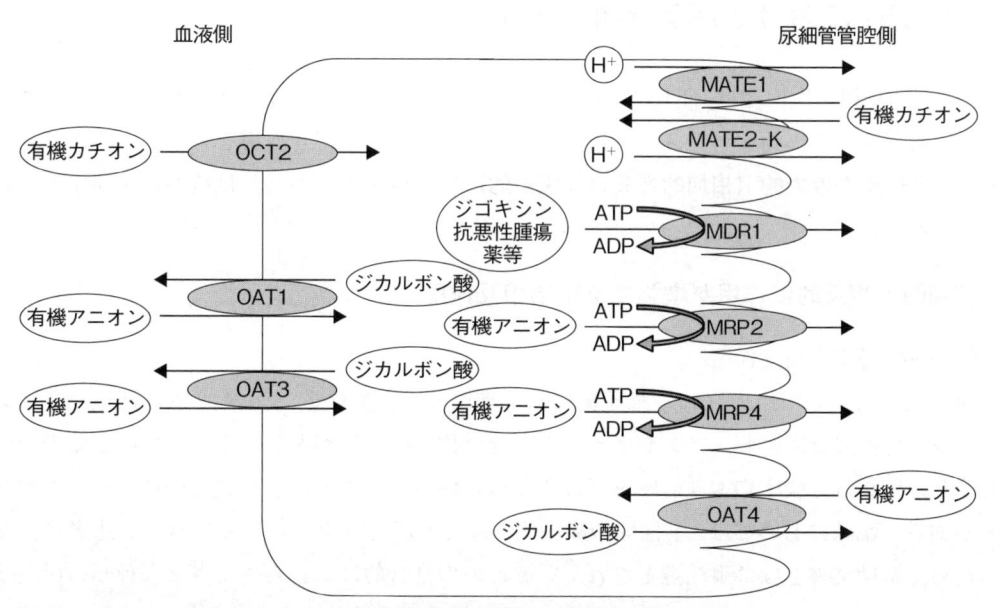

図 3-10 腎臓に発現する薬物相互作用に関連する主なトランスポーター
（本橋秀之, 薬剤学, 71 (4), 228-232 (2011) を一部改変）

る．図3-10に，腎尿細管上皮細胞において，分泌や再吸収に関わる主なトランスポーターについてまとめた．一般に，水溶性の高い薬物は分子内にカルボキシル基あるいは硫酸基などの酸性の官能基，あるいはアミノ基等の塩基性の官能基を有しており，それぞれ有機アニオンあるいは有機カチオンとして存在していることが多い．また，脂溶性の高い薬物は，肝臓において代謝・抱合を受け，やはり有機アニオンあるいは有機カチオンに変換されることが多い．その結果，一部の薬物とその代謝物（抱合体）は，腎臓の血管側に存在する**有機アニオン輸送系（OAT）**あるいは**有機カチオン輸送系（OCT）**に認識されて尿細管上皮細胞内へと移行する．次いで有機アニオンは，尿細管管腔側（刷子縁膜）に存在するMRP 2やMRP 4に認識され，有機カチオンは**MATE（multidrug and toxic compound extrusion 多剤・毒性化合物排出）ファミリー**に認識されて，原尿中へと分泌される．なお，トランスポーターの基質認識性について多くの研究が行われているが，このメカニズムがすべての薬物にあてはまるわけではない．

　これらのトランスポーターに認識される薬物を併用した場合，尿細管における能動的分泌あるいは再吸収の過程で薬物相互作用が生じることがある．OATの代表的な阻害剤としてプロベネシドが知られており，非ステロイド性抗炎症薬（NSAIDs）や**メトトレキサート**等の酸性薬物やペニシリン系抗生物質と，**プロベネシド**を併用することにより，これら薬物の尿中排泄が遅延する．また，Pgpにより尿中へと排泄される**ジゴキシン**は，**キニジン**などのPgp阻害薬との併用により腎クリアランスが低下して，血中濃度が上昇する．

　トランスポーターを直接介した相互作用については，分子生物薬剤学の発展により多くの情報が得られつつある．最近では添付文書にもトランスポーターへの認識性や阻害作用についての記述が増えてきており，薬剤師はこれらの情報を活用して薬物相互作用の可能性を判断することも必要である．

3-2-2　PDにおける医薬品相互作用

　PDにおける相互作用とは，PKにおける相互作用と異なり，薬物の血中濃度の上昇やクリアランスの低下等，薬物動態パラメータに変動を与えずに生じる相互作用をいう．大まかに分類すると，薬理作用が**協力的**（相加的あるいは相乗的）に発現するものと，**拮抗的**に発現するものに分けられる．

A 相加的・相乗的に作用が増強する薬物相互作用

1）薬効が共通する相互作用

　高血圧患者に対して用いられる**降圧薬**には，利尿薬，α遮断薬，Caチャネル拮抗薬，アンジオテンシン変換酵素阻害薬，アンジオテンシン受容体拮抗薬等がある．これらの降圧薬の群は，それぞれが異なった機序により血圧を下げるため，併用することにより過度の血圧低下が現れることがある．臨床においては，1種類の降圧薬のみで血圧をコントロールできない患者は少なくないため，添付文書上は併用注意とされているものの日常的にこれらさまざまな種類の降圧薬の併用例が見受けられる．他にも，**糖尿病治療薬や統合失調症治療薬**などにおいても，併用注意（過度の血糖降下，過度の中枢抑制）とされているものの，異なる作用機序の薬物を多剤併用す

る例が散見される．

2) 薬効は異なるが，二次的に薬効が増強される相互作用

　ジゴキシンは，心筋の収縮力を増強させるとともに心拍数を減少させることから，心不全や不整脈（心房細動や粗動）の治療に用いられる．ジゴキシンの作用は，$Na^+/K^+ATPase$ の阻害により細胞内に Na^+ を蓄積させることで，Ca^{2+} と Na^+ の交換を促進させ，心筋の収縮力が増大するとされている．このとき，細胞外の K^+ の濃度が低い（低カリウム血症）状態では，十分な Na^+ の蓄積ができないためにジゴキシンの感受性が高まり，通常の血中ジゴキシン濃度であってもジゴキシンの作用が増強する．また，血中 Ca^{2+} 濃度が高い状態（高 Ca 血症）でも同様にジゴキシンの作用は強く現れる．したがって，血中 K 濃度を低下させる**チアジド系**や**ループ利尿薬**，または高カリウム血症治療薬である**ポリスチレンスルホン酸ナトリウム**を投与した場合，ジゴキシンの血中濃度は適切であっても作用が増強される．同様に，血中 Ca 濃度を上昇させる Ca 製剤との併用により，ジゴキシンの血中濃度は変化せずに作用が増強される．

　また，パーキンソン病治療薬である**セレギリン**と，セロトニン選択的再取込み阻害薬（SSRI）である**フルボキサミン**等あるいはセロトニン・ノルアドレナリン再取込み阻害薬（SNRI）である**ミルナシプラン**等を併用した場合，セレギリンによりモノアミン酸化酵素（MAO）が阻害され，セロトニンなどの脳内モノアミン濃度が上昇し，これら抗うつ薬の作用が増強される．

　アドレナリン β_2 受容体刺激薬である**メチルエフェドリン**や**サルブタモール**等は，気管支拡張作用により喘息症状を軽減する．一方，カテコールアミンである**アドレナリン**や**イソプロテレノール**もまたアドレナリン受容体を介して，気管支拡張や血圧上昇等の作用が現れる．これらの薬物を併用すると，アドレナリン受容体刺激作用が相加的に働き，心停止や重篤な不整脈を生じることがある．

B　相加的・相乗的に副作用が増強する薬物相互作用

　抗コリン薬として知られる**アトロピン**や**ブチルスコポラミン**は，他の抗コリン作用を示す薬物との併用により作用が増強される．抗コリン作用を有する主な薬物を表 3-10 にまとめた．抗コリン作用が増強されると，副作用として口渇，便秘（重症の場合はイレウス），急性緑内障発作，排尿困難（重症の場合は尿閉）等の副作用が生じやすくなるので注意が必要である．

表 3-10　抗コリン作用を有する主な薬物

主な薬効	代表的な薬物
抗ヒスタミン薬	ジフェンヒドラミン，プロメタジン，クロルフェニラミンなど
三環系抗うつ薬	イミプラミン，アミトリプチリンなど
ベンゾジアゼピン系抗不安薬	ジアゼパム，エチゾラムなど
抗コリン性抗パーキンソン病薬	ビペリデン，トリヘキシフェニジルなど
オピオイド系鎮痛薬	モルヒネ，オキシコドン
尿失禁・頻尿治療薬	プロピベリン，オキシブチニンなど
抗不整脈薬	ジソピラミド
気管支拡張薬	イプラトロピウム，チオトロピウム

表3-11　QT延長の副作用のある主な薬物

主な薬効	代表的な薬物
抗不整脈薬	アミオダロン，ソタロール，ジソピラミド，プロカインアミド，キニジンなど
統合失調症治療薬	ピモジド，スルトプリド，スルピリド
三環系抗うつ薬	イミプラミン
マクロライド系抗生物質	クラリスロマイシン，エリスロマイシン，アジスロマイシン等（CYPの阻害により，QT延長を起こす併用薬の血中濃度が上昇する場合もある）
ニューキノロン系抗菌薬	モキシフロキサシン，シプロフロキサシン，ガレノキサシン
抗悪性腫瘍薬	クリゾチニブ，ダサチニブ，ラパチニブ，ニロチニブ

　また，抗アレルギー薬である**テルフェナジン**（発売中止）とCYP3A4阻害作用をもつ薬物との併用により，テルフェナジンの代謝が著しく阻害されることに伴う重篤な心室性不整脈（心電図のQT間隔が延長する）が生じることが明らかとなり，**薬剤性のQT延長**の副作用について注目されている．QT延長を示す主な薬物について表3-11に示したが，心臓の電気伝達に影響を与える抗不整脈薬に限らず，統合失調症治療薬や**ニューキノロン系抗菌薬**においてもQT延長を示すことがある．また，**マクロライド系抗生物質**である**クラリスロマイシン**や**エリスロマイシン**は，それ自体がQT延長作用を有するとともに，これら薬物によるCYP3A4阻害により，**ピモジド**の代謝を阻害して，相乗的にQT延長効果が増強されるため注意が必要である．

C 拮抗的に働くために作用が減弱する薬物相互作用

　先述した相加的な薬物相互作用とは逆に，相反する作用を有する薬物同士を併用することにより，お互いの作用は減弱する．例えば，抗コリン薬とコリン作動薬あるいはコリンエステラーゼ阻害薬の併用などの場合にはお互いの作用が減弱する．これを利用して，有機リン系農薬による中毒の場合には，農薬によるコリンエステラーゼ阻害作用によってコリン作動状態が強く現れているため，抗コリン薬である**アトロピン**を投与するなどの解毒に用いられることもある．また，アルツハイマー治療薬である**ドネペジル**は脳内コリンエステラーゼ阻害薬であり，典型的なコリン作動性の副作用としては流涎や下痢などが知られている．ドネペジルとともに抗コリン作用を呈する薬物（表3-10）を併用すると，お互いの作用が減弱されることがある．

　抗凝固薬である**ワルファリン**は，凝固因子であるプロトロンビン，第VII因子，第IX因子，第X因子合成の補因子である**ビタミンK**と拮抗することにより抗凝固作用を示す．したがって，ビタミンK製剤と投与することで，ワルファリンの作用は減弱する．骨粗鬆症治療薬である**メナテトレノン**はビタミンK_2製剤であり，ワルファリンとは併用禁忌とされている．また，甲状腺機能低下症の患者ではビタミンK依存性血液凝固因子の異化が亢進しており，**レボチロキシン**の投与により甲状腺機能が正常化すると凝固因子の異化が低下するため，ワルファリンの作用が増強することがある．逆に，甲状腺機能亢進症の患者に抗甲状腺薬である**チアマゾール**を投与すると，甲状腺機能の正常化に伴いワルファリンの作用は減弱するため，ワルファリンの投与量調節などの対処が必要となる．その他にも，ワルファリンとの相互作用を示す薬物は数多く存在し，

表 3-12　ワルファリンと薬力学的相互作用を示す主な薬物とその機序

	薬物名	臨床的影響
ワルファリンの作用増強	甲状腺ホルモン	甲状腺機能低下症の患者に投与し甲状腺機能が正常化すると血液凝固能が低下し，見かけ上本剤の作用が増強することがある
	男性ホルモン	ビタミンK依存性凝固因子の合成抑制あるいは分解を促進する
	血液凝固阻止薬（ヘパリン，Xa阻害薬，抗トロンビン薬等），抗血小板薬，血栓溶解薬	相加的な作用
	抗生物質	腸内細菌抑制作用によりビタミンK産生が抑制される
ワルファリンの作用減弱	副腎皮質ホルモン	血液凝固能を亢進させ，本剤の作用を減弱する．
	抗甲状腺薬	甲状腺機能亢進症の患者に相手薬剤を投与し甲状腺機能が正常化すると血液凝固能が亢進し見かけ上の本剤の作用が減弱することがある
	ビタミンKおよびビタミンK含有製剤（フィトナジオン，メナテトレノン，経腸栄養剤，高カロリー輸液用総合ビタミン剤）	ビタミンKが本剤のビタミンK依存性凝固因子生合成阻害作用と拮抗する

　その機序は凝固因子の異化や**ワルファリン**の代謝酵素（CYP2C9等）に関係するものなどさまざまである（表3-12）ことから，医薬品添付文書を確認して薬物相互作用に注意するとともに，併用薬の増量・減量時には**ワルファリン**の投与量調節が必要な場合もあることを想定すべきである．

3-2-3　食物との相互作用

A　ワルファリンとの相互作用

　前項にて取り上げた**ワルファリン**とビタミンK含有製剤との相互作用と同様に，**ワルファリン**を服用中にビタミンKを多く含む食品を摂取した場合にも**ワルファリンの作用が減弱する**．表3-13にビタミンKを多く含む主な食品を示した．納豆はビタミンKを多く含む代表的な食品であり，**ワルファリン**服用患者では禁食とすることが多い．大豆自体にもビタミンKは若干含まれるが，納豆菌がビタミンKを大量に合成するため納豆中のビタミンK含量は非常に多い．また，植物は光合成を行うためにビタミンKを必要とするため，緑黄色野菜や葉菜はビタミンKを多く含有する．さらに，健康食品のクロレラや青汁にも多くのビタミンKが含まれるため，注意が必要である．

表 3-13　薬物相互作用に影響するビタミンKやチラミンを多く含む食品

薬物相互作用に影響する成分	代表的な食品
ビタミンKを多く含む食品	納豆，ホウレンソウ，ブロッコリー，ネギ（緑部分），ピーマン，春菊，シソ，ひじき，クロレラ，青汁など
チラミンを多く含む食品	チーズ，ワイン，ビール，チョコレート，カジキ，タラコ，スジコ，ソラマメ，鶏レバー

B チラミンとの相互作用

アミノ酸であるチロシンの脱カルボン酸代謝物である**チラミン**は，構造がアドレナリンやドパミンなどの神経伝達モノアミン類と類似しており，体内では交感神経細胞の神経終末からのノルアドレナリンの遊離を促進する．そのため，大量に摂取すると血圧上昇や偏頭痛等の症状を呈する．表3-16 に示したように，熟成した**チーズ**や**ワイン**などに多く含まれているが，通常は摂取後に体内で**モノアミン酸化酵素（MAO）**によって代謝されるため，血圧上昇などの作用はほとんど現れない．しかしながら，MAOを阻害する薬物を服用中の患者ではチラミンの代謝が阻害されるため，チラミン含有食品を大量に摂取しなくても高血圧や動悸等の症状を呈することがある．MAO阻害作用を示す薬物としては，抗結核薬の**イソニアジド**と抗MRSA薬の**リネゾリド**が知られており，併用注意とされている．なお，チラミンの代謝にはMAO-Aが関与するため，選択的MAO-B阻害薬である**セレギリン**は通常使用量では問題ないが，過量投与された際にはMAO-B阻害効果の選択性が失われるため注意が必要である．

C セイヨウオトギリソウとの相互作用

セイヨウオトギリソウ（セント・ジョーンズ・ワート，St. Johns Wort, SJW）は，軽度のうつ状態を改善するとして古くからヨーロッパにおいて民間療法として用いられてきた．しかし，2000年5月に厚生労働省から，セイヨウオトギリソウによるCYP3A4や1A2，P糖タンパク質の誘導作用により，これらの代謝酵素やトランスポーターにより体内動態が制御されている薬物と併用すると，薬物の吸収遅延やクリアランスが増大して血中濃度が低下することが注意喚起された[8]（表3-14）．現在では，CYP3A4により代謝される抗悪性腫瘍薬など非常に多くの薬物との相互作用が知られている．（https://www.nccih.nih.gov/health/st-johns-wort）

D グレープフルーツジュースとの相互作用

グレープフルーツジュースとジヒドロピリジン系Ca拮抗薬である**フェロジピン**を併用することで，フェロジピンの血中濃度の上昇が報告され[9]，この作用が小腸のCYP3A4阻害に起因することが明らかとなった．原因物質についてはグレープフルーツジュースに含まれるフラノクマリン類であるとされている．現在では，数多くの医薬品の添付文書に，グレープフルーツジュースとの相互作用が記載されている（表3-15）．グレープフルーツジュースによる小腸CYP3A4の阻害作用は長時間持続するため，服用時間をずらすなどの対処ではこの相互作用を回避することはできない．

E カルシウムなど金属カチオンを含有する飲料との相互作用

牛乳はカルシウムが豊富な飲料であり，カルシウム製剤と相互作用を生じる薬物との併用は注意が必要である．酸化マグネシウムや炭酸カルシウムを服用中の患者では，**大量の牛乳**の摂取により**ミルクアルカリ症候群**（代謝性アルカローシスが持続することによりカルシウムの尿細管での再吸収が促進され，高カルシウム血症，高窒素血症等を呈する）を起こすことがある．また，カルシウムとキレートを形成するニューキノロン系抗菌薬やテトラサイクリン系抗生物質の吸収

表 3-14 セイヨウオトギリソウ（セントジョーンズワート）による相互作用の注意喚起例

薬　物	相互作用の症例
インジナビル	18歳以上の健常者8人にインジナビルを投与し，投与開始3日目から，セントジョーンズワート（SJW）含有製品（抽出物 300 mg 含有）を1日3回摂取した結果，SJW 含有製品摂取開始2週間後のインジナビルの血中濃度が，非併用時に比べて $AUC_{(0～8)}$ は平均43％低下し，C_{max} は平均28％低下していた．
ジゴキシン	健常者25人をプラセボ群（12人）と SJW 含有製品摂取群（13人）に分け，ジゴキシンを5日間投与してジゴキシンの血中濃度が定常状態となったところで，プラセボまたは市販の SJW 含有製品（抽出物 300 mg 含有）を1日3回摂取した結果，SJW 含有製品摂取開始10日後のジゴキシンの血中濃度が，プラセボ群に比べ SJW 含有製品摂取群では $AUC_{(0～24)}$ は平均25％低下し，C_{max} は平均26％低下していた．
シクロスポリン	末期虚血性心疾患のため11か月前に心移植した61歳男性，ならびに末期虚血性心疾患のため20か月前に心移植した63歳男性の症例においても，移植後，シクロスポリン，アザチオプリン等の免疫抑制薬の投与でコントロールされ，シクロスポリン濃度は安定していたが，市販の SJW 含有製品（抽出物 300 mg 含有）を1日3回摂取したところ，摂取開始3週間後にシクロスポリンの血中濃度の低下が見られ，生検の結果，急性拒絶反応が観察された．両症例とも拒絶反応を疑わせる他の要因は見あたらず，SJW 含有製品の摂取を中止したところ，シクロスポリンの血中濃度は回復した．
その他	海外における研究であるが，主に CYP3A4 および CYP1A2 で代謝されるワルファリン，主に CYP3A4 で代謝される経口避妊薬，主に CYP1A2 で代謝されるテオフィリンについて，SJW 含有製品との併用により血中濃度の低下または作用の減弱が見られた症例が報告されている．

(https://www.mhlw.go.jp/www1/houdou/1205/h0510-1_15.html を一部改変)

表 3-15 グレープフルーツジュースとの相互作用が知られている主な薬物

分　類	
Ca 拮抗薬	アゼルニジピン，エホニジピン，シルニジピン，ニカルジピン，ニフェジピン，ニルバジピン，バルニジピン，フェロジピン，マニジピン （記載のない Ca 拮抗薬であっても注意が必要である）
免疫抑制薬	シクロスポリン，タクロリムス，エベロリムス
高脂血症治療薬	アトルバスタチン，シンバスタチン
その他	ピモジド，シロスタゾール，サキナビル，イマチニブ

を低下させることがある．抗生物質・抗菌薬との相互作用は，牛乳を飲む時間をずらす（抗生物質を服用してから数時間後に牛乳を摂取）ことで相互作用は回避できる．

また，**ビスホスホネート系骨粗しょう症治療薬**は，カルシウムやマグネシウムなどの金属カチオンを含む医薬品や，牛乳等のカルシウムやマグネシウムを多く含む飲料と一緒に服用すると，難溶解性の塩を形成し，吸収が著しく低下する．また，外国製のミネラルウォーターとの服用も避けるよう添付文書に記載されている．表 3-16 に，日本で市販されている主なミネラルウォーターのカルシウム，マグネシウム，ナトリウムならびにカリウム濃度をまとめた．一般的に，ヨーロッパのミネラルウォーターはカルシウムやマグネシウム濃度が高く，硬水であることが多いが，日本のミネラルウォーターはこれら電解質濃度の低い軟水であることが多い．日本の水道水のカルシウムやマグネシウム濃度については，地域によって差はあるものの市販されているミ

表3-16 市販のミネラルウォーターの電解質量（mg/100 mL）

商品名	カルシウム	マグネシウム	ナトリウム	カリウム
コントレックス（フランス）	46.8	7.45	0.94	0.28
フェラレーレ（イタリア）	36.5	1.8	4.9	4.9
サンペレグリノ（イタリア）	17.9	5.2	3.36	0.25
ペリエ（フランス）	15.5	0.68	1.18	0.13
ヴィッテル（フランス）	9.4	2	0.77	0.5
クリスタルカイザー（アメリカ）	2.24	0.27	1.91	0.26
サントリー 天然水 南アルプス	0.97	0.15	0.65	0.28
アサヒ おいしい水 六甲	0.65	0.37	2.95	0.05〜0.15

（各商品表示より）

ネラルウォーター程度である．したがって，**ビスホスホネート系の骨粗しょう症治療薬は水道水で服用し，外国製のミネラルウォーターを飲むのであれば2時間程度の間を空けて摂取するのがよい**．

【参考文献】（3.1，3.2）

1) Furuta, T., *et al.* (2001) *Clin. Pharmacol. Ther.* **69**, 158-168.
2) Ueno, K., *et al.* (1993) *Clin. Pharmacol. Ther.* **54**, 473-475.
3) アクロマイシン®V カプセル添付文書．2020年9月改訂版（第16版）．
4) シプロキサン®錠添付文書．2019年9月改訂版（第26版）．
5) セフゾン®カプセル添付文書．2020年9月改訂版（第19版）．
6) Shimada, T., *et al.* (1994) *J. Pharmacol. Exp. Ther.* **270**, 414-423.
7) 厚生労働省（2000）セント・ジョーンズ・ワートと医薬品の相互作用について
   （https://www.mhlw.go.jp/www1/houdou/1205/h0510-1_15.html）．
8) Bailey, D. G., *et al.* (1989) *Clin. Invest. Med.* **12**, 357-362.

3-3 疾患による薬物動態変動

　薬物の代謝排泄を直接担う肝臓や腎臓に重篤な疾患を抱える患者の場合，その薬物血中濃度推移は，健常者の場合と大きく異なるものとなる．また，その影響の程度や性状はその薬物により様々である．他方，心臓や肺疾患の患者の場合，これらの臓器疾患が薬物の代謝排泄過程に直接的に影響することは少ないかもしれない．しかし，臓器疾患の影響は血液循環系の変調として肝臓や腎臓を含め身体全体に伝播し，薬物の代謝排泄過程を間接的に変化させることから，こうした臓器疾患を抱える患者の場合にも，やはり健常者とは異なる薬物血中濃度推移が観察される．薬物は一般に，何らかの疾患を抱える患者に対して用いられることを考えると，このような疾病がどのように薬物動態を変動させるか，正確に把握しておく必要があろう．

3-3-1　腎疾患時の薬物動態

A　腎臓の機能

　生体が外部環境の変化にかかわらず生理機能を正常に営むためには，体液量や電解質組成，pH 平衡といった生体内部環境を厳しく維持管理する必要がある．腎臓はこの恒常性と呼ばれる一定の内部環境を維持する上で必要不可欠な臓器であり，腎小体・近位尿細管・ヘンレ係蹄・遠位尿細管と，それぞれ異なる機能を有する部位が 1 つに連なった**ネフロン**と呼ばれる機能単位が集積した構造をとることで，極めて能率的に多種多様の血液中成分の分泌・再吸収を行って，その役割を果たしている（図 3-11）．腎臓は片側約 150 g の握りこぶし大の小形臓器であるが，臓

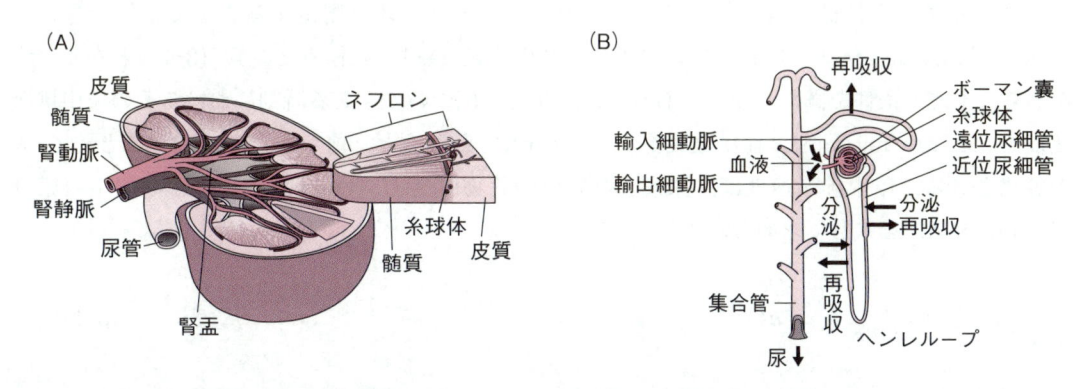

図 3-11　腎臓組織図（A）と機能単位ネフロンの概要（B）
腎臓は左右一対の臓器であり，それぞれに約 100 万個の機能単位ネフロンが集積している．ネフロンは腎皮質側に糸球体と近位尿細管を，髄質側にヘンレループを配置するように位置しており，糸球体部では篩の原理によって非特異的に，近位尿細管部では上皮細胞の働きによって基質特異的に，薬物を原尿中へ排泄している．原尿中へ排泄された薬物の一部は，尿細管を下る過程で再吸収され血液中に戻される．

表 3-17　慢性腎臓病[*1]の判定に用いられる腎機能評価表[1)]

腎機能のグレードと状態		GFR[*2]
G1	正常もしくはそれ以上	≧ 90
G2	軽度の機能低下	60 〜 89
G3a	軽度から中程度の機能低下	45 〜 59
G3b	中程度から重度の機能低下	30 〜 44
G4	重度の機能低下	15 〜 29
G5	極度の機能低下，腎不全	< 15

[*1] CKD（Chronic Kidney Disease）と略される．
[*2] 単位体表面積の値で表示：mL/min/1.73 m^2

器を流れる血流量は 1500 〜 1700 mL/min に達し，単位重量当たりの血流量が最も豊富な臓器の 1 つである．腎臓を流れる豊富な血流は，まず糸球体において篩の原理によるろ過を受ける．この糸球体によるろ過機能は，腎機能の健常性を評価するための指標（**糸球体ろ過速度** glomerular filtration rate, **GFR**）として用いられる（表 3-17）．健常人の場合，この値は 100 〜 120 mL/min であり，概算すると腎血流量の約 10％（腎血漿流量の約 20％）に相当する．なお，糸球体ろ過により 1 日当たり約 150 L の原尿が生成されるが，水分の 99％以上が尿細管や集合管で再吸収されるため，実際の尿量は 1 日当たり約 1500 mL である．このことは逆に，水の再吸収がわずかに阻害されることで尿量が大きく増大することを示している．実際，こうした作用機序をもつ**ループ利尿薬**は強力な利尿効果を発揮する．日本腎臓病薬物治療学会では検査値入力により腎機能を計算する情報を公開している（https://www.jsnp.org/egfr/）．

B　GFRの評価

1）イヌリンによる腎クリアランスの直接測定

腎機能の指標となる **GFR** は，全身循環血液から腎排泄のみで消失し，かつ，血漿タンパク質と結合することなく円滑に糸球体でろ過された後，尿細管分泌や再吸収を受けることなく尿中に排泄されるような指標物質を用いて，その全身クリアランスを測定することで把握できる．GFR の算出式は，全身クリアランスに関する既出の式（1-1）に倣うと，式（3-1）となる．すなわち，上述の条件を満たす物質（あるいは，薬物）について，ある時刻におけるその尿中排泄速度を dX_u/dt（mg/min），血中濃度を C（mg/mL）とおくと，前者を後者で除すことで GFR が算出される．尿中排泄速度は，採尿した尿中の薬物濃度 U（mg/mL）に採尿期間中の尿量 V_u（mL/min）を乗じて求められる．

$$GFR = \frac{\frac{dX_u}{dt}}{C} = \frac{U \cdot V_u}{C} \qquad (3\text{-}1)$$

上述の条件を満し GFR 測定に用いられる物質の 1 つが低分子量多糖類の**イヌリン** inulin（分子量約 5,500）である．イヌリンは分子量が大きく，経口投与では吸収されないため，腎機能の検査薬として静脈内に投与される．まず，イヌリンの静脈内定速投与を行って，血中濃度推移を定常状態とし，その後，採血によりイヌリンの血中濃度 C を測定する．また，採血時刻に合わ

せて4時間から8時間程度の採尿期間を設定し，尿中のイヌリン濃度 U と期間中の採尿量 V_u からイヌリンの尿中排泄速度 dX_u/dt を計算する．なお，採尿期間直前に一度排尿させ，膀胱を空にすること，また，採尿期間の終了時にもしっかりと排尿させることが，正確な尿中イヌリン濃度の測定に必要である．GFR は，得られたイヌリンの血中濃度と尿中排泄速度より，式（3-1）を用いて求められる．

2）クレアチニンによる腎クリアランスの直接測定

イヌリンを用いた測定法は，GFR を精度良く評価する場合に好まれる手法であり，実際，この測定向けの注射用イヌリン製剤も市販されている．しかし，この GFR 測定法は，外因性物質を静脈投与する手法であることから，これが好まれない場合がある他，簡便なイヌリンの濃度測定法がないことから，日常的な臨床業務ではほとんど用いられない．臨床業務ではイヌリンに代わり，内因性の低分子化合物**クレアチニン creatinine** が繁用される．クレアチニンは全身の筋肉の活動により，ほぼ一定速度で生成され，循環血液中に放出される．また，血漿タンパク質と結合せず，加えて，その排泄はほとんど糸球体ろ過により行われる．したがって，イヌリンの場合と同様に，クレアチニンの全身クリアランスの測定によって，GFR の評価ができる．すなわち，クレアチニンの血中濃度と尿中排泄速度を測定し，式（3-1）の計算を行えばよい．式（3-1）により求められたクレアチニンの全身クリアランスのことを，特に**クレアチニンクリアランス CL_{cr}** と呼ぶ．クレアチニンは内因性物質であることから，血中濃度の測定にあたり，イヌリンの場合のような静脈内定速投与の実施は不要である．なお，クレアチニンは僅かながら近位尿細管で分泌される．このため，CL_{cr} は，イヌリンで測定された GFR よりもやや大きな値を示す傾向にある．

3）血清クレアチニン値に基づく推定

クレアチニンの尿中排泄速度を利用する CL_{cr} の測定法には，採尿の煩雑さが付随する．正確な CL_{cr} を求めるためには，24時間の蓄尿が必要であり，日常診療では汎用性が低い．血清クレアチニン濃度は，欧米では Jaffe 法，日本では酵素法で測定されている．Jaffe 法は色素反応を利用しており，各種の有機酸などによる測定誤差が含まれ，酵素法よりも 0.2 mg/dL 程度高い値となる[9]．クレアチニンの生成速度が一定の場合に，血清クレアチニンの濃度は腎機能の低下に応じて上昇することを利用し，血清クレアチニン値 S_{cr}（mg/dL）に基づくクレアチニンクリアランス CL_{cr}（mL/min）の推定式が幾つか提案されている．式（3-2）は，**コッククロフト・ゴールト Cockcroft and Gault の式**と呼ばれる推定式であり，成人の場合に最も利用されているものの1つである．ここで Age は患者の年齢，理想体重（ideal body weight，IBW）（kg）は式（3-3）で示される患者の理想体重であり，患者の身長 Height（cm）から算出する．ただし，年齢や性別，体格を鑑み，患者の体重が筋肉量を反映していると考えられる場合には，IBW の代わりに実体重（総体重，total body weight，TBW）（kg）を用いる場合も多い．両式のべき乗項にある Female は，男性の場合は 0，女性の場合は 1 となる二進数である．

$$CL_{cr} = \frac{(140 - \mathrm{Age}) \times IBW}{72 \times S_{cr}} \times 0.85^{\mathrm{(Female)}} \qquad (3\text{-}2)$$

$$IBW = 50 + (0.906 \times Height - 152.4) - 4.5^{(Female)} \qquad (3\text{-}3)$$

正常な腎機能をもつ日本人の場合，その血清クレアチニン値 S_{cr}（mg/dL）は，男性で 0.6 〜 1.0，女性で 0.5 〜 0.8 程度である．最近，米国において，イヌリンと同様に全身クリアランスを測定することで GFR を直接測定できる**イオタラム酸 iothalamic acid** を用い，多くの腎疾患患者を対象として体重や身長，血清クレアチニン濃度と GFR の相関解析が行われた．そしてその結果，精度のよい GFR 推定式が提案されている．わが国でも，これを日本人向け（18 歳以上）に修正した式（3-4）が日本腎臓学会より公表されている[2]．

$$eGFR = 194 \times S_{cr}^{-1.094} \times Age^{-0.287} \times 0.739^{(Female)} \qquad (3\text{-}4)$$

$$BSA = (Weight)^{0.425} \times (Height)^{0.725} \times 7.148 \times 10^{-3} \qquad (3\text{-}5)$$

この式では，GFR の推定値 eGFR（mL/min/1.73 m²）を，患者の血清クレアチニン値 S_{cr}（mg/dL）と年齢 Age から計算する．患者の体表面積 BSA（m²）は，患者の体重 Weight（kg）と身長 Height（cm）を用いて式（3-5）より求める．なお，これらの式は，いずれの場合も，患者の腎機能が良しにつけ悪しにつけ安定しており，血清クレアチニン値がほぼ一定であることを前提にしている．このため，患者の血清クレアチニン値が安定していない場合，例えば，腎機能の急激な悪化に伴い，血清クレアチニン値 S_{cr} に経日的な増加が認められる場合は，こうした血清クレアチニン値の変化を考慮した算出式を用いる必要がある[2]．

その他に，eGFR 推定式として，日本人における MDRD（Modification of Diet in Renal Disease）式が日本人層学会慢性腎臓病対策委員会から報告（https://www.osaka-med.ac.jp/deps/in1/res/calc/GFR.html）されている[10]．

$$eGFR = 186.3 \times S_{cr}^{-1.154} \times Age^{-0.203} \qquad (3\text{-}6)$$

女性の場合の補正係数は 0.742，さらに日本人の場合の補正係数は 0.881

さらに，CKD-EPI（Chronic Kidny Disease Epidemiology Collaboration）式も用いられる[9,10]．

男性，$S_{cr} \leqq 0.9$ の場合
$$eGFR = 141 \times (S_{cr}/0.9)^{-0.411} \times 0.993^{Age} \qquad (3\text{-}7)$$

男性，$S_{cr} > 0.9$ の場合
$$eGFR = 141 \times (S_{cr}/0.9)^{-0.209} \times 0.993^{Age} \qquad (3\text{-}8)$$

女性，$S_{cr} \leqq 0.7$ の場合
$$eGFR = 141 \times (S_{cr}/0.7)^{-0.329} \times 0.993^{Age} \qquad (3\text{-}9)$$

女性，$S_{cr} > 0.7$ の場合
$$eGFR = 141 \times (S_{cr}/0.7)^{-1.209} \times 0.993^{Age} \qquad (3\text{-}10)$$

日本人の場合の補正係数は 0.813

小児を対象とする場合，クレアチニンクリアランスの推定式は成人の場合とは異なる式となる．式（3-6）は，1 歳から 18 歳までの小児や児童の場合によく用いられる推定式である．

$$CL_{cr} = \frac{0.48 \times Height}{S_{cr}} \times \frac{BSA}{1.73} \qquad (3\text{-}11)$$

なお，筋肉量や腎機能は生後 1 年をかけて成熟することから，乳児の場合にクレアチニンクリアランスを推定することは難しく，今までのところ，標準的な推定式は存在しない．高齢者を対象にクレアチニンクリアランスを算出する場合にも注意が必要である．すなわち，**高齢者では，**

成人に比べ，全身の筋肉量が減少していることから，腎機能が低下している場合でも血清クレアチニン値の上昇が起きにくい．このため，クレアチニンクリアランスが過大に評価される傾向がある．

4）血清シスタチンC値に基づく推定

高齢者などを対象とする場合，クレアチニンに代わり，血中濃度が筋肉量に左右されない別の内因性物質を用いる腎機能評価法が有用である．**シスタチンC**は全身の有核細胞から放出される分子量約13,300の低分子量タンパク質である．シスタチンCは，他のタンパク質と結合することなく血液中に存在し，また，糸球体ろ過のみで排泄された後，近位尿細管で再吸収され分解される．こうしたことから，血液中のシスタチンC濃度は腎機能の低下により上昇する．血清シスタチンC値 $CysC$（mg/L）に基づく GFR 推定値 $eGFR_{cys}$（mL/min/1.73 m²）の算出式として，日本腎臓学会が提示しているものを式（3-12）に示した[11]．

$$eGFR_{cys} = 104 \times CysC^{-1.019} \times 0.966^{(Age)} \times 0.929^{(Female)} - 8 \quad (3\text{-}12)$$

なお，日本人の場合，健常成人におけるシスタチンCの血清中濃度は 0.5 ～ 1.0 mg/L 程度である．血清シスタチンCの値は患者の筋肉量に依存しない．したがって，この推定式を用いることで，高齢者の腎機能をより正確に把握することができる．また，シスタチンCを用いることで，腎障害の初期段階となる軽度の腎機能低下をより敏感に検出することが可能である．すなわち，血清クレアチニン値 S_{cr} を用いる GFR 推定式では，軽度の腎機能低下に相当する $eGFR$ 値 45 ～ 90 mL/min/1.73 m² の範囲において，GFR 推定曲線の傾きが緩やかである（図3-12）．これ

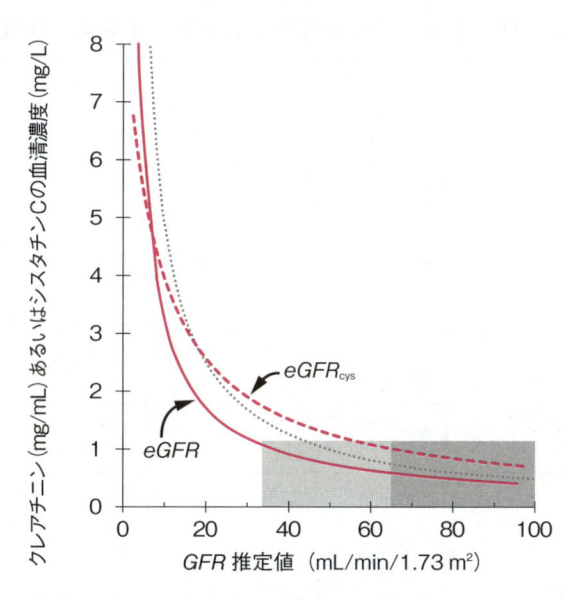

図3-12　GFR 推定値と血清クレアチニンおよびシスタチン濃度の関係

モデル患者として70歳女性（体重50 kg，身長150 cm）を設定し，クレアチニン濃度（mg/dL）あるいはシスタチンC濃度（mg/L）が変化した場合に算出される腎機能推定値を描画した．実線は血清クレアチニン値による $eGFR$ 推定曲線（式3-4），破線はシスタチンCによる $eGFR_{cys}$ 推定曲線（式3-12）．点線はCockcroft & Gault式による推定曲線（式3-2）．曲線の傾きが穏やかであり，腎機能低下の検出が難しい領域（ブラインド領域）を矩形で表示している．シスタチンCの場合，ブラインド領域は濃色域のみであり，クレアチニンの場合よりも狭い．

は，血清クレアチニン値がおおむね1mg/dL以下の領域において，腎機能が健全とされるグレードG1から中程度の機能低下を示すグレードG3aへと大きく低下した場合でも（表3-17），血清クレアチニン値に現れる変化はわずかであることを意味している．このわずかな変化は，クレアチニン測定に伴う誤差に隠れてしまう場合があり，この場合，腎機能の低下は見逃される．一方，この範囲における血清シスタチンC値による推定曲線の傾きは，血清クレアチニン値による場合よりも大きく，腎障害の初期の腎機能の軽度な低下に対してもシスタチンC値は上昇することから，腎機能の低下をより早期に検出することが可能である．なお，シスタチンCによる腎機能評価を行う場合，血清シスタチンC値が甲状腺機能低下症の場合に低下すること，また，ステロイド剤の服用時には上昇することに注意が必要である．

C 近位尿細管の分泌能の評価

薬物の腎排泄は，糸球体ろ過に加え，近位尿細管分泌によっても行われる．したがって，腎臓の機能変動と薬物腎排泄の関係を精査する必要がある場合，糸球体の機能評価の他，尿細管の分泌機能の評価を行う．近位尿細管上皮細胞には様々な輸送担体が発現しており，薬物を効率良く尿細管管腔へ分泌している（表3-18）．特に，有機アニオン輸送担体の基質である**フェノールスルホンフタレイン** phenolsulphonphthalein（PSP，図3-13 A）や**パラアミノ馬尿酸** *p*-aminohippuric acid（PAH，図3-13 B）の場合は，この分泌が高効率に行われることが知られており，血液が腎臓を1回通過するのみで，そのすべてが尿中へ排泄される．よって，これら物質の尿中排泄速

表3-18 近位尿細管において能動的な分泌を受ける薬物（代表的なもの）

有機アニオン輸送系により輸送されるもの	アシクロビル アンピシリン エタクリン酸 シプロフロキサシン セフォチアム ブメタニド 葉酸	アセタゾラミド イミペネム クロフィブラート セファゾリン セフラジン フロセミド ロキソプロフェン	アマンタジン インドメタシン ジドブジン セファロチン ノルフロキサシン メトトレキサート
有機カチオン輸送系により輸送されるもの	キニジン ドパミン ファモチジン モルヒネ	ジピリダモール トリメトプリム プロカインアミド	セチリジン バンコマイシン ベラパミル
多剤耐性関連タンパク質により輸送されるもの	シクロスポリン ドキソルビシン	ジゴキシン フェキソフェナジン	ダビガトラン

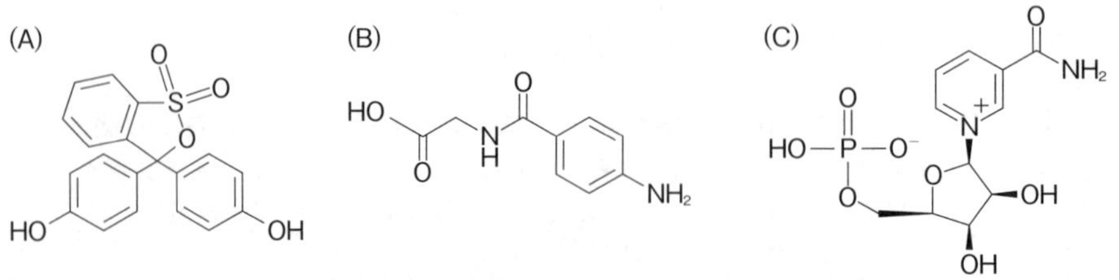

図3-13 腎尿細管の機能検査に用いられる物質
（A）フェノールスルホンフタレイン，（B）パラアミノ馬尿酸，（C）β-ニコチンアミドモノヌクレオチド

度は腎臓を流れる血液の流量が正常範囲にあっても，尿細管に障害があり，分泌機能が低下している状況では，これらを反映したものとなり，腎臓の血流量が増加すれば増加し，逆に低下すれば低下する．また，腎血尿中排泄速度は低下する．**PSP排泄試験**はこうしたことを利用して，患者の尿細管機能を評価する臨床検査である．この検査では飲水後，PSPの静脈内投与を行い（この検査用のPSPの0.6%注射製剤が上市されている），15分，30分，1時間，2時間の時点で採尿する．腎機能が正常範囲にある場合，15分で投与したPSPの25〜50%が尿中に排泄される．糸球体ろ過機能が正常範囲にあるにもかかわらず，PSP排泄率が低い場合は，腎盂腎炎などの尿細管障害が疑われる．PAHもPSPと同様，近位尿細管分泌により尿細管管腔に排泄される物質である．PAHはPSPと異なり，ほとんど血漿タンパク質と結合しない．このためPAHの腎排泄クリアランスを測定することで，**腎血漿流量 renal plasma flow** を把握することができる．PAHの腎排泄クリアランスにより腎血漿流量を測定する場合は，PAHの静脈内定速注入を行い，併せて経時的に採尿する．この方法で測定された日本人成人における標準的な腎血漿流量は500〜600 mL/min 程度である．PAHによる腎血漿流量の測定手順は，前出のイヌリンを用いたGFR測定手順と同じである．したがって，両試験は同時に実施可能であり，これにより糸球体のろ過機能と腎血漿流量（もしくは尿細管分泌機能）の両者が共に正確に測定される．近位尿細管の分泌機能を有機カチオン輸送担体の基質を用いて評価する場合は，内因性物質ナイアシンの代謝物である β-ニコチンアミドモノヌクレオチド（NMN，図3-13 C）がその基質となることから，この腎排泄クリアランスを測定し利用することができる．

D 近位尿細管の機能障害の評価

腎機能が障害されると，低分子量タンパク質の尿中排泄量が増加する．β_2-マイクログロブリン（および α_1-マイクログロブリン）は，全身の有核細胞に由来する低分子量タンパク質である．血液中のマイクログロブリンは糸球体ろ過を受けて尿細管管腔へ排泄されるが，通常はほぼ完全に再吸収され，尿中への排泄は極めて少ない．他方，間質性腎炎や急性腎不全などにおいて近位尿細管が障害された場合は，再吸収能が低下することから尿中排泄量が増加する．N-アセチル-β-D-グルコサミニダーゼ（**NAG**）は，特に近位尿細管上皮細胞のリソゾーム中に多く存在する加水分解酵素であって，尿細管が障害された場合に上皮細胞から逸脱し，尿中へと排泄される．この逸脱は，障害が軽度である尿細管障害の初期段階から生じることから，尿中NAG排泄量は腎病変の早期発見に有用な指標とされている．

E 腎機能低下時の薬物投与量調節

腎臓を主な排泄臓器とする薬物の場合，その血中濃度は腎機能の低下により上昇する（図3-14）．また，腎機能の低下は，薬物の腎排泄過程に直接影響を及ぼすだけでなく，薬物の血漿タンパク質との結合や肝クリアランスにも影響を与え，よって，薬物の体内挙動を大きく変動させる．腎障害患者に対する至適投与設計の基本的な考え方は，**腎臓の薬物排泄機能の良否に応じた投与量と投与間隔の調節**である．薬物血中濃度が腎機能に比例し，腎機能の変動がクレアチニンクリアランス CL_{cr} により適切に評価される場合，患者の腎機能の低下の程度に応じ，薬物量を減少，あるいは，薬物投与間隔を延長する．腎排泄の他，肝臓代謝等により腎外でも消失する薬

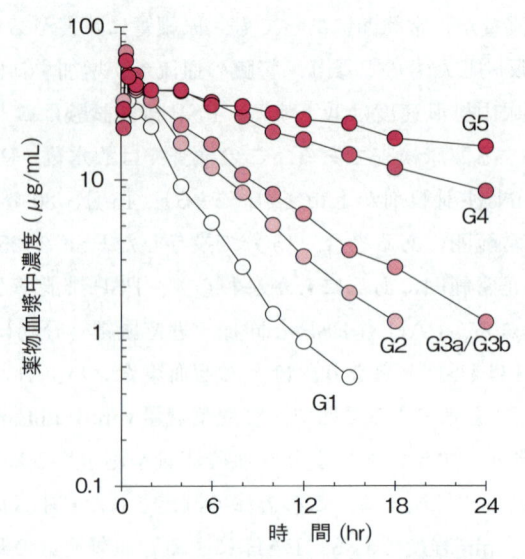

図 3-14　腎障害患者における腎排泄型薬物の血漿中濃度推移（外国人データ）[4]

セフェム系抗生物質セフェピムを用量 1 g で静脈内投与した場合の血漿中薬物濃度の平均値の推移．患者は腎機能低下の程度に応じて 5 群に分けた．1 群 25 名で試験を実施．腎機能はクレアチニンクリアランス値に基づき，G1 から G5 と表記した（表 3-17 参照）．腎機能が低下している患者群では薬物血漿中濃度が上昇し，消失半減期が延長する．

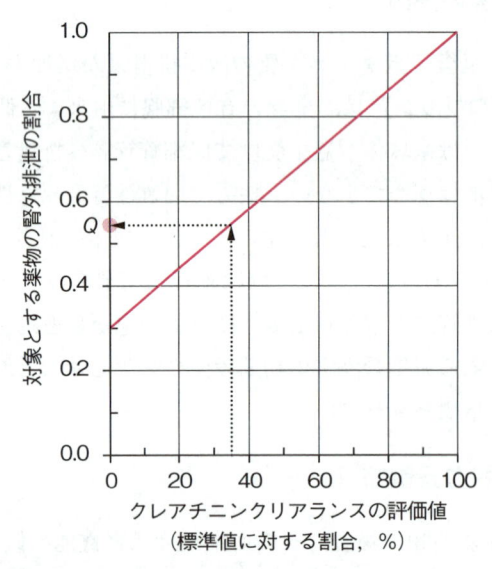

図 3-15　腎障害患者に対する薬物投与計画を支援するノモグラム[5]

横軸には腎機能指標としてクレアチニンクリアランス値をおき，縦軸には対象とする薬物の腎外排泄の割合をおいている．まず，投与設計を行う薬物の腎外排泄の割合を計算し，その値が 0.3（腎排泄割合 0.7）の場合，縦軸の 0.3 とグラフの右上隅を直線で結ぶ（実線で例示）．次に，患者のクレアチニンクリアランス値の評価値が標準値の 35％の場合は横軸の 35％の点からノモグラムを介して Y 軸との交点（点 Q）を得る．この Q 値に基づき，患者への薬物投与量を 54.5％に減らす，もしくは，投与間隔を 1.83 倍に延長する調節法を提案できる．

物の場合は，こうした腎外排泄の割合を考慮する．具体的には，投与設計を行う薬物の腎外排泄の割合 R_{NR} を，式（3-13）により，薬物の腎排泄クリアランス CL_R（mL/min）と全身クリアランス CL_{tot}（mL/min）から評価した後，これを用いて，投与調節で用いる補正係数 Q を式（3-14）により算出する．

$$R_{NR} = \frac{CL_{tot} - CL_R}{CL_{tot}} \tag{3-13}$$

$$Q = (1 - R_{NR}) \times \frac{CL_{cr,\,patient}}{CL_{cr,\,normal}} + R_{NR} \tag{3-14}$$

ここで，$CL_{cr,\,patient}$（mL/min）は患者のクレアチニンクリアランス，$CL_{cr,\,normal}$（mL/min）は健常成人のクレアチニンクリアランスである．これら一連の調節手順を視覚的に実施する方法を図 3-15 に示す．患者への投与薬物量 D' は，これらの式により得られた Q 値を用い，腎機能正常者の場合に用いる薬物量 D から，投与間隔を一定とする場合には式（3-15）に基づいて算出する．また，投与量を減量せずに投与間隔を延長する場合には，式（3-16）に基づいて腎機能正常者の場合の投与間隔 τ から，腎障害患者の場合の投与間隔 τ' を算出する．

$$D' = D \times Q \tag{3-15}$$

$$\tau' = \frac{\tau}{Q} \tag{3-16}$$

F 腎機能の低下と薬物体内動態

1）タンパク結合率の変化

腎疾患患者では，特に酸性薬物の場合に，薬物の血漿タンパク質との結合率が低下し，よって，薬物の非結合形分率（遊離形分率）が上昇することが知られている（表 3-19）．非結合形分率の変動は，様々な様式で薬物の血中濃度推移に大きく影響する．このため変動の機序や薬物濃度推移との関係について深く理解しておくことが重要である．腎疾患患者で見られる薬物と血漿タンパク質との結合の低下は，患者の血液を人工透析した場合に回復することから，腎障害に伴って血液中の尿毒症物質濃度が上昇し（図 3-16），これにより薬物と血漿タンパク質のアルブミンとの結合が阻害されることが，その低下の原因であると考えられている．また，こうしたタンパク結合が阻害される形式の他，**ネフローゼ症候群**や**糸球体腎炎**の場合などで，糸球体基底膜が障害されて血漿タンパク質が著しく尿中への漏出しているような場合には，血漿タンパク質の濃度低下が生じることで，薬物のタンパク質結合率が低下する（図 3-17 A）．他方，塩基性薬物の場合には，血漿中で α_1-**酸性糖タンパク質**と結合するものが多い．α_1-酸性糖タンパク質は炎症を伴う疾患や外傷の初期において血漿中濃度が急増する急性期タンパク質である．腎疾患患者でも併発する組織炎症の程度に応じ α_1-酸性糖タンパク質の濃度上昇が認められるが，この場合，塩基性薬物のタンパク結合率は増大し，遊離形分率は低下する（図 3-17 B）．なお，こうした疾患に伴う血漿タンパク質の濃度変動については，肝疾患時の薬物動態の項でも触れる．

表 3-19　腎障害に伴って血漿中のタンパク結合率が低下する薬物（代表的なもの）[5,6]

クロフィブラート	サリチル酸[*1]	ジアゼパム	ジゴキシン
スルファメトキサゾール[*1]	セファゾリン[*1]	セフジニル	ドキシサイクリン
トリアムテレン	ニフェジピン	バルプロ酸[*1]	フェニトイン[*1]
フェロジピン	フロセミド[*1]	ペチジン	ミコフェノール酸[*1]
ミダゾラム	レフルノミド	ロラゼパム	ワルファリン[*1]

[*1] 酸性薬物

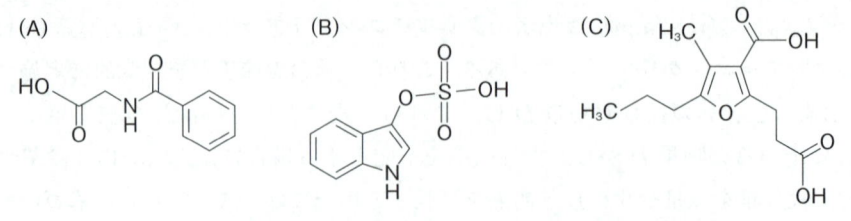

図 3-16　腎疾患時に血漿中濃度が上昇する尿毒症関連物質
（A）馬尿酸，（B）インドキシル硫酸，（C）カルボキシメチルプロピルフランプロピオン酸

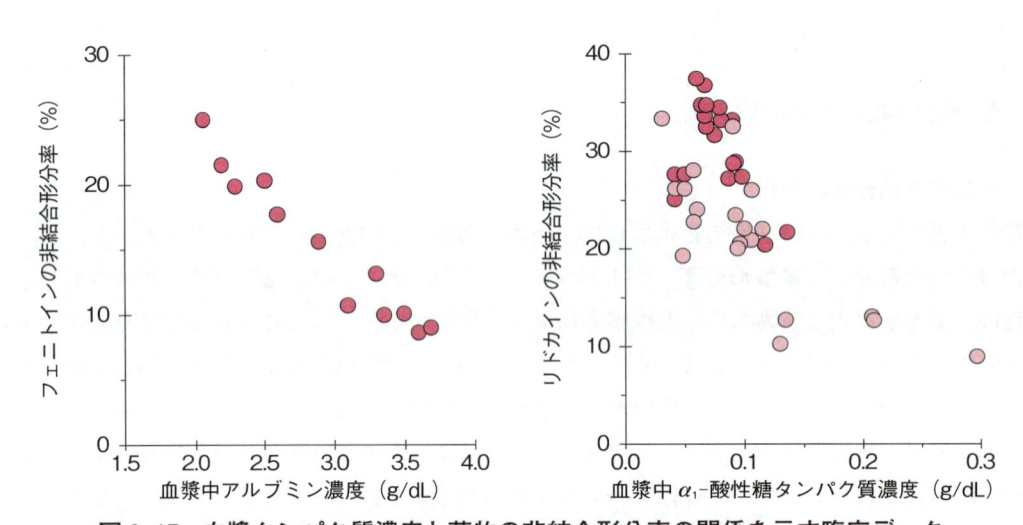

図 3-17　血漿タンパク質濃度と薬物の非結合形分率の関係を示す臨床データ
（A）酸性薬物フェニトインとアルブミンの場合[7]，（B）塩基性薬物リドカインと α_1-酸性糖タンパク質の場合[8]．リドカインのデータでは参考のため，がん患者での測定値を薄い色にて併せて表示している．標準的な血漿中濃度範囲は，アルブミンの場合に 3.5～5.5 g/dL 程度，α_1-酸性糖タンパク質の場合に 0.06～0.14 g/dL 程度である．

2）分布容積の変化

腎疾患時に薬物のタンパク結合率が変動し非結合形分率が変化すると，薬物の分布容積が変化し，さらに，この変化に応じて薬物血中濃度が変化する．薬物の分布容積と非結合形分率の関係は，前述した第 1 章の式（1-15）で示されることから，腎疾患時の薬物の分布容積 V_d は，薬物の血漿中の非結合形分率 f_u の変化に応じて変化する．一般に，大部分が血漿タンパク質と結合

して存在する薬物は，腎障害時にその非結合形分率f_uが増大しやすい．例えば，薬物のタンパク結合率が99.9%の場合，腎障害によって1%程度の結合阻害が生じ，結合率が99%に低下すると，薬物の非結合形分率は0.001から0.01へと10倍に増加する．他方，同じ結合率変化に対し，タンパク結合率50%の薬物では非結合形分率はほぼ不変である．こうしたタンパク結合率の大小に加えて，薬物の組織移行性の大小も，分布容積の変化の大きさを左右する．薬物が血管内に存在し，ほとんど組織へ移行しない場合には，非結合形分率の変動はほとんど分布容積に影響しない．一方，組織移行性が大きい薬物の場合は，非結合形分率の僅かな変化が分布容積を大きく変化させる（図3-18）．ここでは，薬物移行性の指標として，式（3-17）で示すように，前出の式（1-15）を式（3-21）へ変形整理する過程で得られるパラメータρを用いている．

$$\rho = \frac{[V_T/f_{uT}]}{[V_B/f_u]} = \frac{V_T}{V_B} \cdot \frac{f_u}{f_{uT}} \tag{3-17}$$

式（3-17）にV_Bを掛けると

$$\rho V_B = V_T \cdot \frac{f_u}{f_{uT}} \tag{3-18}$$

式（1-20）を変形すると

$$V_T \cdot \frac{f_u}{f_{uT}} = V_d - V_B \tag{3-19}$$

式（3-18）と式（3-19）より，

$$\rho V_B = V_d - V_B \tag{3-20}$$
$$V_d = V_B \cdot (1 + \rho) \tag{3-21}$$

このパラメータρは，組織における薬物の分布容積V_Tが，血漿中における分布容積V_Bに比較して，見かけ上，何倍程度かを示す値である．組織分布性の大小により，腎疾患時に薬物のタン

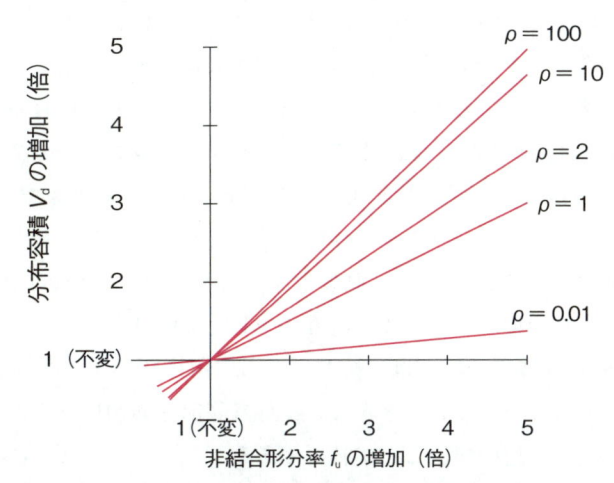

図3-18　薬物の非結合形分率の増加と分布容積の増加の関係（シミュレーション）
組織移行性が大きい薬物の場合（$\rho=100$），非結合形分率の変化に応じて分布容積も増加する．このため遊離形薬物濃度はほとんど変化しない．一方，組織移行性が小さな薬物の場合（$\rho=0.01$）は，非結合形分率が増加しても分布容積の変化はわずかである．この場合遊離形薬物濃度は上昇する．分布容積は式（1-15）により，組織移行性は式（3-17）により計算．

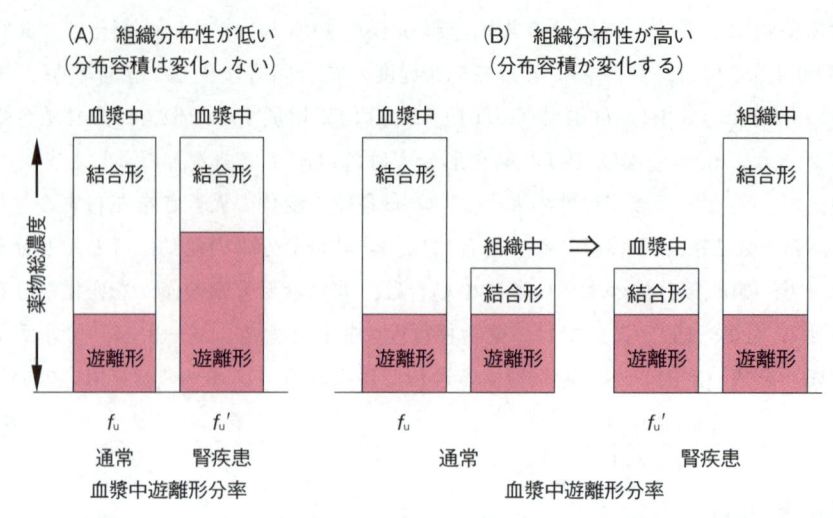

図 3-19 腎疾患における酸性薬物の非結合形分率と遊離形濃度の関係（概念図）
(A)：薬物の組織分布性が小さい場合は，非結合形分率が増加すると血漿中の遊離形薬物濃度が増加する．なお，この場合，血漿中の薬物総濃度はほとんど変化しない．
(B)：薬物の組織分布性が大きい場合は，非結合形分率の上昇により血漿中で新たに遊離形となった薬物は直ちに組織へと移行する．この結果，血漿中の結合形薬物が減少し，組織中の結合形薬物が増加する．血漿中の遊離形薬物濃度は上昇しない．この場合，血漿中の薬物総濃度は減少する．

パク結合が阻害された場合の影響の大きさが異なってくる（図3-19）．組織分布性が小さな薬物の場合，タンパク結合が阻害されて非結合形分率が上昇すると，これにより血漿中の遊離型薬物濃度が増大する．一方，組織分布性が大きな薬物の場合は，タンパク結合が阻害され非結合形分率が上昇しても，生成した遊離形薬物は直ちに組織へ移行することから，血漿中の遊離形薬物濃度はあまり変化しない．多くの場合，血漿中の遊離形薬物濃度は薬理効果と相関する．このため，遊離形薬物濃度が変化する前者の場合は，薬理効果の増強を予測した投与設計が必要となる．他方，遊離形薬物濃度が変化しない後者の場合，分布容積の増大により血漿中の薬物総濃度の減少が生じるが，遊離形濃度は不変であることから，薬理効果は変動せず，よって，投与量調節は行われない．抗てんかん薬のフェニトインの場合，血液中の薬物総濃度は腎不全患者の場合に低下する（図3-20 A）．これは，酸性薬物であるフェニトインとアルブミンの結合阻害によって，非結合形分率が上昇し，薬物の分布容積が増加したことを一因とする事象である．図3-20 B に示すように末期腎障害患者にメロキシカムを投与後には，健康ボランティアと比較して血漿中総メロキシカム濃度が低値であった．しかし，血漿中非結合型メロキシカムの割合は健康人ボランティアの3倍であり，非結合型メロキシカム濃度のAUCは健康ボランティアと比較して差がなかった[11]．血液中の薬物総濃度の低下は，抗てんかん作用に関係する非結合形薬物濃度の低下をそのまま反映しているものではないことから，投与量調節を適切に行うためには，血漿中の遊離形薬物濃度を直接測定して把握することが必要である．

3）臓器クリアランスの変化

腎不全患者における薬物血中濃度の低下の要因は，分布容積の増大のみではない．非結合形分率の上昇に起因する薬物の肝消失の見かけ上の亢進も，その要因の1つである．腎不全患者にお

第3章　薬物動態の変動要因

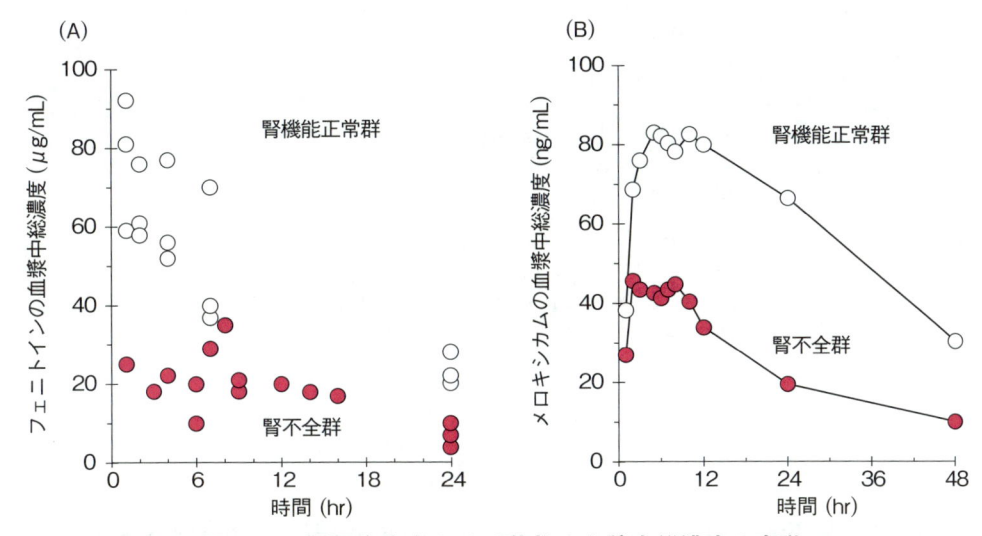

図3-20　腎不全患者おける薬物の血漿中総濃度の変動
(A) 抗てんかん薬フェニトインの場合[12]．腎機能正常患者3名および腎不全患者5名を対象にフェニトインを用量250 mgにて静脈内投与を行い，その後の血漿中薬物総濃度を種々の時刻にて測定．全測定値を患者の区別なく表示．
(B) 非ステロイド性抗炎症薬メロキシカムの場合[13]．腎機能正常患者12名および腎不全患者12名にメロキシカムを用量15 mgにて経口投与し，その後の血漿中総薬物濃度を経時的に測定．各群での平均値を表示．

いて認められる非ステロイド性抗炎症薬**メロキシカム**の血中濃度推移の変動も，こうした要因による（図3-20 B）．**メロキシカム**は肝代謝により消失する薬物であり，その肝クリアランス CL_H は式（3-22）のように薬物の非結合形分率 f_u と薬物の肝固有クリアランス $CL_{H,int}$ に影響される．

$$CL_H \cong f_u \cdot CL_{H,int} \tag{3-22}$$

したがって，腎疾患時に薬物と血漿中タンパク質の結合阻害が生じて非結合形分率 f_u が増加すると，薬物の肝クリアランスが増大し血中濃度が低下する．なお，腎疾患時には，薬物の非結合形分率の変化に伴う肝クリアランスの変化の他，肝臓の薬物代謝酵素や薬物輸送担体に活性変動が生じる結果，肝固有クリアランス $CL_{H,int}$ が変化することも知られている．よって，こうした変化も肝クリアランスの変動要因として考慮する必要があろう．

4）初回通過効果の変化

腎障害に伴って薬物の非結合形分率 f_u や肝固有クリアランス $CL_{H,int}$ に変化が生じると，肝臓の初回通過効果（後述）も変化する．このため，肝代謝型薬物の場合でも，経口投与後の血中濃度推移が変動する．肝代謝型薬物の全身クリアランス CL_{tot} が式（3-23）で示される場合，この薬物を経口投与した際の血中濃度推移の曲線下面積 AUC_{po} と薬物の非結合形分率 f_u および肝固有クリアランス $CL_{H,int}$ との関係は，前出の式（1-6）を利用して，次式のように表される．

$$CL_{tot} = CL_H = \frac{Q_H \cdot f_u \cdot CL_{H,int}}{Q_H + f_u \cdot CL_{H,int}} = Q_H \cdot E_H \tag{3-23}$$

$$F = 1 - E_H \tag{3-24}$$

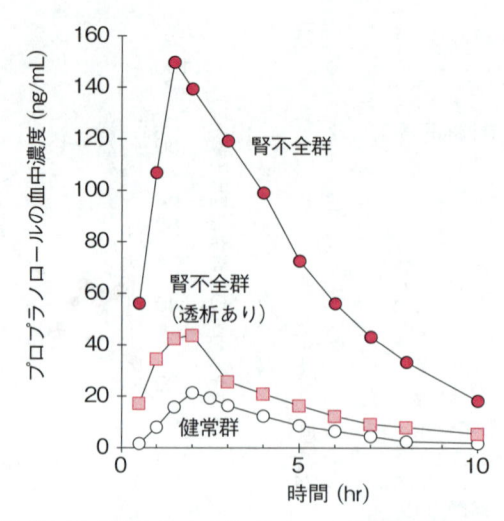

図 3-21 腎不全患者におけるプロプラノロールの経口投与後の平均血中濃度 [14]

肝代謝型薬物の場合でも，腎不全患者における経口投与後の血中薬物濃度が上昇する場合がある．こうした血中濃度の変動は，薬物の非結合形分率の減少や肝固有クリアランスの低下に起因する他，消化管における薬物吸収が増大することも一因である．腎不全患者における薬物体内挙動の変動は，血液透析によって健常者の値に回復する場合があることに留意．プロプラノロール用量 40 mg．

$$\frac{D}{AUC_{po}} = \frac{CL_{tot}}{F} = f_u \cdot CL_{H,int} \tag{3-25}$$

なお，記号 E_H は薬物の肝抽出率，Q_H は肝血流量である．式（3-25）に示されているように，腎障害に伴って，薬物のタンパク結合率が上昇し非結合形分率が減少した場合や，薬物の肝固有クリアランスが低下した場合は，曲線下面積 AUC_{po} の増大，すなわち，経口投与後の薬物の血中濃度の上昇が生じることになる．実際，肝代謝型薬物である β 遮断薬**プロプラノロール**の場合に，腎不全患者における経口投与後の血中濃度が上昇することが報告されている（図 3-21）．なお，腎障害時には，消化管における薬物吸収挙動に変化が生じることが報告されている．したがって，こうした腎不全患者における経口投与薬物の血中濃度上昇機構には，肝臓の初回通過効果の減弱の他，薬物の消化管吸収の亢進が関与している可能性が高い．また，腎障害患者で生じる薬物の血中濃度推移の変動は，患者が血液透析を受けることで健常者と同じ状態に回復する場合がある．このことは逆に，腎障害患者の血液中に存在し，かつ，透析によって除去され得る尿毒症物質や他の老廃物，もしくは，生理活性物質が，腎障害患者で認められる薬物体内動態の変動要因であることを示している．

5）活性代謝物の血中濃度推移

薬物に活性代謝物がある場合，もしくは，代謝物が副作用を惹起するような場合には，親化合物の体内動態に加えて代謝物の体内動態についても，これを十分に把握しておく必要がある．さらに，この代謝物が腎排泄によって消失する場合には，患者の腎機能が正常か否かによって代謝物の血中濃度が変動することにも留意すべきである．腎不全患者に対する薬物治療では，肝代謝型薬物の使用が好まれる．しかし，そうした薬剤選択を行う際は，その薬物が活性代謝物を成す

か否かという点や，活性代謝物がある場合はそれがどのような消失経路を取るかという点についても考慮が必要である．活性代謝物の主たる消失臓器が腎臓である場合，腎疾患患者では代謝物の血中濃度が上昇し，薬理作用や副作用が増強する．下表に，活性代謝物を有する肝代謝型薬物であって，その代謝物が少なからず腎排泄を受ける薬物を例示した（表3-20）．

G 透析療法の特徴

1）血液透析

腎機能障害が進行し，腎機能評価値がグレード5（表3-17），すなわち，正常時の10～15%までに低下すると，透析療法が適用となる．こうした患者では，本来，尿中排泄される老廃物が血液中に蓄積して尿毒症症候群と呼ばれる症状が出現する場合が多く，悪心や嘔吐，倦怠感や衰弱感が出現する他，精神状態に変調をきたす場合も少なくない．現在，わが国で慢性的に透析を受けている患者は31万人あまりであり，透析形態は血液透析が95～97%，腹膜透析が3～5%である（2014年）．血液透析では，透析膜として半透膜を用い，これを中空糸に加工して円筒形容器に封入したダイアライザー（透析器）に血液を流すことで，血液中の老廃物等の低分子物質の除去が行われる（図3-22）．ダイアライザー内では，血液が半透膜を挟んで透析液と接し，さらに透析液と対向して流れるように流路が設計されており，血液中の老廃物等が濃度勾配を利用して透析液内に効率よく拡散し除去されるように工夫されている．透析療法では，使用する透析液の電解質組成や浸透圧を種々調整することで，血液中の電解質や水分子が必要以上に失われないように，透析条件を調節することも可能である．

血液透析における透析効率は，ダイアライザーに導入される血液や透析液の流量，および，ダイアライザーに封入されている半透膜の細孔径の大小や膜表面積により左右される．半透膜の細孔径が大きいほど，除去効率が大きくなる他，血液中のβ_2-マイクログロブリン（分子量約12,000）のような大きな分子の除去も良好となる．わが国で市販されているダイアライザーは，

表3-20　腎排泄を受ける活性代謝物をもつ肝代謝型薬物の例

薬　物	作用・作用機序	活性代謝物
アセトヘキサミド	経口糖尿病治療薬	1-ヒドロキシヘキサミド
グリベンクラミド	経口糖尿病治療薬	ヒドロキシグリベンクラミド
ナテグリニド	経口糖尿病治療薬	ヒドロキシナテグリニド
アセブトロール（N-ブチリル体）	β遮断薬	N-アセチル体
ロサルタン	アンジオテンシンⅡ受容体拮抗薬	ロサルタンカルボン酸
プロカインアミド	抗不整脈薬	N-アセチルプロカインアミド
ジソピラミド	抗不整脈薬	モノイソプロプルジソピラミド
モルヒネ	麻薬性鎮痛薬	モルヒネ-6-グルクロニド
コデイン	麻薬性鎮咳薬	コデイン-6-グルクロニド
イミプラミン	三環系抗うつ薬	デシプラミン
ミダゾラム	ベンゾジアゼピン系麻酔薬	1-ヒドロキシミダゾラム
アロプリノール	尿酸生成阻害剤	オキシプリノール
リファンピシン	抗結核薬	デスアセチルリファンピシン

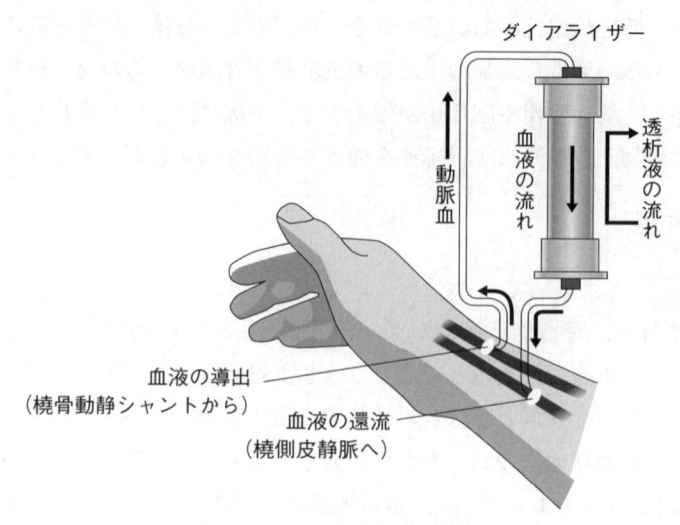

図 3-22 血液透析の概略
血液透析を適切に施行するためには，200〜400 mL/min 程度の血液量をダイアライザーに導入する必要がある．通常の静脈穿刺ではこうした血液量を確保できないことから，多くの場合，手術によって橈骨動静シャントを形成する等，体表面の浅い穿刺でも容易に大きな血液量が得られるような処置が取られている．

この β_2-マイクログロブリンの除去能により 5 段階に機能分類されており，繁用されるⅣ型，もしくはⅤ型のダイアライザーを用いた場合，導入血流量 200 mL/min，透析液量 500 mL/min の条件でそれぞれ 50〜70 および 70 mL/min 以上の β_2-マイクログロブリンクリアランスを得ることができる．なお，血液透析では目標とする尿素除去率 Kt/V_d を設定して透析処置が指示されることが多く，この値が 1.4〜1.6 になるように，使用するダイアライザーの種類や導入血液量，透析施用時間が決められる．Kt/V_d 値は，それぞれのダイアライザーに固有の値である除去効率値と導入血流量によって決まる尿素クリアランス値 K（mL/min）に透析時間 t（min）を乗じ，これを尿素の分布容積 V_d（mL）で除した値である．尿素の分布容積 V_d は体重の 60％ として近似される場合が多い．

2）腹膜透析

　腹膜透析は，腹膜を透析膜として用いるもう 1 つの透析方法である（図 3-23）．腹膜は腹腔内で臓器表面ならびに腹腔壁を覆っている漿膜であり，その構造は血液透析で用いる半透膜とは異なり，表面被膜に覆われた一層の中皮細胞層とその下の細胞外マトリクス，さらにマトリクス内を網羅して縦走する毛細血管により構成され複雑であって，決して単純な一枚膜として近似され得るものではない．腹膜透析の場合，毛細血管を流れる血液中の老廃物は，腹腔内に導入された透析液中へ拡散により移動する．成人男性では，腹膜の表面積は 1〜2 m²，腹膜血液流量は総量で 50〜100 mL/min とされている．このうち，臓器表面漿膜に関するものは腸間膜動脈から供給されて門脈へ流れ込む血液であり，腹腔壁漿膜に関するものは腰椎動脈や肋間動脈より供給を受けて下大静脈へ流れ込む血液である．この血流速度に対し，尿素（分子量 60）やクレアチニン（分子量 113）などの低分子物質を用いて測定された腹膜透析の物質除去クリアランスは

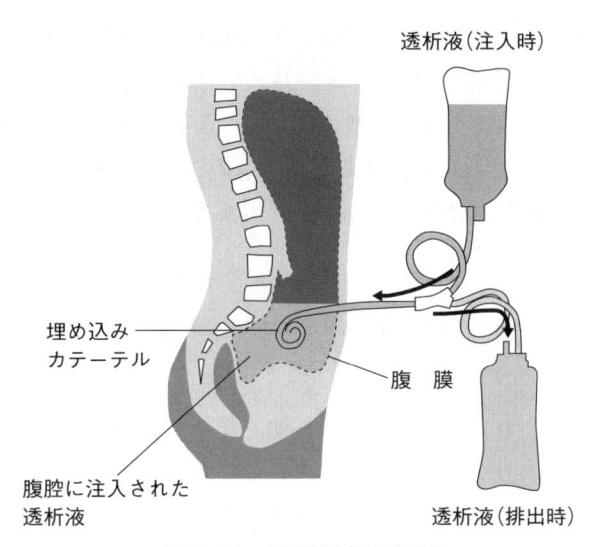

図 3-23　腹膜透析の概略

腹膜透析では透析液の腹腔への導入と貯留および交換が定期的に行われる．血液中の老廃物は濃度勾配に従う拡散により腹膜を透過して透析液へ移行する．その後，透析液を腹腔から排出・交換することで，移行した老廃物が体外へ除去される．一般に慢性腹膜透析では 2～2.5 L の透析液を 1 日 4 回導入し交換する．

10～20 mL/min 程度の低い値である．こうしたことから，腹膜透析の透析効率は毛細血管の血流量ではなく，物質の拡散過程，すなわち，透析液-血液間の濃度勾配や毛細血管床の面積によって左右されると考えられる．腹膜透析の場合も血液透析と同様に分子量が大きな物質は血液中から除去されにくい．しかし，大きな分子でもその透過が完全に遮断されることはなく，例えば，アルブミン（分子量約 69,000）の場合でも，ある程度の量（2.5～5 g/day）が血液中から腹膜内の透析液中へ移行する．このため腹膜透析患者では，血液透析患者に比べて低アルブミン血症を発症しやすい．腹膜透析は血液透析より穏やかに透析が行われる．腹膜透析における尿素除去率 Kt/V_d の目標値は，透析期間 1 週間で 2.0～2.2 である．

H　透析療法と薬物クリアランス

体循環血液中の薬物は，透析により体外へ除去され得ることから，透析患者における薬物血中濃度推移を把握する場合には，ダイアライザーや腹膜の薬物除去能，すなわち，薬物の透析装置による透析排泄クリアランス $CL_{Dialysis}$ を把握することが重要となる．透析施行時の透析患者における薬物全身クリアランス CL_{tot} は，式（3-26）に示すように，この透析排泄クリアランスと，患者の残存腎機能に由来する腎クリアランス CL_R，ならびに腎外クリアランス CL_{NR} の合計として把握できる．

$$CL_{tot} = CL_{Dialysis} + CL_R + CL_{NR} \tag{3-26}$$

透析による血中薬物の除去率の大小については，これまでも，分子量が大きい薬物や，タンパク結合率が高い薬物，すなわち，遊離形分率が小さい薬物は除去されにくいことが知られている．こうしたことを考慮すると，ある薬物 A（非結合分率 f_{uA}，分子量 M_A）の透析排泄クリアランス $CL_{Dialysis}$ は，次のように計算される．透析目標として設定された尿素除去率 Kt/V_d 値から透

析装置の尿素クリアランス K（mL/min）が求められるが，薬物 A は尿素よりも分子量が大きく，非結合形分率も低いことから，薬物 A の透析除去クリアランス $CL_{Dialysis}$ は，尿素クリアランスよりも小さな値となる．非結合形分率の影響に関しては前述の式（3-22）を，分子量の影響に関しては，物質の拡散（気体の拡散）に関する**グレアムの法則** Graham's law，すなわち，拡散速度は物質の分子量の平方根に反比例することを利用すると，薬物 A の透析排泄クリアランス $CL_{Dialysis}$ は次式のように推定される．

$$CL_{Dialysis} = f_{uA} \cdot K \cdot \sqrt{\frac{M_U}{M_A}} \tag{3-27}$$

ここで記号 M_U は尿素の分子量 60 である．なお，実際は，目標とした尿素除去率がその透析施行により計画通りに達成されるか不確実である他，腎障害患者における薬物のタンパク結合率や，腎クリアランスや腎外クリアランスの変動，さらには腎機能低下や透析処置に伴う薬物の分布容積の変化など，ここで考慮されていな要因も存在する．また，血液透析において高効率のダイアライザーを使用する場合，薬物の透析除去クリアランスが腎機能健常時の GFR を超える場合があることに注意が必要である（表 3-17）．すなわち，このような場合，糸球体ろ過を主な排泄経路とする薬物の血中濃度推移は，血液透析の施行に伴って著しく変動する．これは，透析患者の低下した薬物全身クリアランスを，血液透析で使用する高効率のダイアライザーの大きな透析除去クリアランスが補償するからである．これにより，透析患者での薬物の全身クリアランスは著しく上昇し，その血中濃度推移の半減期は健常被験者と同程度に回復する（図 3-24）．こうしたことから，薬物血中濃度推移に対する透析の影響を正確に把握することは難しい．したがって，特に透析を初回導入する際には，透析患者における薬物の治療効果の変動や副作用惹起の有無を，個別事例毎に注意深く観察することが必要である．

I 透析装置に関する留意事項

透析患者，特に血液透析患者に特有の有害事象例として，ダイアライザーに使用されている半透膜の素材と薬物の間で，直接的あるいは間接的に相互作用が生じる可能性に留意することが必要である．著名な海外事例に，アンジオテンシン変換酵素阻害薬とポリアクリロニトリル（PAN）系高分子素材を半透膜に用いたダイアライザーとの相互作用がある．アクリロニトリルメタリルスルホン酸ナトリウム（商品名 AN 69®）は陰性荷電をもつ PAN 系高分子であるが，これを半透膜として用いて血液透析を行うと，ブラジキニン産生が刺激される．他方，アンジオテンシン変換酵素阻害薬はブラジキニン代謝を抑制することから，この薬剤を服用中の患者が PAN 系半透膜のダイアライザーで血液透析を受けた結果，血液中のブラジキニン濃度が上昇してアナフィラキシーが誘発される．ダイアライザーが関与する相互作用や生体反応の惹起については，こうした報告以外にも，種々の未報告事例が存在すると思われる他，現在，様々な性質をもった多くの半透膜素材が開発され上市され続けていることを考えると，今後も同様，あるいは，予期できない様態の相互作用事例が生じる可能性を否定できない．こうしたことからも，透析患者に対しては，常にその薬物療法が適切に行われているか否かを確認することが求められる．

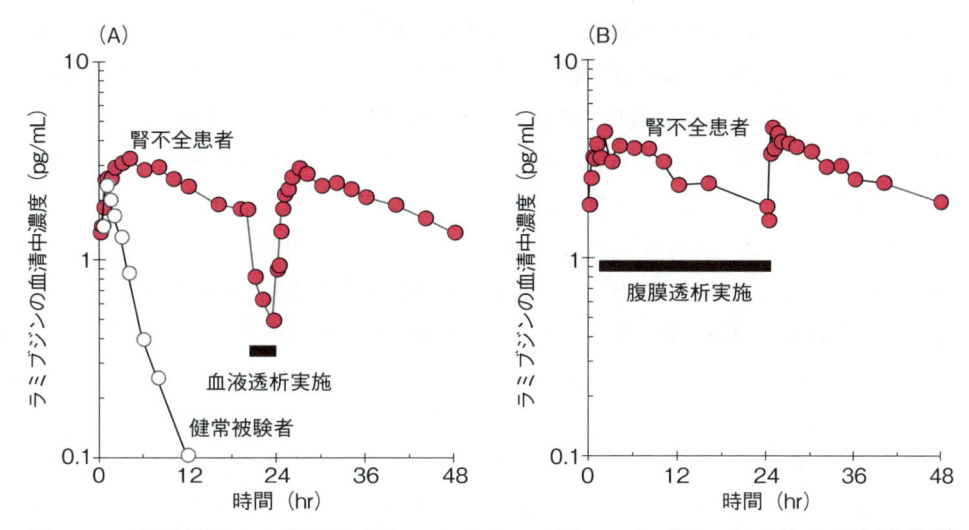

図3-24 透析施用中の腎不全患者における2日間のラミブジンの血清中濃度推移[15]

(A) 血液透析患者における濃度推移．被験者はラミブジンの初回服用後，18時間目から4時間の血液透析を受けている．被験者はその後，再度，ラミブジンを服用．ラミブジン経口服用量150 mg，1日1回，2日間．図中の記号○は，健常被験者におけるラミブジン単回服用後の血漿中薬物濃度推移[16]．健常被験者のラミブジン経口服用量は300 mg．
(B) 腹膜透析患者における濃度推移．被験者はラミブジンの初回服用後，直ちに24時間の腹膜透析を開始．腹膜透析終了後，再度，ラミブジンを服用．ラミブジン経口服用量150 mg，1日1回，2日間．

3-3-2 肝疾患時の薬物動態

A 肝臓の機能

　肝臓は，腹腔右上の横隔膜の直下に，ほぼ肋骨下に収まる形で位置する体内最大の臓器であり，その重量は成人男子の場合で体重の約2％の1～1.5 kgである．肝臓は解剖学的に，臓器を固定する肝鎌状間膜を境に左葉と右葉に分けられ，これに右葉下面に位置する尾状葉と方形葉を合わせた計4区分に分類される．また，臨床的な実用性から，肝臓各部分への血液供給と血管分岐を考慮して肝臓を8区画に分ける機能的分類法も利用されている（図3-25）．肝臓への血液供給は**肝動脈**（固有肝動脈）と**門脈**の2つの血管により行われる．このため肝臓はこれら血管の二重支配を受ける臓器となっている．肝臓への血液供給量 Q_h は毎分約1500 mLであるが，このうち肝臓自身に酸素と栄養を供給する動脈血の割合は25～30％であり，残り70～75％は消化管を経由して門脈から流れ込む静脈血である．このような血液供給の目的に基づいて，肝動脈を栄養血管，門脈を機能血管と呼ぶ場合もある．経口投与され上部消化管から吸収された薬物はすべて門脈を経て肝に流入する．肝には多くの薬物代謝酵素が存在するため，薬物によっては広範な代謝を受ける（初回通過効果，first pass effect）．肝動脈と門脈は，肝臓内で分岐を繰り返して毛細血管となり，それぞれ最終的に小葉間動脈および小葉間静脈となって，**肝小葉**と呼ばれる直径1～2 mm，厚さ1～2 mm程度の肝機能単位に到達する（図3-26）．肝小葉では，小葉間動脈および小葉間静脈から中心静脈に向かって**洞様毛細血管**（**類洞**）と呼ばれる毛細血管が形成され

ており，これに沿うように肝細胞が配列する．肝小葉の形状は全体では中心静脈を取り囲む六角形様である（図3-26）．洞様毛細血管は有窓性多窓性であり，ここを流れる血液の血漿成分は自由に毛細血管外に漏出し，洞様毛細血管の外側と肝細胞の間の**ディッセ腔 space of Disse**と呼ばれる間隙を灌流する．肝小葉のこうした構造的特徴によって肝細胞は血漿成分と直接接することが可能となっており，これにより肝臓では血液中の栄養素や薬物の取り込みが非常に効率良く行われている．なお，洞様毛細血管内には，マクロファージの一種である**クッパー細胞 Kupffer cell**が内皮に密着する形で存在しており，異物の貪食機能を介する免疫機構の活性化に関与している．肝小葉のそれぞれの肝細胞で生成された胆汁は肝小葉を外側へ移行して小葉間胆管に流入する（図3-26）．小葉間胆管は次第に合流して肝管および総胆管となり，最終的に十二指腸に開口し胆汁を排出する．胆汁の平均流量は 0.5 ～ 0.8 mL/min である．これは肝血流量と比べて著しく遅い．このため血液中から肝細胞に取り込まれ，胆汁排泄に至る物質や薬物の場合，それらは胆汁中でかなりの高濃度に濃縮される．その結果，条件によっては胆汁中で薬物の析出や結晶化が生じることがある．胆汁排泄型セフェム系抗生物質の**セフトリアキソン**は，その使用によってまれに胆石や胆嚢内沈殿物の形成を惹起するが，この副作用発生機構には，胆汁排泄におけるこうした薬物濃縮が関与していると考えられている．肝臓の組織学的構造は，肝臓が体内で担う役割の複雑さとは対照的に単調であり，肝臓を肝小葉の集積体として捉えることも可能である．一方，肝小葉を構成する肝細胞の機能は複雑であり，肝臓の多様な機能，例えば，食餌成分の処理と蓄積，生体異物の代謝と排泄，そして種々の内因性因子の合成や分泌といった機能を，個々の細胞がすべて行っている．肝臓には約50万個の肝小葉が存在し，肝小葉には約50万個の肝細

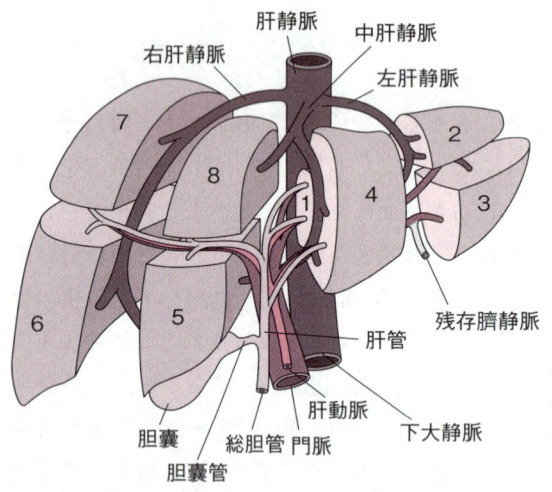

図 3-25　血管支配に基づく肝臓の区分

肝臓は肝動脈と門脈の両者から合わせて毎分 1500 mL の血液が供給されている．供給される血液の 70 ～ 75％ は門脈経由である．図中の数字は血液供給経路に基づく肝臓の 8 区分を示す．この分類法は臨床的利便性から繁用される．肝左葉の外側下区域 S 3 と内側区域 S 4 の間には臍静脈の残存が見られる．

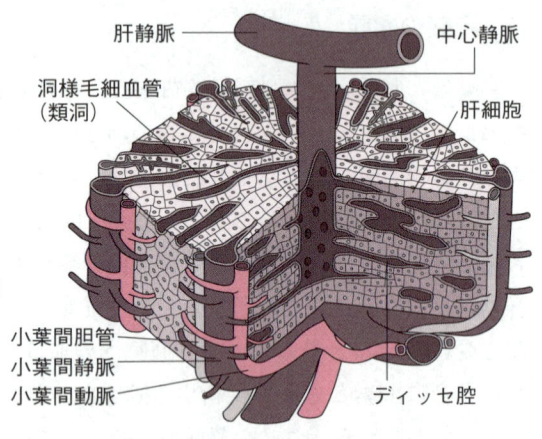

図 3-26　肝小葉の概要

肝小葉は肝臓の機能単位であり，中心静脈の周りに肝細胞が六角形の柱構造を為して配列している．肝小葉相互の隣接面には小葉間動脈・小葉間静脈・小葉間胆管を含む肝小葉間結合組織が存在する．血液は肝小葉の外側から洞様毛細血管を通りディッセ腔を介して肝細胞に接しながら中心静脈へ流出する．

胞が存在しているが，これら1つ1つの肝細胞は，それが果たす役割という点で肝臓の縮図であるといえよう．

B 肝機能の評価

　肝細胞がウイルス感染や腫瘍の増殖浸潤によって広範囲に破壊されあるいは壊死して脱落すると，肝機能が低下する．いうまでもなく肝臓は，薬物の代謝や排泄，さらには，体内分布や経口投与時の初回通過効果等の様々な薬物動態特性に深く関与する臓器であることから，肝機能の低下が薬物の体内挙動に及ぼす影響を正確に理解することは，薬物療法の個別化至適化を考える上で重要である．医療現場では，肝機能検査の目的で多くの臨床検査項目が測定されるが，これは肝臓が多種多様な機能を担う臓器であることを反映している．したがって，これらの検査値を単独で用いて肝機能を包括的，かつ，適切に評価しようとすることは困難であり，同様に，それによって薬物の肝代謝活性や胆汁排泄能，あるいは肝クリアランスを推定し投与量調節を図ることも不適切である（図3-27）．これに加え，肝臓には大きな余剰能力と強い再生能力が備わっており，軽度の機能的もしくは形質的障害であれば，影響部位の肝細胞由来の逸脱酵素や炎症性因子は血液中に検出されるものの，補償修復により障害の影響が表出することはない．こうしたことから，特に肝臓における薬物クリアランスを臨床検査値に拠って把握することは現状では難しい．しかし，その一方で，臨床検査値は肝機能の良否を簡便に判断する際に有用であることも事実である．特に治療域が狭い薬物であって，その血中濃度推移が肝機能に深く依存する場合は，肝機能検査値の変動に注意する必要があろう．なお，こうした目的で肝機能検査値を参照する場合には，その検査値に影響を与える種々の要因について考慮することが併せて必要である（表3-21）．肝臓の機能障害が進行して余剰能力による補償の程度を上回ると，機能障害の影響が薬物体内動

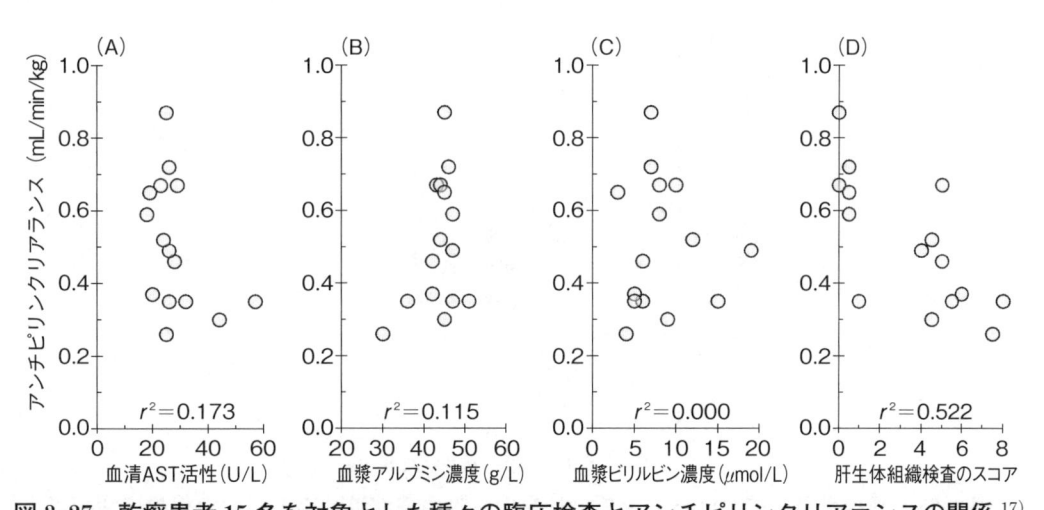

図3-27　乾癬患者15名を対象とした種々の臨床検査とアンチピリンクリアランスの関係[17]
（A）血清アスパラギン酸アミノ基転移酵素活性との相関，（B）血漿中アルブミン濃度との相関，（C）血漿中ビリルビン濃度との相関，（D）肝臓組織の検査結果との相関．肝臓組織検査は脂肪沈着，炎症性細胞の浸潤，線維化の有無，肝細胞の壊死をそれぞれ0〜3の4段階で評価した場合の合計点．アンチピリンクリアランスは，患者にアンチピリン600 mgを経口投与した後，3時間後から48時間目まで経時的に測定した唾液中薬物濃度推移より評価した値の単位体重当たりの換算値．各パネルにおける相関の決定係数をr^2として表示．いずれの肝機能検査値も，アンチピリンクリアランスに対し強い相関を示さない．

態の変化として現れやすい（図 3-28）．こうした場合には，肝障害の程度を臨床検査値と臨床的な病状診断の組合せによって分類する手法が有用である．実臨床では，**チャイルド・ピューChild-Pugh 分類**と呼ばれる分類法が，肝障害の重篤度を測る手法として広く用いられている（表 3-22）．肝機能障害の重篤度がこの分類法で中等度あるいは重度と判定された患者では，健常な場合と比較して，一般に薬物の肝クリアランスの明確な低下が認められる．また，末期肝硬変の患者に対しては，式（3-20）の判定式によりメルド（MELD）スコア（Model for End-

表 3-21　肝機能検査値と薬物体内挙動の潜在的関係（代表的なもの）[18]

肝機能検査値（血液検査）	関係する生理学的あるいは病態学的変化	左欄の変化により惹起され得る薬物体内動態の変化	検査値を評価する上で留意すべき因子
プロトロンビン時間	タンパク質の合成低下（急性的）	薬物代謝の低下	ビタミン K 欠乏症
アルブミン濃度	タンパク質の合成低下（慢性的）	薬物代謝の低下 タンパク結合率の低下 分布容積の増加	栄養不良
ビリルビン抱合体濃度	胆汁うっ滞	胆汁中排泄の低下	回復期の残存症状
ビリルビン非抱合体濃度	取込み機構阻害	薬物代謝の低下	溶血
AST あるいは ALT 活性[*1]	肝細胞の障害壊死	薬物代謝の低下	慢性疾病では変化しない急性疾病では肝機能とは無関係に急増する
ALP 活性[*2]	胆汁うっ滞	胆汁中排泄の低下	胆汁の生成亢進

[*1] アスパラギン酸アミノ基転移酵素活性，あるいはアラニンアミノ基転移酵素活性
[*2] アルカリホスファターゼ活性

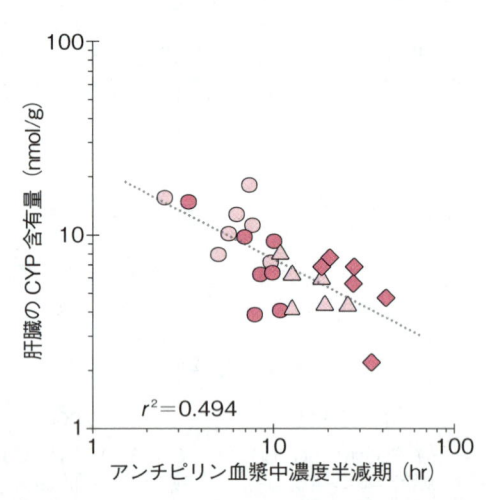

図 3-28　肝疾患患者におけるアンチピリンの血漿中濃度半減期と肝臓の薬物代謝酵素シトクロム P 450 含有量の関係 [19]

肝疾患の進行に伴って肝臓の薬物代謝酵素含有量が低下すること，また，これに対応してアンチピリンの消失半減期が延長することが全体として認められる．他方，肝疾患群における個人差は大きく，疾患の進行と P 450 含有量あるいは薬物半減期の対応はあまり明確ではない．○：肝機能正常群，●：脂肪肝群，△：慢性肝炎群，◆：肝硬変群．点線は両対数軸における回帰直線，r^2 値は相関の決定係数．アンチピリン半減期は，用量 20 mg/kg で経口投与後，経時的採血を 72 時間まで行い測定．

表 3-22 肝疾患の重篤度のチャイルド・ピュー分類[16]

検査所見と臨床検査値[*1]	標準値	1 point	2 points	3 points
肝性脳症[*2]	なし	なし	1 or 2	3 or 4
腹水	なし	なし	軽度	中等度以上
血清総ビリルビン濃度（mg/dL）	0.3〜1.2	< 2.0	2.0〜3.0	> 3.0
血清アルブミン濃度（g/dL）	3.9〜4.9	> 3.5	2.8〜3.5	< 2.8
プロトロンビン時間（PT-INR）	0.9〜1.1	< 1.7	1.8〜2.3	> 2.3

[*1] 該当する検査所見と臨床検査値を選び，対応する先頭行に記載されているポイントの合計点を計算する．合計点が6以下であれば肝障害の程度は軽度（分類A），7〜9は中等度（分類B），10以上は重度（分類C）．
[*2] 肝性脳症の主な症状と度数の対応　1：睡眠リズムの逆転，2：見当識障害や異常行動，3：せん妄や興奮，4：昏睡

Stage Liver Disease スコア）と呼ばれる症状の重篤度を示す値が算出され，肝移植術適用の優先順位を公正に判定する等の目的に利用されている．

$$MELD = 3.78 \times \ln TB + 11.2 \times \ln PT + 9.57 \times \ln S_{cr} + 6.43 \times ET \quad (3\text{-}28)$$

判定式では，血清ビリルビン濃度の自然対数値を $\ln TB$（mg/dL），プロトロンビン時間の国際標準比の自然対数値を $\ln PT$（無次元），血清クレアチニン値の自然対数値を $\ln S_{cr}$（mg/dL）により示している．記号 ET は肝障害の原因を示す値であり，胆汁うっ滞性肝疾患やアルコール性肝疾患の場合には1，これ以外の場合には0とする．肝硬変の重篤度は，算出されたメルドスコアに基づき，値が9以下の場合は軽度，10〜20の場合は中等度，20より大きい場合は重度と判定される．なお，メルドスコアは12歳未満の患者には適用しない．

C 肝臓の薬物除去能の評価

肝臓が薬物を除去する能力は，上述のような肝機能検査値に基づいて把握する他，肝機能を反映するような特徴的な体内動態特性を示す外因性のモデル薬物を投与して，その体内動態を測定することで把握可能である．これは腎臓の場合に，**イヌリン**や**PAH**を用いて糸球体ろ過速度や腎血漿流量を評価する方法と類似している．シアニン類色素である**インドシアニングリーン** indocyanine green（**ICG**, 図3-29）は，肝臓によって循環血液中から速やかに除去されること，および，腎排泄や腸管循環は生じないことが知られており，ICGの全身クリアランスを測定することで肝臓におけるICGの除去機能の良否を評価することが可能である．実際，こうした用途の25 mg注射用ICG製剤が肝機能検査薬として上市されている．測定されたICGの全身クリアランスに基づいて，患者の肝機能の良否と目的薬物の全身クリアランスを推定し，これにより薬物投与量を調節する．なお，健常人の場合，ICGの全身クリアランスは肝血流量に依存する（図3-30）．このため，ICGの全身クリアランスは，**プロプラノロール**のような血流速度依存型の肝消失を示す薬物の場合に，その全身クリアランスを良好に反映し，他方，**アンチピリン**のように，主に肝固有クリアランスに依存した消失を示す薬物の場合は，その全身クリアランスとは明確な相関を示さない（図3-31）．なお，肝炎や肝硬変が進行して肝機能が大きく損なわれている場合には，肝血流量の低下に加え，肝細胞の物質取込み機能の低下や細胞数に著しい減少が生じており，これらが複合的にICGの全身クリアランスに影響を及ぼすことに注意が必要である．ICGによる肝機能検査では，点滴投与によって定常状態に達した血中ICG濃度を点滴投与速度

図3-29 インドシアニングリーンの構造式

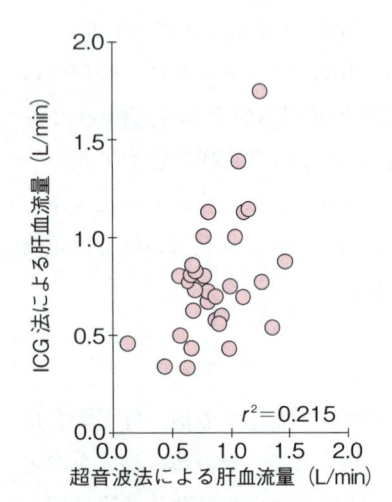

図3-30 インドシアニングリーン法（ICG法）による肝血流量の測定値と超音波法による値の比較[20]

軽度あるいは中程度の肝機能低下を認める肝硬変患者を対象とする．ICG法による肝血流量の値はICGの定常状態血中濃度を点滴速度で除して求めた全身クリアランス値．超音波法による肝血流量の値はドップラー効果に基づく血流の線速度に，門脈と肝動脈の血管断面積を乗じた値．

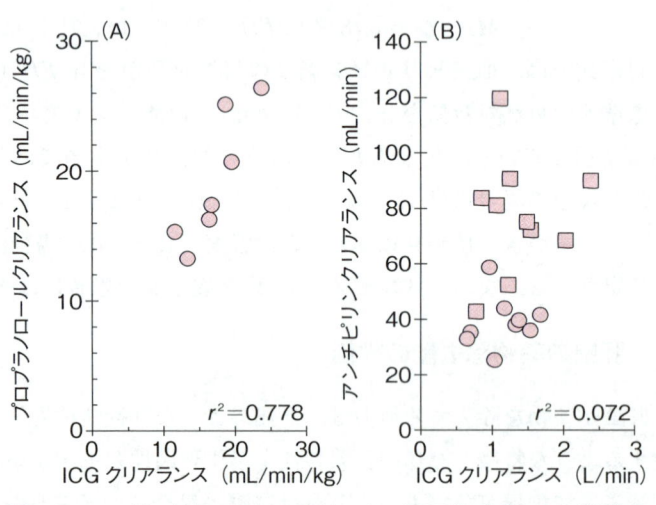

図3-31 インドシアニングリーン（ICG）と種々の薬物のクリアランスの関係

（A）高血圧患者7名を対象としたプロプラノロールのデータ[21]．薬物投与速度は80 μg/h/kg．全身クリアランスは定常状態における薬物血中濃度を点滴速度で除して算出．
（B）健常被験者10名を対象としてアンチピリンのデータ[22]．フェノバルビタールの酵素誘導に関する臨床試験研究における報告値．〇：酵素誘導前の対照値，□：酵素誘導後の値．アンチピリン服用量は1200 mg．全身クリアランスは薬物投与量と血中濃度初期値（外挿値）ならびに消失速度定数より算出．

で除して肝クリアランスを算出する．簡便法では，ICGの静脈内投与後に経時的な血液採取を行って，ICGの血中消失速度定数を算出する方法がある．肝機能に特に異常を認めない場合，ICGの肝クリアランスは被験者体重当たり20 mL/min/kg以上である．消失速度定数を求めた場合は，その値が概ね0.158～0.232 min^{-1}の範囲であれば，肝機能は正常であると考えられる．ICGは循環血液中で80%以上が結合形として存在しており，その大部分はリポタンパク質との

結合であることが知られている．こうしたことから循環血液中の ICG は，肝臓のリポタンパク質取込み機構によって肝細胞に素早く取り込まれると考えられる．近年，この ICG のように，特異的な物質取込み機構を介して肝臓に迅速に集積する種々の物質が検査薬として登場し，画像診断の分野で盛んに利用されている．クッパー細胞の貪食能を画像化する ^{99m}Tc-スズコロイドや，アシアロ糖タンパク質受容体に結合することで肝実質細胞を画像化する ^{99m}Tc-ガラクトシルヒト血清アルブミンは，この類の代表的な薬物である．

D 肝臓の薬物代謝酵素活性の評価

被験者の肝薬物代謝活性をより直接的に評価したい場合は，ICG に代わり，目的とする薬物代謝酵素により代謝されるモデル薬物を被験者に投与して，その全身クリアランスを指標とする手法がある．特に，薬物の血中濃度推移を把握する上で，その大きな影響因子である肝臓のチトクローム P 450 の活性把握は必須であることから，薬物療法施用に先立って，その代謝活性を把握する試みが盛んに行われている．具体的には，チトクローム P 450 の基質となるモデル薬物を患者や被験者に投与して，その全身クリアランスや代謝物生成量を測定する（表 3-23）．これらの値は肝臓のチトクローム P 450 の薬物代謝活性の指標となり得ることから，目的とする薬物の体内動態をこれらの測定値に基づいて推定することが可能である．モデル薬物は腎排泄や腸肝循環を被らないものが望ましい．近年では，LC-MS/MS 等の微量分析機器の発達により，検体試料中の複数の薬物を高感度で同時に定量することが可能である．このため，これを活用して，複数のモデル薬物の微量一括投与と個々の血中濃度推移の同時測定を行い，被験者におけるチトクローム P 450 各分子種の薬物代謝活性を迅速に評価する検査法（**カクテル基質試験**）の開発が進められている．この検査法の実用化は，薬物療法の個別化至適化に大きく資するものとなろう．

E 薬物肝クリアランスの評価と留意点

1）肝固有クリアランス・薬物遊離形分率・肝血流量

肝臓を主な消失臓器とする薬物の全身クリアランスは肝クリアランスを反映することから，その値は肝機能障害の表出に伴って変化する．この変化の主な要因は，肝細胞の薬物処理能力を示

表 3-23 肝臓のチトクローム P 450 活性評価に用いられた薬物[18]

対象となる P 450 分子種	モデル薬物	活性評価の際に測定する項目
CYP1A2	カフェイン	各代謝物の尿中排泄比率
CYP2C9	トルブタミド	代謝物と親化合物の尿中排泄比
	ワルファリン	(S)-ワルファリンの全身クリアランス
CYP2C19	メフェニトイン	親化合物の(S)体と(R)体の尿中排泄比
	オメプラゾール	代謝物と親化合物の血漿中濃度比
CYP2D6	デキストロメトルファン	代謝物と親化合物の血漿中濃度比
CYP2E1	クロルゾキサゾン	代謝物と親化合物の尿中排泄比
CYP3A4	ミダゾラム	親化合物の全身クリアランス
	エリスロマイシン[*1]	呼気中の薬物由来の二酸化炭素量

[*1] 放射標識体［^{14}C］-N-methyl-erythromycin の静脈内投与を放射活性 0.1 MBq 程度で行う．

す肝固有クリアランス値の低下，肝血流量の低下，および，薬物のタンパク結合率の変化であるが，薬物の肝クリアランスはこれら要因と個々に単純な比例関係にあるものではなく，複合的な影響を受け，その程度や様式は薬物毎に大きく異なることに注意が必要である．すなわち，先に腎疾患時の薬物動態の項でも触れたように，薬物の肝クリアランス CL_H (mL/min) は，肝固有クリアランス $CL_{H,int}$ (mL/min)，肝血流量 Q_H (mL/min)，あるいは循環血液中の薬物の遊離形分率 f_u (無次元) が変化した場合に，式 (3-29) に示される分数関数に従って変化する（式 (3-23) を再掲）．また，このとき，式 (3-29) の分母は，肝血流量 Q_H と遊離形分率と固有クリアランスの積 $f_u \cdot CL_{H,int}$ の大小関係が著しい場合に値の小さな項を無視することで，式の簡略化を図り，下に示すような薬物肝クリアランスに関する2種類の近似式を得ることができる．

$$CL_H = \frac{Q_H \cdot f_u \cdot CL_{H,int}}{Q_H + f_u \cdot CL_{H,int}} \tag{3-29}$$

薬物の肝固有クリアランスや遊離形分率が高く，相対的に肝血流量が小さい場合は，式 (3-30) の近似式が成立して，肝クリアランス CL_H は肝血流量 Q_H を反映する．

$$CL_H \cong Q_H \qquad (Q_H \ll f_u \cdot CL_{H,int} \text{ の場合}) \tag{3-30}$$

この場合，薬物の肝消失過程は**血流律速**と呼ばれる状態にあり，肝血流量依存型の消失動態を示す（図 3-31 A）．血流律速にある場合，肝代謝がどれほど迅速に行われても，薬物の肝クリアランスが肝血流量を上回ることはない．このことから，薬物の全身クリアランスが肝血流量を超えている場合には，薬物の代謝消失が肝臓以外の組織でも生じていることを疑う必要がある．また，血流律速が成立している条件では，薬物の肝固有クリアランスが低下した場合でも，薬物の肝クリアランスは変動しない．他方，薬物の肝固有クリアランスや遊離形分率が低く，肝血流量が相対的に大きくなる場合には，式 (3-31) の近似式が成立する．

$$CL_H \cong f_u \cdot CL_{H,int} \qquad (Q_H \gg f_u \cdot CL_{H,int} \text{ の場合}) \tag{3-31}$$

こうした薬物では，その肝クリアランスは肝固有クリアランスを直接反映する．よって，肝固有クリアランスの低下に伴いその薬物の肝クリアランスは低下する．また，こうした薬物の肝クリアランスは，肝血流量と無関係となって血流変化の影響を受けない（図 3-31 B）．なお，式 (3-23) が示すように，こうした薬物の肝クリアランスは遊離形分率 f_u にも依存する．特に，肝疾患が慢性的に進行して機能低下が著しくなると，肝細胞のアルブミン合成量が減少し，血清アルブミン濃度が低下する．この結果，アルブミンに主に結合する薬物では，血中の遊離形分率 f_u が上昇する．これは腎疾患時に見られる変化と同じである（図 3-17 A）．こうした遊離形分率 f_u の上昇は，肝疾患に伴う固有クリアランス $CL_{H,int}$ の低下を打ち消すように作用する場合がある．すなわち，肝クリアランスを規定する2つの変数の積 $f_u \cdot CL_{H,int}$ の値に変化が現れず，肝機能障害の影響が表出しない．**ワルファリンやトルブタミド**は，タンパク結合率が大きく遊離形分率が小さい薬物であり，併せて，薬物の肝固有クリアランスも小さいことから，こうした薬物の代表例であると考えられている．他方，急性肝疾患のように組織炎症が伴う場合には，腎疾患の場合と同様に，血液中の α_1-酸性糖タンパク質の濃度上昇が生じる．この場合，塩基性薬物のタンパク結合率は増大して遊離形分率 f_u が低下し（図 3-17 B），薬物肝クリアランスの低下が起こる．なお，第1章や腎疾患時の薬物動態の項で取り上げたように，薬物のタンパク結合が変化して遊離形分率が変化すると，薬物の全身クリアランスに加え，前述の式 (1-15) に示したよ

うに，薬物の分布容積 V_d にも変化が生じることに留意する（図 3-18）．薬物の肝クリアランスが，肝血流量を反映するか，あるいは，肝固有クリアランスを反映するかの判断は，その薬物の全身クリアランスを直接測定し，肝血流量と比較することで行える．また，目的薬物が経口投与製剤であって，その生物学的利用能 F が既知である場合には，以下の式により肝抽出率 E_H を算出して評価する．

$$E_H = \frac{CL_H}{Q_H} = 1 - F \tag{3-32}$$

なお，ここでは簡略化のため，投与薬物の消化管吸収率を 100% と仮定した．一般に，目的薬物の肝抽出率が 70% より大きい場合（$E_H > 0.7$），その薬物の肝消失過程は血流律速であって，肝クリアランスは肝血流量を反映すると判断される．他方，肝抽出率が 30% より小さい場合（$E_H < 0.3$）は，その薬物の肝クリアランスは肝固有クリアランスを反映すると考えられる．肝抽出率が 30〜70% である場合，肝クリアランスは肝血流量と肝固有クリアランス（および薬物の遊離形分率）のいずれが変化した場合でもその影響を受けて変化する．また肝抽出率が 70% 以上の薬物であっても，肝機能障害等に伴って肝血流が低下すると肝消失過程の血流律速が解消されて，薬物の肝クリアランスに肝固有クリアランス依存性が現れる．

F 経口投与薬物の血中濃度推移

先に式（3-25）としても触れたように，薬物を経口投与する場合は注意が必要である．肝臓を代謝消失臓器とする薬物を経口投与する場合，その血中濃度-時間曲線下面積 AUC_{po}（μg·min/mL）は，式（3-33）に再掲したように，薬物の肝抽出率の大小に関わらず，薬物の肝固有クリ

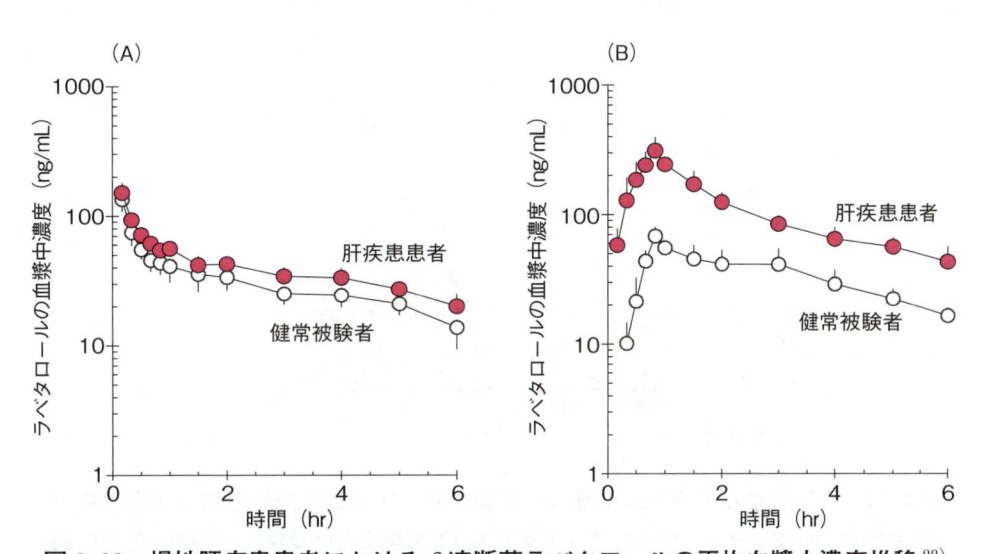

図 3-32 慢性肝疾患者における β 遮断薬ラベタロールの平均血漿中濃度推移[23]

（A）静脈内投与後の濃度推移．投与量 0.5 mg/kg．（B）経口投与後の濃度推移．投与量 200 mg．ラベタロールは血液律速型の肝消失過程を示す薬物である．肝疾患者におけるラベタロールの静脈内投与後の血漿中濃度推移は，健常被験者における濃度推移とほぼ同じである．しかし，経口投与後の薬物血漿中濃度推移は両群間で明確に異なり，肝不全患者において薬物血漿中濃度の上昇が認められる．肝疾患者 10 名および健常被験者 7 名における薬物血漿中濃度の平均値と標準誤差を表示．

アランス $CL_{H,int}$ (mL/min) と薬物の血液中遊離形分率 f_u（無次元）の積 $f_u \cdot CL_{H,int}$ を反映する．

$$\frac{D}{AUC_{po}} = \frac{CL_{tot}}{F} = f_u \cdot CL_{H,int} \tag{3-33}$$

曲線下面積 AUC_{po} は，併せて，薬物の経口投与量 D（μg）にも比例するが，肝血流量 Q_H（mL/min）とは関係しない．肝消失過程が血流律速となるような薬物の場合，その静脈内投与製剤を用いた際に得られる薬物血中濃度推移には，被験者の肝機能低下の影響が表出しない場合がある．こうした場合でも，経口投与後の曲線下面積 AUC_{po} は肝固有クリアランス $CL_{H,int}$ を反映することから，経口投与製剤を用いた際の薬物血中濃度推移には，肝機能低下に伴う変動が現れうる．実臨床では，薬物の消化管吸収率に及ぼす肝機能低下の影響の有無を併せて考慮する必要があるが，肝機能低下に伴って，経口投与後の薬物血中濃度が上昇する事例が幾つか報告されている（図3-32）．

G 薬物肝消失過程の律速段階の考察

薬物の肝抽出率と血流律速の関係は，式 (3-32) によって算出される薬物の肝抽出率と実測値の符合を考えることで，その理解を深めることができよう．式 (3-23) と式 (3-24) を次のように変形し整理する．

$$E_H = \frac{CL_H}{Q_H} = \left(\frac{f_u \cdot CL_{H,int}}{Q_H}\right) \div \left(1 + \frac{f_u \cdot CL_{H,int}}{Q_H}\right) \tag{3-34}$$

式中に現れる肝血流量 Q_H の値として平均的な文献値を用い，加えて，薬物に対する肝固有ク

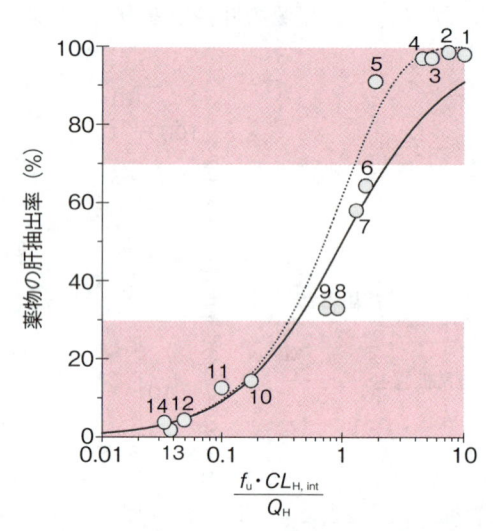

図3-33 肝固有クリアランスに基づく薬物の肝抽出率の予測値と実測値の関係[24]

実験動物におけるデータ．肝固有クリアランスは肝組織を用いて測定．肝抽出率の実測値は実験動物への薬物投与により測定した値．実線は式 (3-29) による推定値の推移．点線は肝血流と薬物拡散を考慮して算出される実測値の推移．肝抽出率30％以下と70％以上の領域をそれぞれ影として表示．横軸は遊離形分率と固有クリアランスの積を肝血流量で除した無次元の値．薬物個々のデータは○印と次の薬物番号で表示：1 アルプレノロール；2 リグノカイン；3 プロプラノロール；4 ペチジン；5 フェナセチン；6 ジアゼパム；7 ヒドロキシトリプタミン；8 フェニトイン；9 ヘキソバルビタール；10 チオペンタール；11 エトキシベンザミド；12 カルバマゼピン；13 アンチピリン；14 トルブタミド．

リアランスが何らかの手法によって測定可能であれば，式（3-34）を用いて薬物の肝抽出率 E_H が算出できる（図 3-33）．動物実験に基づく知見であるが，種々の薬物を対象に肝抽出率と肝固有クリアランスの関係を精査した結果，式（3-29）により計算される肝固有クリアランスと肝抽出率の関係は，高い肝抽出率を示す薬物の場合に実測値から乖離することが示されている（図 3-33）．こうした薬物の場合，肝機能障害の影響がその血中濃度推移に現れ始めた時点では肝固有クリアランスは計算によって推定された値よりも，さらに大きく低下していることになる．式（3-29）による肝抽出率からの肝固有クリアランスの推定では，推定値と実測値の乖離は，肝抽出率が 30％程度の薬物の場合は 10 ～ 20％であるが，肝抽出率が 70％程度の薬物では 90 ～ 100％となって，実測値の 2 倍程度まで拡大する．式（3-29）は，薬物の肝クリアランスを簡単に表現した有用な式であるが，これを適切に利用できる範囲は，肝抽出率が 30％程度までの薬物であり，肝抽出率が 70％を超える薬物の場合は，式の利用に注意が必要である．

H 肝機能低下時の薬物投与量調節

　これまで述べてきたように，肝臓の薬物処理能力と強く相関する臨床検査値は今のところ見出されていない．加えて，薬物の肝クリアランスは，薬物により，それが肝血流に強く依存する場合や，肝固有クリアランスに依存する場合があり，さらに，肝疾患に伴う血清タンパク質濃度の

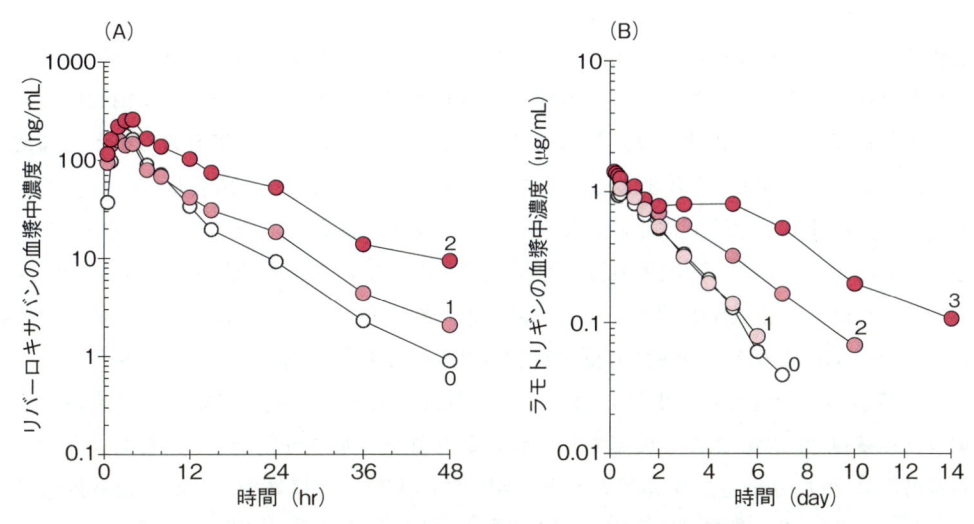

図 3-34　肝疾患患者の機能低下と薬物の血漿中平均濃度推移の関係

（A）リバーロキサバンを用量 10 mg で経口投与した場合の濃度推移[25]．リバーロキサバンは肝臓において薬物代謝酵素 CYP3A4 および CYP2J2 により代謝される．0：健常被験者 16 名の平均値，1：チャイルド・ピュー（Child-Pugh）分類 A の肝硬変患者 8 名の平均値，2：Child-Pugh 分類 B の肝硬変患者 8 名の平均値．
（B）ラモトリギンを用量 100 mg で経口投与した場合の濃度推移[26]．ラモトリギンは肝臓においてグルクロン酸抱合酵素による代謝を受ける．0：健常被験者 12 名の平均値，1：Child-Pugh スコア 5（分類 A）の肝硬変患者 12 名の平均値，2：Child-Pugh スコア 7 ～ 10（分類 B/C）の腹水がない肝硬変患者 7 名の平均値，3：Child-Pugh スコア 10 ～ 13（分類 C）の腹水がある肝硬変患者 5 名の平均値．
　いずれの薬物の血中濃度推移においても，その程度の大小があるものの，肝機能低下が重篤となるに従って，血液中からの消失が遅延することが示されている．

低下が薬物肝クリアランスを増加させる場合も存在する．こうしたことから，現時点では，何らかの臨床検査値を基準として，肝疾患患者，特に肝機能低下が軽度である患者の場合に，薬物の初回投与量を決定することは難しい．重篤な肝疾患患者の場合には，薬物の血中濃度の消失半減期推移が肝障害の**チャイルド・ピュー分類**（表 3-22）に対応して延長することが報告されている（図 3-34）．こうしたことから，この肝機能分類を参考に薬物初回投与量を患者の肝機能低下に応じて減量することは不可能ではない．しかし，こうした投与量調節を行った場合であっても，あるいは，特に初回投与量を調整しなかった場合でも，肝臓が薬物血中濃度推移に大きく関わる臓器であることを鑑み，肝疾患患者における薬物療法では，目的とした治療効果が適切に得られていること，加えて重大な副作用が生じていないことを，注意深く継続的に観察していくことが必要である．

3-3-3 心疾患時の薬物動態

A 心臓の機能

　心臓は，胸郭中央やや左よりに位置する握りこぶし大の筋肉性臓器であり（図 3-35），その重さは成人男性の場合で 250〜300 g である．心臓は血液循環を行うポンプの役割を担っているが，その拍動回数は毎分 60〜90 回であって，その 80 年間の総計は 30 億回に達する．この心臓の役割は心筋により支えられている．心筋は横紋を有する筋肉であるが，同じ横紋を有する骨格筋とは異なり不随意筋であって自動性を有する他，骨格筋と比べてエネルギーの産生消費の面で機能的な差異を有している．具体的には，骨格筋よりも多くのミトコンドリアを含むことに加え，解糖反応で得られる $NADH_2^+$ を効率よくミトコンドリア内の酸化的リン酸化反応に供しており，さらに，解糖系に加え，脂肪酸代謝によるエネルギー生産が活発であることが明らかにされている．心臓は平均して毎分 5 L 程度の血液を全身に送り出している．心拍出量を体表面積で除した値は**心係数**と呼ばれ，心機能の指標として，実臨床，特に心不全患者の様態管理や心手術患者の術後管理の際に繁用される．**心係数の標準範囲は 2.3〜4.2 L/min/m^2** である．心臓から拍出された血液は各臓器へ供給される．供給の割合は，脳組織が 15％，肝臓，腎臓，骨格筋がそれぞれ 20％ずつ，心臓自身への供給が 5％であり，残りが皮膚その他の組織である．なお，運動負荷時には心送出量は 20 L/min を超える場合があるが，この場合，骨格筋や皮膚への血液供給量が増加するのみで，脳組織や内臓への血液供給量はほとんど変化しない．血液によって生じる血管内圧が血圧であり，心室が収縮して血液を心臓から送出する際の値を収縮期血圧，心室が拡張して心房から血液を引き込む際の値を拡張期血圧と呼んでいる．収縮期血圧ならびに拡張期血圧の標準的な値はそれぞれ 135 mmHg 以下ならびに 85 mmHg 以下といわれている．なお，心拍出量に加えて，末梢の細動脈における血管抵抗も，血圧を大きく左右する因子である．心臓は，末梢動脈の血管抵抗に逆らって血液を送出することから，末梢血管抵抗が大きい場合は送出にあたり，**圧負荷（後負荷）**と呼ばれる負担が増大する．心臓が血液を送出する際は，圧負荷に加えて，**容量負荷（前負荷）**と呼ばれる負荷がかかる．これは体循環を終えて心臓に流れ込む血液量に関係する負荷であり，血液の心臓への流入量が増大して拡張期の容積が大きくなると，心臓はこれに

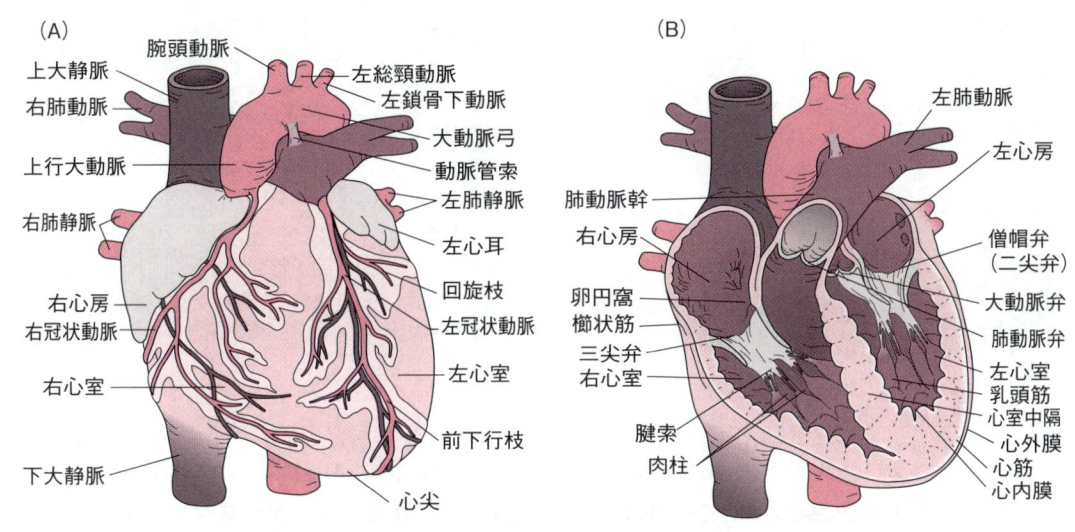

図 3-35 心臓の組織構造と名称

（A）心臓の前面図．左右の冠状動脈は上行大動脈の起始部に発し心臓を取り囲むように走行して心臓自身に酸素と栄養を供給している．左冠状動脈は前下行枝と回旋枝に分岐し，前者は主に左心室の前側と心室中隔壁に，後者は主に左心室の側面と後面に血液供給を行う．右冠状動脈は右心室と右心房および左心室の下側域への血液を担う．心臓を灌流した血液はその後次第に合流して心大静脈となり，心臓背面で冠状静脈洞を経て右心房に流れ込む．上行大動脈は大動脈弓以降そのまま下行し下大動脈へ連なる．
（B）心臓の断面図．三尖弁と僧帽弁はそれぞれ右左心室の乳頭筋と腱索で結ばれ支持されており，心房への弁内転を防ぐ構造になっている．心室の肉柱と呼ばれるひだは血液の送出力を高める働きをする．心臓の刺激伝導系のペースメーカーである洞結節および房室結節は，右心房内の上大静脈開口部近傍および冠状静脈洞開口部付近に位置している．

応じて収縮力を増大させ血液送出を完了させる（**フランク-スターリングの法則 Frank-Starling law**）．通常，細静脈と静脈には全血液の約 2/3 が保持されているが，この保持量の増大は拡張期の心臓に流入する血液量の増大，すなわち，心臓に対する容量負荷の増大を招く．心臓のこうした機能や血流との関わりは，血圧管理を目的とする薬物の標的であり，また，心臓それ自身は，狭心症治療薬や強心剤の標的臓器である．加えて，薬物によっては心毒性や不整脈を惹起するものがあることから，心臓は，薬物療法の薬理学的観点からしばしば議論の対象とされる臓器となる．その一方で，心臓が薬物消失や代謝に直接関与することはまれである．このため，心臓疾患に伴う薬物動態の変化を考察する場合には，まず，心臓の機能低下や病態が，他の臓器の血流量や薬物のタンパク結合率に及ぼす変化を理解することが重要であり，次いで，こうした変化が，薬物の消失過程に与える影響を把握することが必要となろう（図 3-36 および図 3-37）．

B 心機能の評価

心疾患患者の心機能を簡便に把握する場合，患者の自覚症状や診察所見に基づく分類法が利用される．代表的な分類法にはニューヨーク心臓協会が定めた分類表（**NYHA 分類**）（表 3-24）や**キリップ Killip 分類表**（表 3-25）があり，前者は主に慢性心不全の患者の心機能分類を行う際に，また後者は急性心筋梗塞の重症度を初診時に把握する目的で繁用されている．これらの分類法は患者の病状を把握して適切な治療法を選択する場合の助けとなるが，心疾患に伴う薬物の

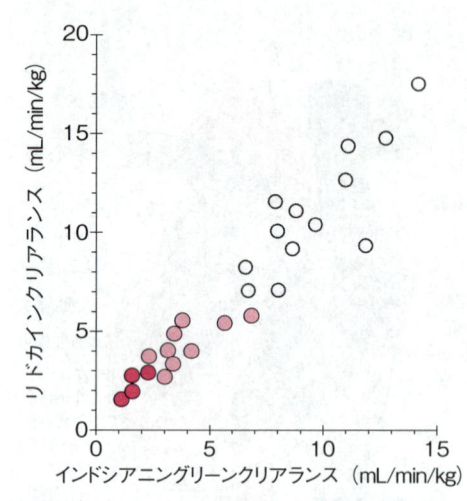

図 3-36 種々の心疾患患者におけるインドシアニングリーンとリドカインクリアランスの関係[27]

肝血流マーカとしてインドシアニングリーンを使用している．インドシアニングリーンの全身クリアランスは，血中濃度を経時的に測定して求めた消失速度定数より算出．リドカインクリアランスは薬物の定常状態血中濃度を定速注入速度で除して算出．○は健常被験者，○は心雑音を認める患者，●は肺水腫および心原性ショックの患者のデータ．

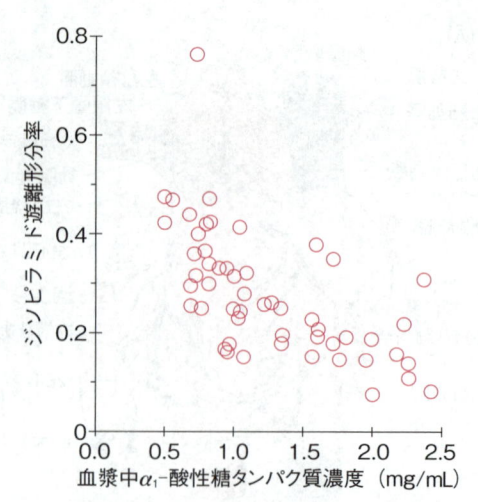

図 3-37 血漿中 α_1-酸性糖タンパク質濃度とジソピラミドの遊離形分率の関係[28]

心筋梗塞患者 20 名および健常被験者 20 名より血液を採取し，血漿中 α_1-酸性糖タンパク質濃度とジソピラミドの遊離形分率を試験管内で測定．患者からの採血は心筋梗塞発症時と処置後 5 日目或いは 12 日目の 2 回実施．健常被験者における α_1-酸性糖タンパク質濃度は 0.93 ± 0.07 mg/mL．

表 3-24 ニューヨーク心臓協会[*1] が定める心機能分類

度 数	症 状
I	心疾患はあるが身体活動に制限はない．日常的な身体活動では著しい疲労，動悸，呼吸困難あるいは狭心痛を生じない．
II	軽度の身体活動の制限がある．安静時には無症状．日常的な身体活動で疲労，動悸，呼吸困難あるいは狭心痛を生じる．
III	高度な身体活動の制限がある．安静時には無症状．日常的な身体活動よりも軽い労作で疲労，動悸，呼吸困難あるいは狭心痛を生じる．
IV	心疾患のため，すべての身体活動が制限される．心不全症状や狭心痛が安静時にも存在する．わずかな労作でこれらの症状は増悪する．

[*1] New York Heart Association (NYHA)

表 3-25 急性心筋梗塞の重症度のキリップ分類[29]

クラス	所 見	死亡率[*1]
I	心不全なし．聴診所見正常．	2.3〜3.0%
II	軽度あるいは中等度の心不全．肺野の 1/2 以下の領域でラ音聴取．S_3 音あり．頸静脈圧の上昇を認める．	5.0〜12.4%
III	重度の心不全．肺野の 1/2 以上でラ音聴取．肺水腫を認める．	10.0〜19.7%
IV	心原性ショック，低血圧（収縮期血圧 90 mmHg 以下）を認める．乏尿，チアノーゼ，意識混濁などの所見あり．	(81%)[*2]

[*1] 急性心筋梗塞発症後 30 日の生存率（米国における現在の数値）[30]
[*2] Killip T. らの原著[29]における報告値

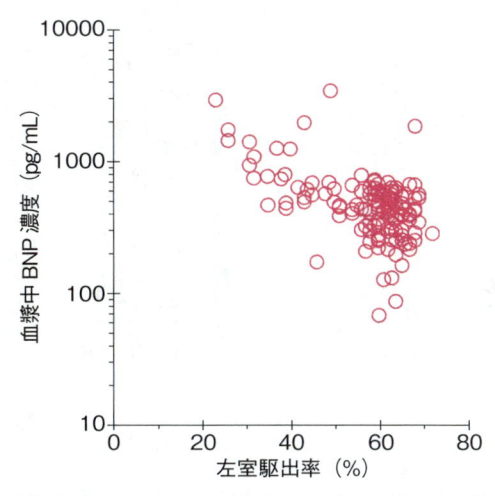

図 3-38　シャーガス病患者における脳性ナトリウム利尿ペプチド（BNP）の血漿中濃度と左室駆出率の関係 [31, 32]

シャーガス病は心機能不全を引き起こす原虫感染症である．BNP 濃度はラジオイムノアッセイ法，左室駆出率は心エコー法により測定．健常被験者における血漿中 BNP 濃度は 20 pg/mL 以下，左室駆出率は 50〜80％である．左室駆出率の低下が顕著になると BNP 濃度も上昇する．

体内動態の変化を考える際には，心臓の機能低下をより直接的に反映する臨床検査値を参照することが必要となる．近年，心筋細胞は**脳性ナトリウム利尿ペプチド brain natriuretic peptide (BNP)** と呼ばれるアミノ酸 32 個から成るペプチドホルモンを合成し，分泌していることが明らかとなった．この BNP は，特に循環血液量が増加して心室への血液流入量が上昇した際に分泌され，その強力な利尿作用と血管拡張作用によって循環血液量を減少させ，心室への容量負荷を低下させる．

BNP の血漿中濃度は健常者の場合は極めて低濃度であるが，急性および慢性心不全患者の場合は，その症状の重篤化に応じて従って急激に上昇する（図 3-38）．こうしたことから，現在では，血漿中 BNP 濃度，もしくは，より安定性の高い **BNP 前駆体 N 端フラグメント（NT-proBNP）** の血漿中濃度が，心不全の診断や心機能の把握をするための検査値として利用されている．心疾患に伴う薬物の体内動態の変化を把握する際には，まず，こうした臨床検査値によって患者の心機能を評価することが必要であろう．なお，BNP や NT-proBNP は何れも腎臓より排泄される．したがって，患者の腎機能が低下している場合には，これらの血漿中濃度が上昇することに注意が必要である．

C 心機能の低下と薬物体内動態

上述したように，心臓は薬物の代謝消失に直接関与しないことから，心疾患患者において認められる薬物の血中濃度推移の変動は，心疾患が間接的に関与する変動，すなわち，心拍出量の低下に伴う臓器血流量の変化や，心臓の組織炎症に起因する血漿中の急性期タンパク質濃度の増加によって引き起こされる変動であると考えられる．さらに，心疾患に伴って循環血液中に放出される炎症関連因子が肝臓や腎臓に作用して，薬物代謝酵素や輸送担体の発現量や機能を変化させ

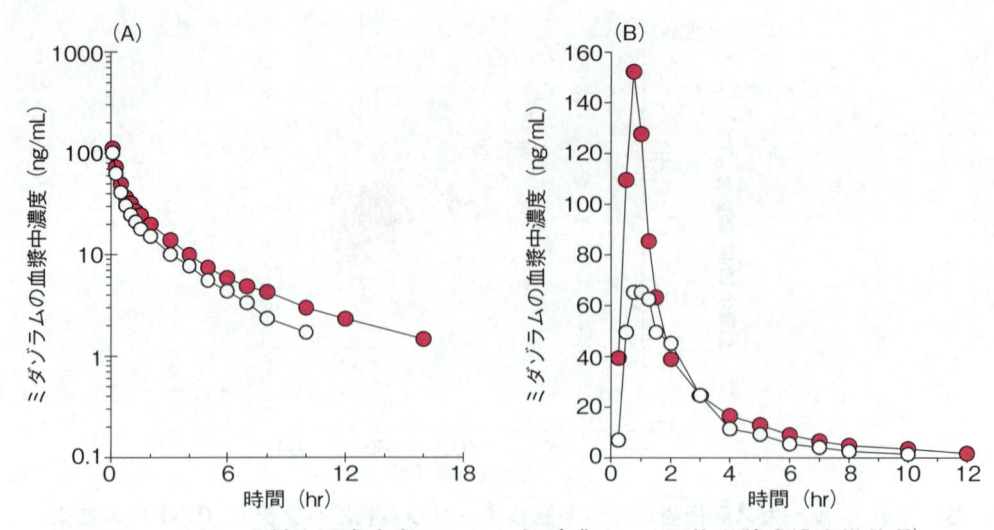

図3-39 うっ血性心不全患者におけるミダゾラムの平均血漿中濃度推移[33]

(A) ミダゾラム 3.75 mg を静脈内投与した場合. (B) ミダゾラム 7.5 mg を経口投与した場合. 同一被験者を対象に,1週間の休薬期間をおいて,ミダゾラムの静脈内投与試験および経口投与試験を実施している. 心不全患者の重篤度は NYHA 分類で 2/3 が 2 名, 3/4 が 4 名. 患者の心係数は 1.49 〜 2.30 L/min/m². ○:健常被験者 6 名のデータ, ●:心不全患者 6 名のデータ.

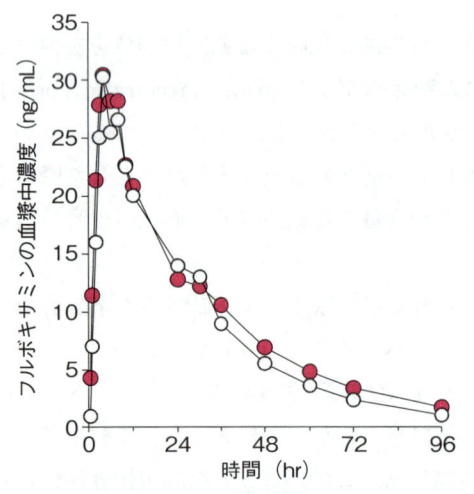

図3-40 高齢の心不全患者におけるフルボキサミンの平均血漿中濃度推移[34]

フルボキサミン 50 mg を経口投与. ○:平均年齢 72 歳の健常被験者 10 名, ●:平均年齢 79 歳の心不全患者 10 名のデータ. 心不全の重篤度は NYHA 分類 3 が 6 名, 4 が 4 名.

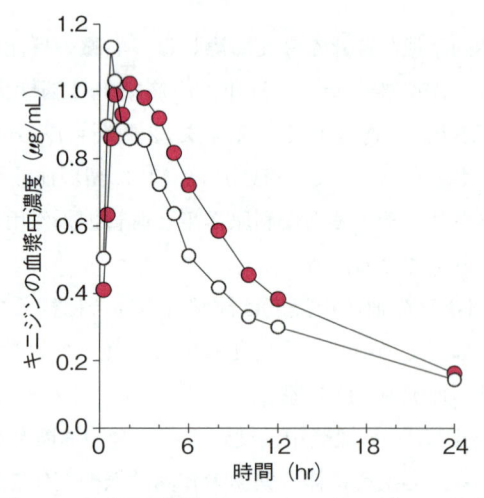

図3-41 心不全患者におけるキニジンの平均血漿中濃度推移[35]

キニジン 400 mg を経口投与. ○:心不全を伴わない不整脈の患者 10 名, ●:心不全を伴う不整脈の患者 8 名(左室駆出率 10 〜 36%)のデータ.

る可能性も否定できない. 心臓はこのように間接的に薬物動態に影響を与えることから, 心疾患時の薬物動態は,患者の心機能低下の程度に加え, 対象とする薬物に関する主たる代謝排泄臓器の違いや血中遊離形分率の差, あるいは, 薬物が結合する血漿タンパク質や基質として認識される代謝酵素の種類等により種々異なることになる. 例えば, **ミダゾラム**の場合には, 心疾患患者

において静脈内投与後の血中濃度半減期の延長が認められる他，経口投与後の血中濃度が健常被験者に比べて増加することが示されている（図3-39）．他方，**フルボキサミン**の場合には，高齢被験者における知見であるが，経口投与後の血中濃度推移は心不全の有無に影響されないことが報告されている（図3-40）．キニジンの場合にも，経口投与後の血中濃度推移曲線の曲線下面積AUCには心不全の影響が認められない．しかし，心不全の場合に服用後の薬物血中濃度の上昇相に遅延が認められ，心不全に伴う薬物の消化管吸収速度の低下が示唆される（図3-41）．こうした事例が示すように，心疾患時の薬物動態変化は多様な因子が関係する複雑な機構によることから，患者毎更に薬物毎に様々である．心不全患者において観察された薬物動態の変化から，心機能低下と動態変化の関係を解析評価することは比較的容易であろうが，逆に，心機能の低下程度から動態変化を予測することは困難である．したがって，心疾患患者に対する薬物投与量の個別化至適化を初回投与より行うことは難しい．また加えて，心疾患患者においては幾つもの薬物を同時に処方されている場合がほとんどであり，対象薬物の血中濃度推移を考える場合には，こうした併用薬との相互作用についても考慮する必要がある．心疾患患者に対する薬物療法では，治療効果や副作用発現の有無を頻繁に確認する等，薬物動態が予想外に変化した場合でも薬物療法が適切に為されるよう，十分に配慮することが求められる．

【参考文献】

1) KDIGO 2012 Clinical Practice Guideline for the Evaluation and Management of Chronic Kidney Disease (2013) *Kindey Int*. Suppl. 3.
2) Bruton, M.E., *et al*. (eds), Matzke, G.R., *et al*. (2006) Applied Pharmacokinetics and Therapeutics 4/e, Lippincott, William and Wilkins, Baltimore, pp. 187-212.
3) Barbhaiya, R.H., *et al*. (1990) *Clin. Pharmacol. Ther*. **48**, 268-276.
4) Dettli, L. (1976) *Clin. Pharmacokinet*. **1**, 126-134.
5) Brunton, L.L. (eds) (2018) The Pharmacological Basic of Therapeutics 13/e, McGraw-Hill, NY.
6) Gugler, R., *et al*. (1979) *Eur. J. Clin. Pharmacol*. **15**, 341-347.
7) Routledge, P.A., *et al*. (1981) *Clin. Pharmacol. Ther*. **30**, 154-157.
8) Jackson, P.R., *et al*. (1982) *Clin. Pharmacol. Ther*. **32**, 295-302.
9) 矢内充 (2013) モダンメディア，**59**，155-160.
10) Levey A.S., *et al*. (2009) Ann. Intern. Med. **150**, 604-612.
11) 日本腎臓学会編 (2012) CDK 診療ガイド 2012，東京医学社，pp.18-21.
12) Letteri, J.M., *et al*. (1971) *N. Engl. J. Med*. **285**, 648-652.
13) Türck, D., *et al*. (1996) *Eur. J. Clin. Pharmacol*. **51**, 309-313.
14) Bianchetti, G., *et al*. (1976) *Clin. Pharmacokinet*. **1**, 373-384.
15) Bohjanen, P.R., *et al*. (2002) *Antimicrob. Agents Chemother*. **46**, 2387-2392.
16) ゼフィックス®錠100 インタビューフォーム．2020年2月改訂版（第1版）．
17) Paramsothy, J., *et al*. (1988) *Br. J. Dermatol*. **119**, 761-765.
18) Bruton, M.E., *et al*. (eds), Kashuba, A.D.M., *et al*. (2006) Applied Pharmacokinetics and Therapeutics 4/e, Lippincott, William and Wilkins, Baltimore, pp.121-164.
19) Sotaniemi, E.A., *et al*. (1977) *Eur. J. Clin. Pharmacol*. **11**, 295-303.
20) Berzigotti, A., *et al*. (2013) *J. Hepatol*. **59**, 717-722.
21) Weiss, Y.A., *et al*. (1978) *Br. J. Clin. Pharmacol*. **5**, 457-460.

22) Roberts, C.J.C., *et al.* (1976) *Br. J. Clin. Pharmacol.* **3**, 907-913.
23) Homeida, M., *et. al.* (1978) *Br. Med. J.* **2**, 1048-1450.
24) 杉山雄一，大家毅（1993）ファーマコキネティクス研究の方法と技術，日本薬物動態学会，pp.87-108.
25) Kubitza, D., *et al.* (2013) *Br. J. Clin. Pharmacol.* **76**, 89-98.
26) Marcellin, P., *et al.* (2001) *Br. J. Clin. Pharmacol.* **51**, 410-414.
27) Zito, R.A., *et al.* (1978) *N. Engl. J. Med.* **298**, 1160-1163.
28) David, B.M., *et al.* (1983) *Br. J. Clin. Pharmacol.* **15**, 435-441.
29) Killip, T., *et al.* (1967) *Am. J. Cardiol.* **20**, 457-464.
30) Khot, U.N., *et al.* (2003) *JAMA* **290**, 2174-2181.
31) Ribeiro, A.L., *et al.* (2002) *Lancet* **360**, 461-462.
32) Ribeiro, A.L., *et al.* (2003) *Lancet* **362**, 333.
33) Patel, I.H., *et al.* (1990) *Br. J. Clin. Pharmacol.* **29**, 565-569.
34) Orlando, R., *et al.* (2010) *Br. J. Clin. Pharmacol.* **69**, 279-286.
35) Ueda, C.T., *et al.* (1981) *Br. J. Clin. Pharmacol.* **11**, 571-577.

3-4 生理学的因子による薬物動態変動

3-4-1 小児等患者の薬物動態

　小児等における薬物治療は成人のそれとは異なる．薬物の吸収能，分布，代謝および排泄能が年齢とともに変化するため，小児等に成人量を投与することは有効性・安全性の観点から問題である．小児等に対する投与は通常体重当たりで調節されるが，体重（kg）当たりの投与量が，成人のそれと等しい薬効・安全性を示すという仮定も実際には成立しない．出生後，ヒトは，新生児期，乳幼児期，小児期，青年期の段階を経て成長する．この各段階において，知能や生理学的機能，身体組成は著しく変化し，またその変化する機能や変化の程度は異なる（表3-26）[1〜5]．

　小児等の年齢に伴う機能変化を考慮する上で，成長度合に応じた年齢の区分が必要である．日本の添付文書では「新生児：生後4週未満」，「乳児：1歳未満」，「幼児：6歳未満」，「小児：15歳未満」，「高齢者：65歳以上」と定義され記載されている．また，新生児，乳児，小児に低出

表3-26　小児等の年齢区分と特徴

分類 （添付文書）	分類 （ICH E11）	年齢 （生後）	生理学的機能の特徴
低出生体重児 （未熟児*）	早産児	在胎37週未満	在胎期間が様々．低出生体重（出生時の体重が2,500 g未満）が多い．少ない血液量（500 gの新生児の血液量は40 mL）．特有な疾患（呼吸窮迫症候群，動脈管開存症，原発性肺高血圧症）．正期産新生児の特徴をもつが成熟度は低い．
新生児 （生後4週未満）	正期産新生児	0日〜27日	水分量および脂肪量，および体重に対する体表面積の比が大きい．分布容積が小児患者と異なる．血液脳関門は未熟（ビリルビンの中枢移行）．腎および肝クリアランス機構が未熟で急速に変化する．出生後最初の1週間は投与量の調節が必要．クロラムフェニコールによるグレイ症候群．アミノグリコシドによる腎障害の感受性は児童より低い．
乳児 （1歳未満） 幼児 （7歳未満）	乳幼児	28日〜23か月	中枢神経系や免疫系が急速に成熟．消化管吸収が安定．肝および腎クリアランスは成熟し続ける．
小児 （15歳未満）	児童	2歳〜11歳	肝および腎クリアランスが成熟．多くの医薬品のクリアランス（L/hr/kg）は成人値を上回る．精神運動発達，思春期が始まり（女児が早い（9歳前後））見かけ上の代謝能に影響を及ぼす（投与量減，例：テオフィリン）．
成人	青少年	12歳〜16または18歳	性的に成熟する．医薬品が性ホルモンに影響し発育を妨げる可能性あり．認知神経系が引き続き発達．疾患が思春期に影響を及ぼすことがある（例：糖尿病におけるインスリン抗体性の亢進，初潮時のけいれん再発，片頭痛の発症や喘息の増悪時での頻度と重症度の変化）．

* 添付文書中では早産児は未熟児と記載されることがある．
小児集団における医薬品の臨床試験に関するガイダンス，2000年12月および小児集団における医薬品開発の臨床試験に関するガイダンスの補遺，2017年12月（医薬品医療機器総合機構）より

生体重児（出生時の体重が 2,500 g 未満）を加え 15 歳未満の小児全体を示す用語として「小児等」が用いられている．一方，日米 EU 医薬品規制調和国際会議（International Council for Harmonisation of Technical Requirements for Pharmaceuticals for Human Use, ICH）より発出された「小児集団における医薬品の臨床試験に関するガイダンス」では，この添付文書の記載と矛盾しない実質的な区分が示されている．表 3-26 にこれらの区分と各成長段階における生理学的な特徴を示した．

A 成長に伴う薬物の吸収過程の変化

静脈内投与のように直接血管内に投与される場合を除いて，薬物は投与部位から吸収され，何らかの組織や臓器を経由して全身循環に移行する．様々な投与経路の中で経口投与は服用の簡便さがあり比較的安全でもあるため，小児においても広く用いられている．また，坐剤による直腸投与やパッチによる経皮吸収などの投与経路も小児に用いられている．

1）消化管吸収

消化管からの吸収は，胃酸分泌，胆汁酸塩の形成，胃内容排出速度，腸運動性，微生物叢からの影響を受ける．これらの機能は，新生児では低下する．例えば，胃酸分泌機能が低下するため胃内 pH は成人（pH 1.4〜2.0）と比べ新生児（pH 2.3〜3.6）では高く，早産児では，pH 6.0〜8.0 となり低酸症または相対的無酸症の状態にある．生後日数を経るごとに胃内 pH は低下し，2〜3 歳までには成人の胃酸分泌量に達する．

薬物（$AH \rightleftarrows A^- + H^+$）の胃からの吸収への胃酸分泌の影響は，**ヘンダーソン・ハッセルバルヒの式**（$pH = pKa + \log [A^-]/\log [AH]$）に従って考えると，胃酸の分泌低下により胃の酸性度が低下すると，酸性薬物の分子型（AH）の存在比率が低下し，溶解性が増加し，イオン型（A^-）の割合が増加することから胃からの吸収量が減少する．逆に，塩基性薬物では溶解性は減少し，脂溶性が増すことから胃からの吸収量が増大する可能性がある．すなわち，新生児では胃酸分泌量が低いことから，成人に比べ胃の酸性度は低く弱酸性薬物の生体内利用率は成人よりも低い．図 3-42 にフェノバルビタールの吸収速度と生後の日齢との関係を示した．**フェノバルビタール**の吸収速度は生後 30 日までは低く，それ以降上昇しているのがわかる．しかし，他の多くの薬物においては，主な吸収部位は小腸であることから，消化管全体からの吸収量には大きな変化は生じないと考えられている．

胃の酸性度低下の影響として，**ペニシリン，アンピシリン，エリスロマイシン**など酸に不安定な薬物の生体内利用率が上昇する．

胃内容排出速度については，新生児は成人と異なり，新生児では比較的遅い．経口投与された薬物は，主に小腸から吸収されるため，胃内容排出速度が低下すると，最高血中濃度（C_{max}）は低下し，C_{max} への到達時間（t_{max}）は延長する．特に月齢の低い乳児（3 か月未満）においては，胃内容排出速度および腸運動性の低下のため，治療濃度に達するまでの時間が増大する．胃内容排出速度の低下は，早産児においても認められ，母乳の摂取により，上昇することが知られている．

小腸からの吸収において，新生児および乳児では，腸粘膜の形成が未発達であるため，薬物の

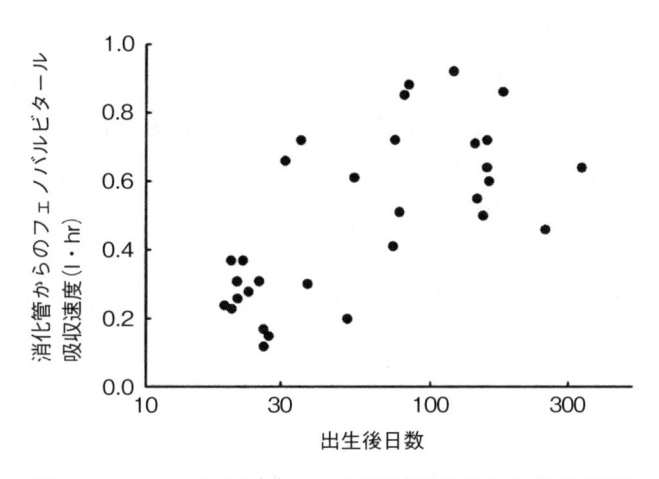

図 3-42　フェノバルビタールの吸収速度と年齢の関係
(Heimann, G. (1980) *Eur. J. Clin. Pharmacol.* 18, 43-50 より引用改変)

腸粘膜の透過性が亢進している可能性がある．

　胆汁は，脂溶性薬物の溶解性を向上させるが，新生児および乳児では，胆汁分泌能が成人よりも低く，**ジアゼパム**などの脂溶性の高い薬物では吸収が低下する可能性がある．また，抱合反応を受けた代謝物が胆汁排泄されると，成人とは異なり新生児では腸内細菌叢のβ-グルクロニダーゼ活性が高いため，グルクロン酸抱合代謝物の加水分解が亢進し，腸肝循環される割合が上昇するため，薬物の血漿中濃度推移に影響が見られることがある．

　新生児，乳幼児，小児では，坐剤の直腸投与が用いられることがあるが，この吸収過程は成人と同様に速やかであり，薬物の最高血漿中濃度は経口投与に比べ高値を示すことが多く，その到達時間も早い．このため，**アセトアミノフェン**などの解熱鎮痛薬や抗けいれん薬である**ジアゼパム**などは，この投与経路が用いられることがある．

2）消化管以外からの吸収

　皮下または筋肉内投与などの静脈内投与以外の投与経路と同じように，皮膚に適用された薬物は皮膚を透過した後に血管壁を介して全身循環血に移行することから，経口投与ほど複雑ではないが適用部位から血管壁を透過するまでの吸収過程が存在する．

　経皮吸収性は発達の過程で大きく変化する．新生児や乳児では，角質細胞は小さく角質層の厚さも薄い．また，水分含量が多いことから，新生児や乳児の経皮吸収性は一般的に成人よりも高いといわれている．胎児期において，胎児齢34週間以前では重要なバリアである表皮の角質層はなく，生後3〜5日ででき上がる．生後2〜3週間までは薬物の透過性は高く，次第に低下するが乳児期の初期でも，成人よりは透過性は高く生後4か月で成人と同程度の表皮角質層の微細構造およびバリア機能を有するようになる．

　したがって，早産児ではパッチ等で皮膚に適用した薬物の吸収速度が成人や小児に比べ，速くなることがある．例えば，**ネオシネフリン（フェニレフリン）**の皮膚透過性試験では，妊娠28〜34週の胎児は，妊娠35〜37週に比べて著しく高い透過性を示し，また38〜42週の胎児で

は透過しないという結果が得られている．

体重当たりの体表面積も経皮吸収率に影響を及ぼす．小児等では成人に比べ，体重当たりの皮膚表面積が多い．その比は，新生児では成人の3倍，児童では約2倍である．

喘息薬の標的臓器は気管支であるが，皮膚からの経皮吸収により全身循環を介して作用する製剤が繁用されている．β_2 受容体作動薬であるツロブテロールは，他の β 遮断薬よりも化学的に安定であり，経皮吸収が可能な薬物である．通常，ツロブテロールとして，0.5～3歳未満には0.5 mg，3～9歳未満には1 mg，9歳以上では成人と同じ2 mgを1日1回貼付するとし，成長過程に応じて投与量を調節している．

アトピー性皮膚炎にはタクロリムスが用いられ，小児用製剤もあるが，2歳未満の乳幼児には安全性が確立していないため使用できない．また，ステロイド剤を小児等に適用する際も原則として，重症あるいは中等症において，1ランク低い強さのステロイド外用薬を使用することが推奨されている．一方，小児等に対する経皮吸収による障害として，ヘキサクロロフェンの吸収による神経毒性やフェノール系の消毒剤の吸収による高ビリルビン血症などが知られる．

B 成長に伴う薬物の分布の変化

小児等における薬物の体内分布量は，身体組成，特に体内水分量や血漿タンパク結合率の変化により年齢とともに変化する．臓器サイズも成長過程に従い変化し，また，その変化が臓器ごとに異なる．この臓器サイズの変化が標的臓器の薬物濃度に影響を及ぼすことがある．体内における薬物の分布は，薬物側である薬物の分子量，脂溶性，pK_a などの物理化学的性質と，生体側である体内の水分量，体液の pH，脂肪組織の量，血中タンパク質量など様々な生理学的因子の影響を受ける．

新生児および乳幼児は，成人と比較して，身体組成ならびに臓器容量が異なり，**血清中のタンパク質濃度が低い**．

1）身体組成

年少の小児ほど，体重に占める水分量（総水分量）の割合が高い．新生児では総水分量の体重に占める割合は80％と高値を示すが，乳幼児期には次第に減り，1歳では成人と同じ60％程度になる（図3-43）．また，総水分量と同様に細胞外液量の割合も出生後減少し1歳で成人と同程度になる．細胞外液には，細胞内液と比較して血液から薬物が移行しやすく，細胞外液量は C_{max} に影響を及ぼす．細胞内液量については，割合は出生時に既に20％と成人と同程度を示す．体脂肪量は出生時から徐々に増加し，乳幼児期の後期にピークを示し，児童期にはわずかな減少傾向を示す．したがって，水溶性または脂溶性薬物を投与する場合には，分布容積の変化を考慮する必要がある．水溶性が高く主に細胞外液に分布するアミノグリコシド系抗生物質の血中濃度を成人と同等の濃度にするためには，体重当たりの投与量を成人よりも多く設定する必要がある．

例えばアミカシン硫酸塩では，成人では，アミカシン硫酸塩として1回100～200 mg（力価）を1日2回点滴静脈内投与するが，小児ではアミカシン硫酸塩として1日4～8 mg（力価）/kgとして投与する．さらに，新生児（早産児を含む）では，アミカシン硫酸塩として1回6 mg（力価）/kgを，1日2回点滴静脈内投与する．

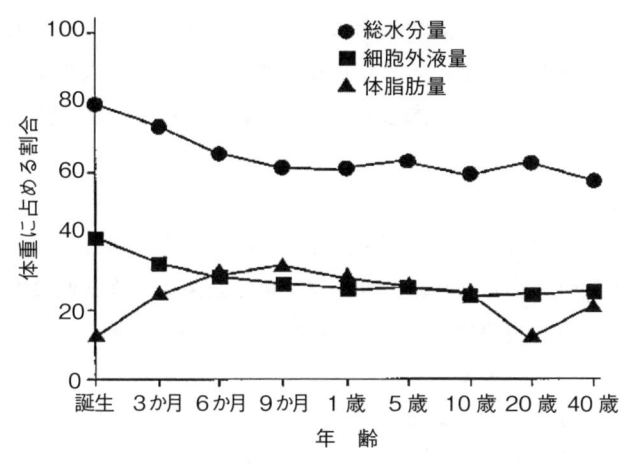

図 3-43 成長と年齢に伴う身体組成の比率の変化
(Kearns, G. L., *et al.* (2003) *N. Engl. J. Med.* 349, 1157-1167 より引用改変)

2) タンパク結合

　脂溶性薬物の多くはタンパク質と結合した状態で，血漿中または組織中に存在する．代表的な薬物結合タンパク質として，アルブミンおよび α_1-酸性糖タンパク質が挙げられる．アルブミンは酸性薬物および中性薬物に結合しやすく，一方 α_1-酸性糖タンパク質は塩基性薬物に結合する．その他にも薬物はグロブリンやリポタンパク質にも薬物に結合することが知られている．

　アルブミンの血清中濃度は，新生児では成人の約 80％と低く，生後 10～12 か月までに成人と同等の値に達する．新生児の血中には，胎児性アルブミンが存在するが，薬物との結合能は低く，成人よりも低いアルブミン濃度を補うことはできない．新生児では，α_1-酸性糖タンパク質や，グロブリン，リポタンパク質の血中濃度も成人よりも低い（表 3-27）．一方，新生児では遊離脂肪酸やビリルビンの血中濃度が高い．これらの内因性物質も薬物と同様に血中においてアルブミンと結合している．このため，新生児では，投与した薬物が遊離脂肪酸やビリルビンのアルブミンへの結合を競合的に阻害し，これらの内因性物質の血管外への移行を促進する可能性がある．

　ビリルビンは新生児黄疸を引き起こす内因性物質として知られ，新生児の約 80％は生後 2～5

表 3-27 小児等における薬物結合タンパク質に影響する因子の変化

生物的変動因子	成人値からの変化		
	新生児	幼児	小児
総血漿タンパク質	減少	減少	等しい
血漿アルブミン	減少	等しい	等しい
α_1-酸性糖タンパク質	減少	データなし	等しい
胎児アルブミン	存在する	存在しない	存在しない
血漿グロブリン	減少	減少	等しい
非抱合型ビリルビン	増加	等しい	等しい
遊離脂肪酸	増加	等しい	等しい
血液 pH	低値	等しい	等しい

(Raddle, I. C. (1985) Drugs and protein binding. *In* MacLeod, S. M. & Radde, I. C. (eds) Textbook of Pediatric Clinical Pharmacology, PSG Publishing Co., p.34 より引用改変)

日頃より黄疸が起こり，遅くとも3週間以内に消失する．新生児の黄疸の大多数は生理的なもので治療の必要はない．しかし，血液中のビリルビン値が高くなると大脳基底核を中心に沈着・黄染をきたし神経細胞に障害が生じる（核黄疸）．その結果特有な中枢神経症状を起こし，脳性麻痺に至ることがある．

サルファ剤を新生児，低出生体重児に投与すると，サルファ剤がビリルビンと血中タンパク質との結合を阻害し，遊離したビリルビンが未熟な血液脳関門を通過し脳内に移行することにより核黄疸を引き起こす危険性があるとされ，**サルファ剤は新生児および低出生体重児に対して投与禁忌である**．また，これらの現象は**セフトリアキソン**などのセファロスポリン系抗生物質においても報告されており，新生児や早産児では投与禁忌のものもある．

一方，新生児および乳幼児では，薬物の方がビリルビンや遊離型脂肪酸により置換され，組織への移行が増強される可能性もある．

C 小児等における代謝の変化

肝臓の代謝能は，肝血流量および肝細胞における酵素活性（肝固有クリアランス）の影響を受ける．新生児では，肝血流量および肝固有クリアランスはともに成人よりも低く，結果として新生児の肝臓での薬物代謝能は，成人よりも低いことがわかる．

新生児では，薬物によっては血中半減期が成人の2～3倍になることがあり，特に早産児では，半減期が長く高い血中濃度が長時間維持されることがある．一方，乳幼児期では，成人よりも半減期が短くなることがある．図3-44に**ジアゼパム**の半減期と小児の成長との関係を示した．**ジアゼパム**は肝代謝律速型薬物であるため体重当たりの肝固有クリアランスの変化および体重当たりの分布容積の変化が半減期に反映される．**ジアゼパム**の新生児における血中半減期は成人と同程度であったが，早産児では成人の約2倍の半減期を示した．

1）第Ⅰ相反応

薬物の約80％は肝代謝を主要な消失経路とし，その内80％が**チトクロームP450（CYP）**によ

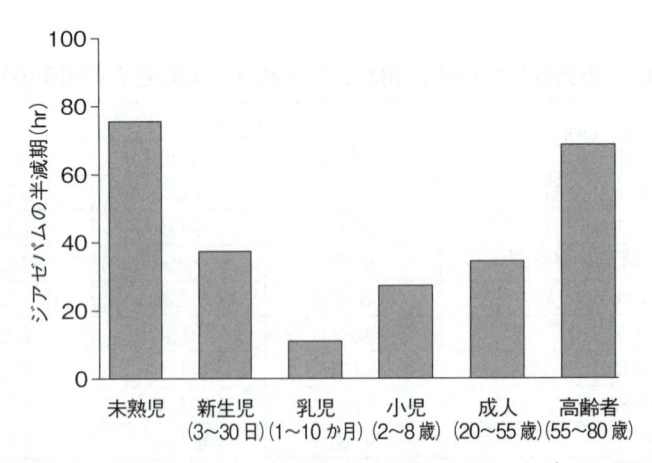

図3-44　ジアゼパムの半減期と小児期各ステージとの関係

(Klotz, U., et al. (1975) J. Clin. Invest. 55, 347-359)

り代謝を受ける．このCYPの肝臓中のグラム当たりの含有量は，胎児期から出生後1年までほぼ一定であり，成人の25～50%であるといわれている．このCYPの分子種の1つCYP1A2は，胎児の肝では検出されないが出生後2～3か月で認められ，肝での含有量は2～3歳で成人レベルに達する．

テオフィリンはCYP1A2により主に代謝されるが，CYP1A2と小児の成長との関係を**テオフィリンのクリアランス（mL/hr/kg）**で見ると，出生後クリアランスは上昇し，乳幼児期（生後28日～23か月）に成人の約2倍の値に達した後，徐々に減少し，成人レベルとなる（図3-45）．

一方，CYP2C分子種（2C8，2C9，2C18，1C19）のmRNAの発現量で見ると，胎児では成人の10%程度であるが，出生後速やかに上昇し，成人レベルとなる．しかし，タンパク質の発現量はmRNAとは相関せず，CYP2C9では出生後ただちに上昇するが，CYP2C19では5歳で漸く成人レベルに達する．

CYP3AはCYPの中で最も多くの薬物の代謝に関与する．この含量は胎児妊娠3か月胎児の肝において高値を示し，生後1年で最低となるが，その後は徐々に小児の期間をかけて増加し，成人レベルになる．CYP3A亜群でみると，胎児期から新生児期では，CYP3A7が多い（図3-46）．

各種CYPの公表論文情報を集約すると図3-47のようにCYP2C9，CYP2A6，CYP2C19，CYP2D6，CYP2E1は生後6か月までにほぼ成人レベルとなり，CYP3A4，CYP2B6，CYP1A2は1～5歳で成人レベルに到達すると考えられている．

小児への投与量は体重当たりで調整されることが多い．前述のようにCYPの発現量は5歳程度で成人とほぼ同程度にはなる．乳幼児期において，体重に占める肝臓の割合が成人の数倍大きく，結果として図3-45の**テオフィリンのクリアランス（mL/h/kg）**に見られるように，クリアランス値は5歳前後にピークを示し，以後成人まで成人よりも高いクリアランスを示す．**アンチピリン**は，複数のCYP（CYP1A2，2C9，2E1，3A4）により代謝される．**アンチピリン**においても，5歳前後の体重当たりのクリアランス（mL/min/kg）は成人よりも高値を示すことが報告されている（図3-48）．その他に，**フェニトイン，フェノバルビタール，カルバマゼピン，ジアゼパム，クロルプロマジン**等は，体重当たりに換算した投与量は小児等の方が多い．

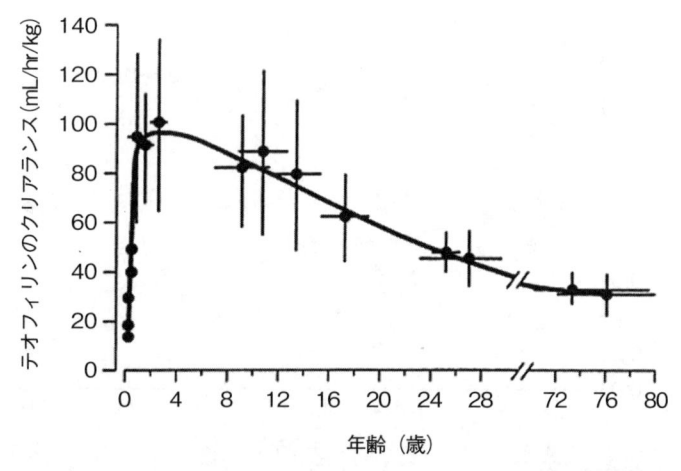

図3-45 テオフィリンのクリアランスと年齢との関係
(Treluyer, *et al.* (1997) *Pharmacogenetics* 7, 441-452 より引用改変)

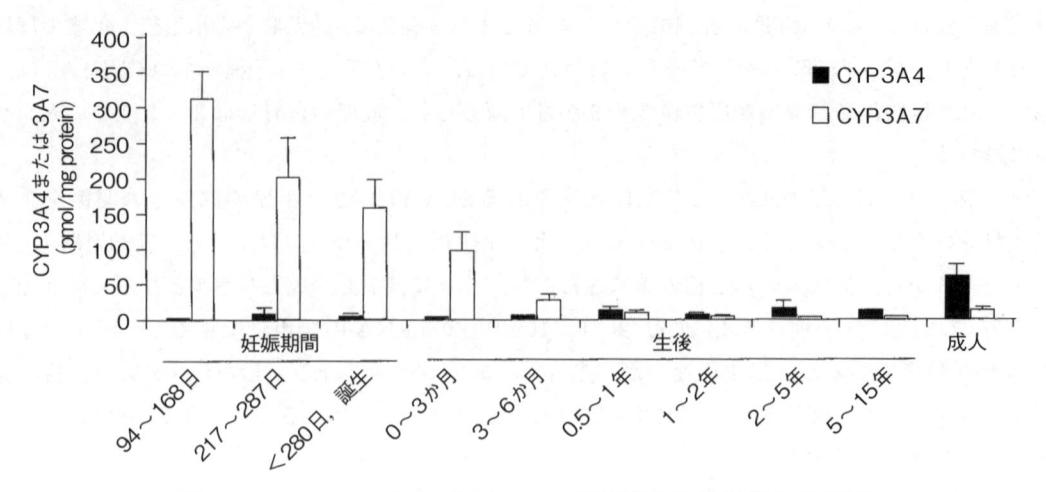

図 3-46　CYP3A4 および CYP3A7 発現量と生後日数との関係
(Stevens, J. C., et al. (2003) *J. Pharmacol. Exp. Ther.* **307**, 573-582 より引用改変)

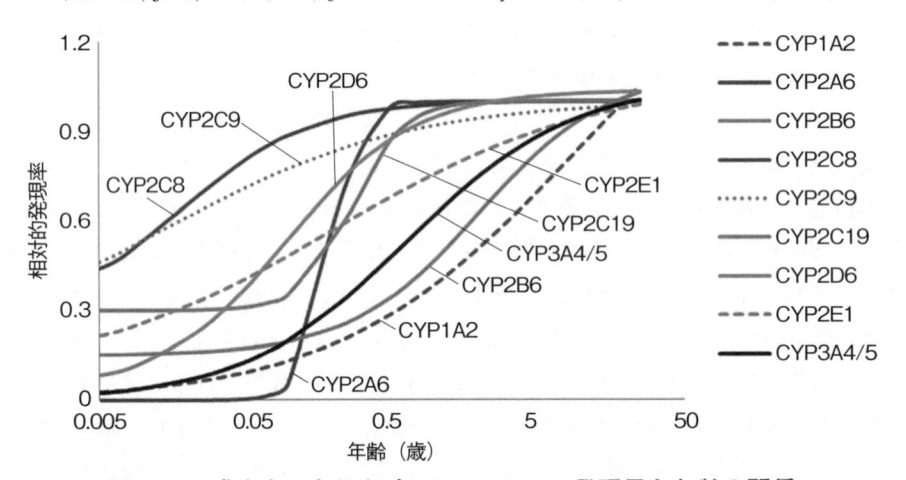

図 3-47　成人を 1 とした時のヒト CYP の発現量と年齢の関係
(Abduljalil, et al. (2014) *AAPS J* **16**(3), 568-576 より引用改変)

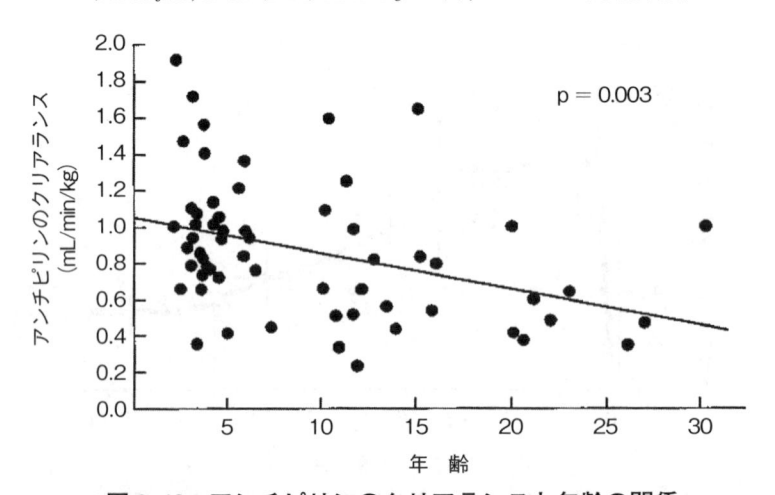

図 3-48　アンチピリンのクリアランスと年齢の関係
(Crom, W. R., et al. (1991) *Clin. Pharmacol. Ther.* **50**, 132-140 より引用改変)

CYP以外の第I相反応に関与する酵素については，**フラビン含有モノオキシゲナーゼ（FMO）**のFMO1が胎児期の腎臓に発現しているが，生後は速やかにその活性は消失する．これに対し肝に局在するFMO3は，生後4か月ごろから活性が上昇し，10歳頃に成人と同程度になる．

小児等では薬物による**酵素誘導**も，成人とは異なる特徴があることが報告されている．**カルバマゼピン**と他の抗てんかん薬を併用投与したところ，成人に見られる酵素誘導よりもより強い誘導が生じたことが確認されている．

2）第II相反応

第II相反応には，グルクロン酸抱合反応，グリシン抱合反応，硫酸抱合反応，グルタチオン抱合反応など各種抱合反応が含まれる．このうち，グルクロン酸抱合反応やグリシン抱合反応による薬物代謝能は，新生児では成人に比べ著しく低い．**グレイ症候群**は**クロラムフェニコール**を新生児に投与した時に生じる中毒症状として知られている．クロラムフェニコールの主要代謝経路は肝におけるグルクロン酸抱合であるが，新生児ではこの活性が低く，**クロラムフェニコール**が過量となると，**腹部膨張に始まる嘔吐，下痢，皮膚蒼白，虚脱，呼吸停止等**（グレイ症候群）が発症する．このため，**クロラムフェニコール**は，低出生体重児，新生児に対しては投与禁忌である．一方，硫酸抱合反応やグルタチオン抱合酵素の活性は，新生児でも成人に近い活性をもつ．

グルクロン酸抱合はUDP-グルクロン酸転移酵素（UGT）によるが，新生児におけるこの酵素活性は，成人の1％程度ともいわれている．**アセトアミノフェン**は小児等にも適用される抗炎症薬であり，肝におけるグルクロン酸抱合反応と硫酸抱合反応がこの薬物の消失に関与する．前述のように，グルクロン酸抱合酵素の活性は小児の年齢の影響を受けるが硫酸抱合活性では，年齢の影響はほとんどない．**アセトアミノフェン**において，これらの抱合反応の代謝物であるグルクロン酸抱合体と硫酸抱合体の比率を指標に，成長の各段階において比較したところ，新生児期が最も低く，硫酸抱合活性に対するグルクロン酸抱合活性が成人よりも著しく低いことがわかった（図3-49）．

ジドブジンは小児に適用できるHIV治療薬として知られ，グルクロン酸抱合反応により主に代謝される．胎児齢に伴う**ジドブジン**のクリアランスの変化を見ると，正規出産時の40週付近で著しい上昇が認められる（図3-50）．このことから早産児や低体重児にグルクロン酸抱合反応

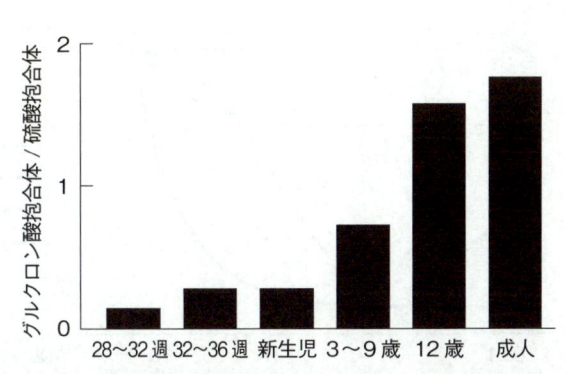

図3-49 アセトアミノフェンの代謝物であるグルクロン酸抱合体と硫酸抱合体の比と出生後成長段階との関係

（van Lingen, R. A., et al. (1999) Arch. Dis. Child Fetal Neonatal Ed. 80, F 59-63 より引用改変）

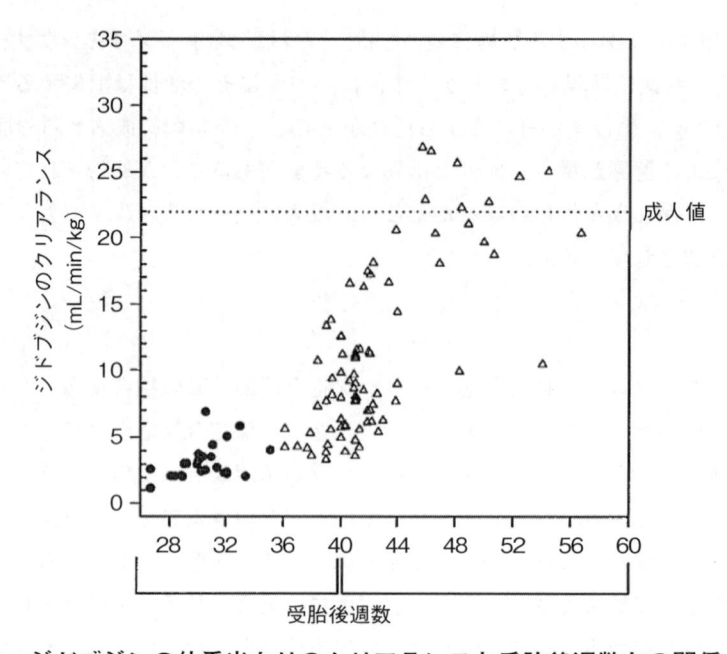

図 3-50 ジドブジンの体重当たりのクリアランスと受胎後週数との関係
　　37週が正規出産の指標になる．
　　　　（Mirochnick, et al.（1999）Clin. Pharmacol. Ther. 66, 16-24 より引用改変）

を受ける薬物を投与するときには，クリアランスが小児に比較しても著しく低いことがあり，また，急激な変化が生じる可能性もあり注意が必要である．

　UGT分子種間においても，活性の変化に差があることが報告されている．UGT1A1およびUGT2B7は比較的早くに活性が上昇するが，UGT1A6，UGT1A9では，出生後の上昇は緩慢であり，UGT2B7およびUGT1A6活性では10歳頃に漸く成人と同程度になる．また，UGT1A4では，胎児期から活性が比較的高いことが示されている（図3-51）．

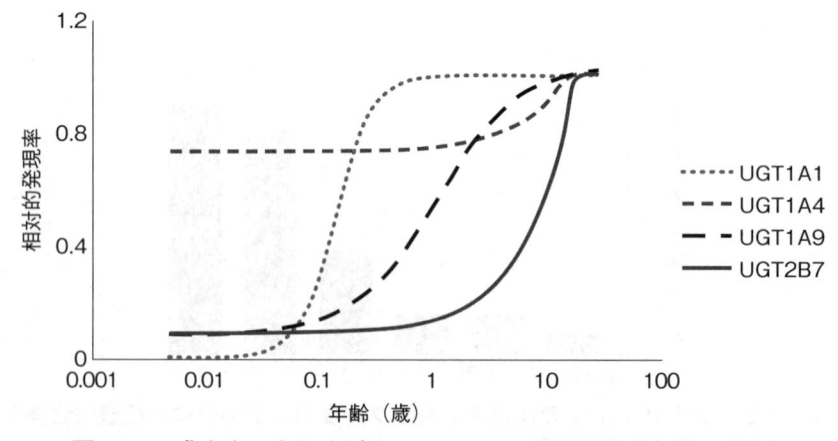

図 3-51 成人を1とした時のヒトUGTsの発現量と年齢の関係
　　　　（Abduljalil, et al.（2014）AAPS J 16(3), 568-576 より引用改変）

D 小児等における尿中排泄の変化

　薬物および代謝物は主に胆汁または腎臓を介して排泄される．腎排泄機能は血漿タンパク結合，腎血流量，糸球体濾過率，尿細管分泌に依存する．腎血漿流量は，出生時には低く 12 mL/min と低いが，日齢を経るごとに心拍出量が増加し，末梢血管抵抗が減少するために増加する．1 歳までに成人レベルの 140 mL/min に達するといわれている．糸球体濾過率は，早産児では 0.7 ～ 2 mL/min と低く，正規産児でも 2 ～ 4 mL/min である．しかし，出生後著しく上昇し，生後 2 ～ 3 日に 8 ～ 20 mL/min，生後 4 ～ 8 か月までには成人と同程度（120 mL/min）になる（表 3-28）．

　尿細管分泌能も，出生時には成人の 20 ～ 30％であり，生後 30 ～ 40 週齢までには成人値に近づくとされている．

　腎機能が出生後の期間の影響を大きく受けるため，腎排泄型薬物では，アミノグリコシド系抗生物質の**ゲンタマイシン**やグリコペプチド系の**バンコマイシン**，またジゴキシンのように，用法用量が成長段階に応じて異なるものがある．図 3-52 にジゴキシンの成人と幼児の投与量とその

表 3-28 出生後の年齢と糸球体濾過速度の関係

年　齢	腎重量 (g)	糸球体濾過速度 (mL/min)	糸球体濾過速度/体重 (mL/min/kg)	糸球体濾過速度/体表面積 (mL/min/1.73 m^2)
誕生	27	2.5	0.7	20
7 日	29	4.6	1.3	38
1 か月	32	6.4	1.6	48
6 か月	51	15.5	2.0	77
1 歳	71	28	2.9	115
2 歳	93	38	3.1	127
8 歳	149	70	2.7	127
成人	290	131	2.1	131

(Chantler, C. (1992) Kidney disease in children. *In* Schrier, R.W., Gottschalk, C.W. (eds) Diseases of the kidney 5th ed. Little, Brown and Co., pp.2384 より引用改変)

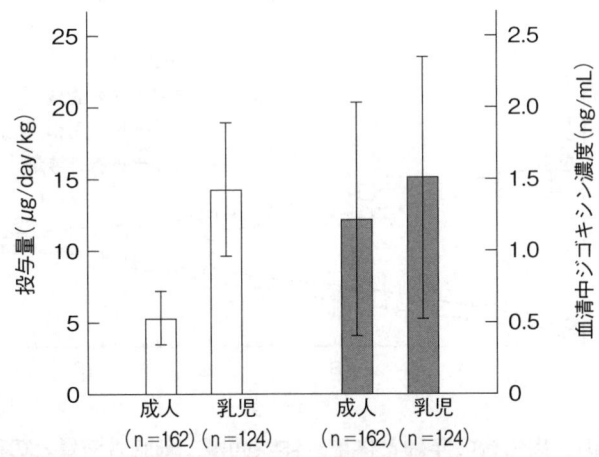

図 3-52　ジゴキシンの成人および幼児の投与量と血清中濃度の関係
(Iisalo, E., *et al.* (1973) *Int. J. Clin. Pharmacol.* 7, 219-222 より引用改変)

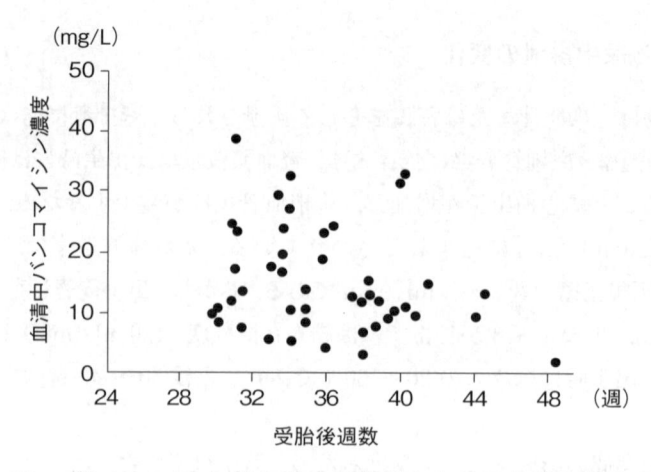

図 3-53　バンコマイシン投与時の胎児齢とトラフ血清中濃度の関係
(Yokoi, et al. (2009) Int. J. Toxicol. Sci., SP 307–SP 312 より引用改変)

時の血清中濃度との関係を，図 3-53 にバンコマイシンの出生後の日齢による血清中トラフ濃度の影響を示した．新生児におけるジゴキシンの投与量が成人の約 2 倍であるにもかかわらず，血中ジゴキシン濃度はほぼ同じであり，新生児においては体重当たりの腎排泄機能が高い．また，**ペニシリン系抗生物質**，**フロセミド**，**チアジド系利尿薬**のように尿細管分泌を受ける薬物を早産児や新生児に投与する際には注意が必要である．

E　小児に対する薬用量

　小児等の薬用量については，小児等の臨床試験の実施が困難なこと（Therapeutic orphan）もあり，添付文書に有効性や安全性等の詳細な情報が記載されていないことが多い．このため，小児等の薬用量は成人の薬用量を基に推定し，予想される副作用を観察しながら小児等の薬物治療が行われているのが現状である．小児等の薬用量は，年齢，体重や体表面積を指標に，成人の薬用量から算出される．この内，体表面積は年齢に対する細胞外液の変化をよく反映していることから（図 3-54），成人に対する体表面積の比率を成人の薬用量に乗じて求める方法が適切である

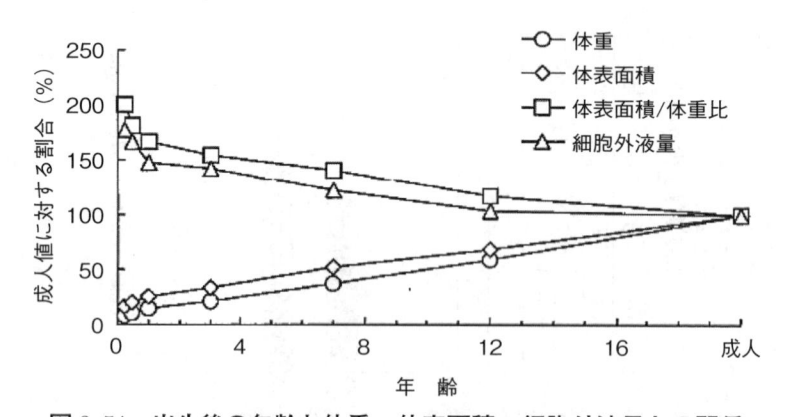

図 3-54　出生後の年齢と体重，体表面積，細胞外液量との関係
(Szefler, S. J. & Milsap, R. (1986) In Evans, W. E., Schentag, J. J. & Jusko, W. J. (eds) Applied Pharmacokinetics 2nd ed., Applied Therapeutics Inc., p.318 より引用改変)

表 3-29　代表的な小児等の薬用量の算出式

式の名称	算出に用いる指標	成人薬用量からの小児薬用量の算出式
Augsberger の式	年齢	小児量 = $\dfrac{(年齢 \times 4) + 20}{100} \times$ 成人薬用量
Young の式	年齢	小児量 = $\dfrac{年齢}{12 + 年齢} \times$ 成人薬用量
Crawford の式	体表面積	小児量 = $\dfrac{体表面積(m^2)}{1.73} \times$ 成人薬用量
Clark の式	体重	小児量 = $\dfrac{体重(ポンド)}{150} \times$ 成人薬用量

表 3-30　代表的な小児等の薬用量の換算表 von Harnack 表

年　齢	早産児	新生児	1/2 歳	1 歳	3 歳	7 歳	12 歳	成人
薬用量 (成人を 1 とした値)	1/10	1/8	1/5	1/4	1/3	1/2	2/3	1

(von Harnack, G.-A. (1956) *Mschr. Kinderheilk.* **104**, 55)

といわれている．

　小児等の薬用量の算出に用いる代表的な式を表 3-29 に示した．この中で Augsberger の式は，成人に対する体表面積比から求めた薬用量と近似する値を，年齢から求められるように作成したものである．また，Augsberger の式をもとに，成人に対する薬用量の比を簡便に利用できるように整数値に近似し，表としたものが von Harnack 表であり，処方監査の際にも有用である（表 3-30）．

参考文献
1）Yokoi, *et al.* (2009) *Int. J. Toxicol. Sci.*, SP 307-SP 312.
2）岩川精吾, 他（2009）臨床への薬物動態学, 廣川書店, pp.39-50.
3）橋田充, 他（2014）薬物動態学, 廣川書店, pp.144-151.
4）加藤隆一, 監, 家入一郎, 楠原洋之, 編, 家入一郎（2017）臨床薬物動態学改訂 5 版—臨床薬理学・薬物療法の基礎として, 南江堂, pp.253-264.
5）Berlin C. M. Jr,（2013）小児における薬物動態メルクマニュアルプロフェッショナル版, Merck Sharp & Dohme（https://www.merckmanuals.com/ja-jp/プロフェッショナル/19-小児科/小児における薬物治療の原則/小児における薬物動態）

3-4-2 高齢者の薬物動態

我々の生理機能は加齢に伴う変化によって徐々に低下し衰退する．こうした**生理機能の加齢変化**は，当然，薬物の体内挙動にも影響を与え，薬物血中濃度推移の変動要因となる．高齢者に対する薬物療法では，加齢に伴う生理機能の変化を把握し，それが薬物体内動態に及ぼす影響を正しく理解しておくことが必要である．**世界保健機関（WHO）では 65 歳以上の場合を高齢者と定義している**．この年齢は，わが国を含め，多くの先進国で人々が仕事から離れる年齢でもあることから，行政的にも，この年齢をもって高齢者の定義としている場合が多い．しかし，これらの定義は，統計的あるいは事務的区分を設ける必要から設けられているものであり，そもそも，暦年齢と生理的な老いの関係に関する統一的な解釈は未だ存在していない．本節では便宜上，暦年齢の増加を加齢と呼び，暦年齢と生理機能の変化の関係を例示して，高齢者における薬物体内動態の特徴を説明する．しかし，これは患者の暦年齢が同程度であった場合に，生理機能の低下の程度が同程度であることを説明するものでない．加齢に伴う生理機能の低下や衰退の程度には著しい個人差があり，画一的に取り扱うことは困難である．加えて，高齢者を対象とする場合であっても，薬物療法の個別化，至適化は，薬物排泄をつかさどる腎機能や肝機能を評価し，全身クリアランスに基づいて実施することが基本であり，患者年齢は，投与量調節の決定因子にはなり得ない．高齢者に対する薬物療法を適切に行うためには，後述する生理的な変化や薬物体内挙動の変動に留意することが必要である．また，高齢者に対する薬物療法においては，この他，種々の事案への配慮が求められることが多い．例えば，高齢者は何らかの**基礎疾患**を有し，その治療薬を服用している．こうした場合には，目的とする薬物の加齢に伴う体内挙動の変動に加え，併用薬との相互作用や基礎疾患への影響を考慮しなければならない．また，患者に**嚥下困難**や**消化管障害**がある場合には，投薬方法の工夫や製剤加工が求められ，**アドヒアランス**が不良である場合には，治療方針や患者支援体制の再考を含めた包括的な対応が必要となろう．高齢者に対する医療では，患者を取り巻く状況のすべてを考慮した上で，最も望まれる治療方法を提供することが必要である．

A 高齢者における薬物血中濃度の変動要因

前述したように，我々の生理機能は加齢により徐々に低下し衰退する（図 3-55）．こうした機能低下に応じるように，肝臓や腎臓といった薬物の主たる代謝排泄臓器の機能も加齢により低下する．しかし，こうした代謝排泄機能の低下は，必ずしもそのまま薬物血中濃度の増加として反映されるものではない．肝臓や腎臓の固有クリアランスは，その低下により，薬物血中濃度を増加方向に変動させる因子であるが，薬物の全身クリアランスは，臓器の固有クリアランスの他，薬物の血中非結合形分率に関係し，また，臓器血流依存型の消失を示す薬物では，全身クリアランスは臓器の固有クリアランスよりも臓器血流を反映する．薬物の血中濃度は，分布容積の変動によっても変化する．したがって，その影響因子となる血漿中のアルブミン濃度や患者の体脂肪率の変化に留意することも必要である．経口投与薬物の場合，消化管における薬物吸収率も血中濃度に影響を与える．高齢者の場合，**胃酸分泌能の低下**が知られており，その結果，食事により上昇した胃内 pH の回復が一般成人よりも遅く，食後は胃内 pH の高い状態が続く（図 3-56）．

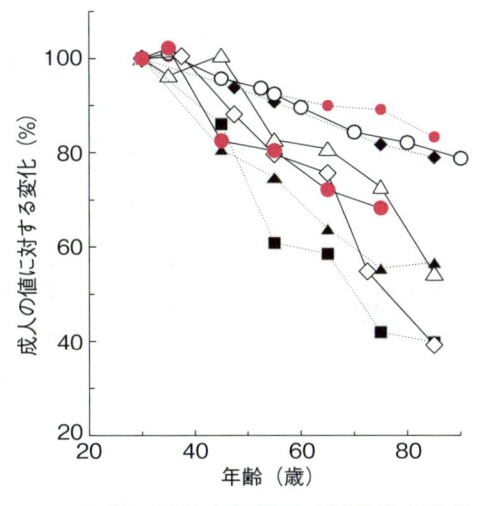

図 3-55 加齢に伴う生理機能の平均的な変化[1]

種々の臨床検査値を年齢30歳の時点における値を100として表示．生理機能は加齢により低下する．心拍出量の低下と糸球体濾過速度ならびに腎血漿流量の低下が同程度であることに留意．各臨床検査値と記号の対応は以下の通り：○基礎代謝率，△糸球体濾過速度（イヌリンによる測定値），●心拍出量，◇腎血漿流量（PAHによる測定値），● 伝導速度，◆細胞内液量，▲肺活量，■最大呼吸能．

こうした状態は，薬物の溶出や溶解性を変化させ，薬物の消化管吸収率に影響を与える．また，胃酸分泌能の低下により食物の消化遅延が生じると，**胃内容排泄時間が延長する**．これらは共に薬物血中濃度推移を変動させる．

B 高齢者における治療効果の変動要因

高齢者においては，上述した胃酸分泌能の低下の他，冷却刺激に対する**末梢血管の収縮応答反応**にも低下が認められ（図3-57），総じて，外部刺激に対する応答性が鈍化していると考えられる．医薬品の多くが刺激に対する生体応答を介して薬効を発現することを鑑みると，高齢者では，医薬品に対する感受性も，こうした外部刺激に対する応答性と同様に，減弱していると考えるべきであろう．実際，高齢者においては，アドレナリンα_2受容体の発現量が加齢により低下することが明らかにされている（図3-58）．β受容体を標的とする薬物，例えば，β受容体遮断薬**ラベタロール**の場合には，薬物の血中濃度推移に大きな差異は認められないものの，高齢者の場合には心拍数があまり低下しないなど（図3-59），薬物の治療効果が高齢者において減弱することがしばしば報告されている．高齢者を対象とした薬物療法では，このように薬物作用部位に生じた変化によって，組織の薬物に対する感受性の変動が生じ，治療効果が変化する場合が存在する．他方，既に述べてきたように，薬物の血中濃度推移の変化が，治療効果の変動因子となる場合も無論存在し，ベンゾジアゼピン系睡眠導入剤である**トリアゾラム**の場合のように，高齢者における薬物の血漿中濃度の上昇が，薬理効果の増強をほぼ説明できる場合もまれではない（図3-60）．高齢者の場合に適切な薬物療法を提供するためには，生じ得る治療効果の変動を，薬物動態的観点と薬力学的観点の2つから注意深く考察することが必要であろう．

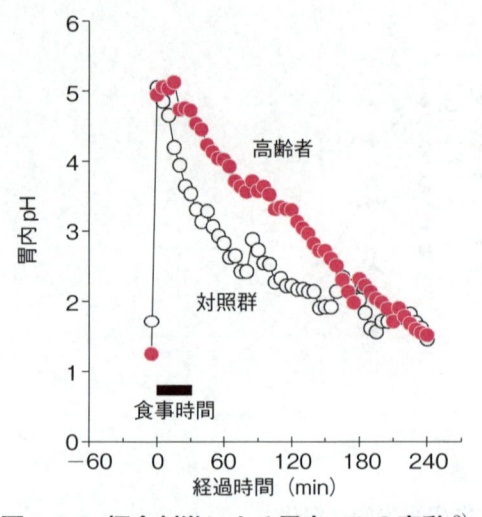

図 3-56　摂食刺激による胃内 pH の変動[2]

12 時間絶食後に標準的な食事を 30 分間で摂った場合の胃内 pH の変化．高齢者 79 名（年齢 65～83 歳）と対照群 24 名（年齢 21～35 歳）の平均値を表示．胃内 pH はカプセル型の無線測定装置の服用により計測．高齢者の食事前の胃内 pH は対照群とほぼ同じであり，食事に伴う pH 上昇も両群で同様に生じる．一方，食事後に生じる胃内 pH の酸性化復帰過程には，高齢者において遅滞が認められる．

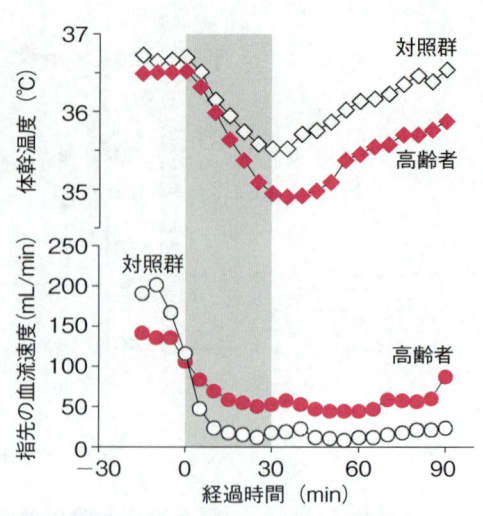

図 3-57　冷却刺激に対する末梢血管の収縮反応（下）と体幹温度の変化（上）[3]

冷却刺激は 4 ℃ の 0.9 % NaCl 水溶液 40 mL/kg を前肘窩静脈より 70 mL/min の速度で定速投与（約 30 分間）することで与えた．刺激期間は影で表示．被験者数は高齢者群 8 名（年齢 58～71 歳）および対照群 8 名（年齢 18～23 歳）．指先血流速度はドップラー法によるパルスカウント数で表示．体幹温度は鼓膜表面の温度．高齢者では末梢血管の収縮性が悪く，大きな体温喪失が認められる．

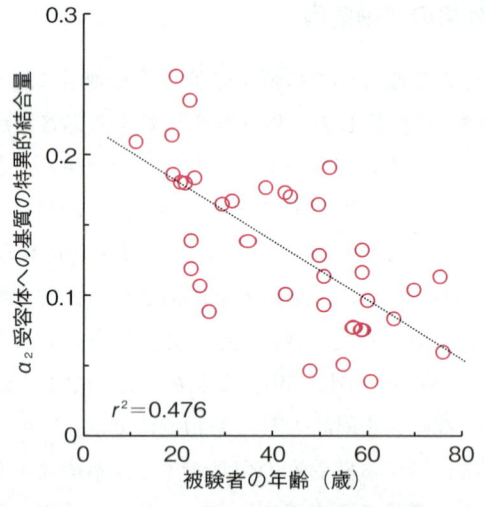

図 3-58　加齢に伴うアドレナリン受容体発現量の変化[4]

被験者 36 名（年齢 14～76 歳）から採血した血液を用い，血小板表面への α 受容体拮抗薬ヨヒンビンの特異的結合量を測定した．結合量は試験に用いた血小板の単位膜タンパク質 mg 量当たりの pmol で表示．

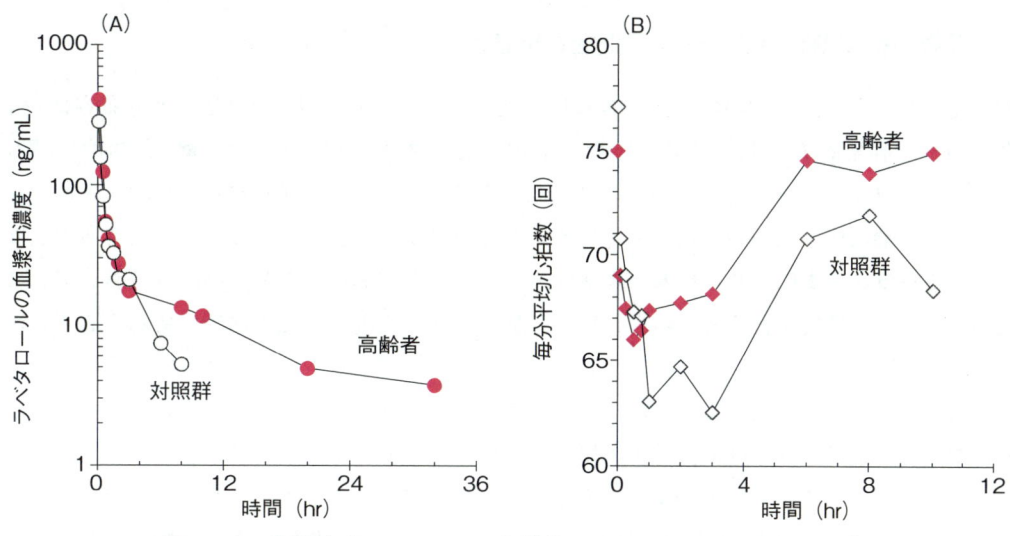

図 3-59　高齢患者におけるβ遮断薬ラベタロールの薬理効果 [5]

（A）ラベタロール 50 mg の静脈内投与後に得られた薬物の血漿中平均濃度推移．対象被験者は高齢者群 10 名（平均年齢 67 歳）と対照群 10 名（平均年齢 32 歳）．投与後 4 時間までの血漿中薬物濃度推移に両群間で大きな差異は認められない．その後，高齢者群の薬物濃度は対照群よりも高い値で推移している．（B）同じ被験者群におけるラベタロール 50 mg 投与後の心拍数の変化．薬物投与後 1～3 時間の時点で測定した心拍数には，高齢者群と対照群間で明確な差が認められる．

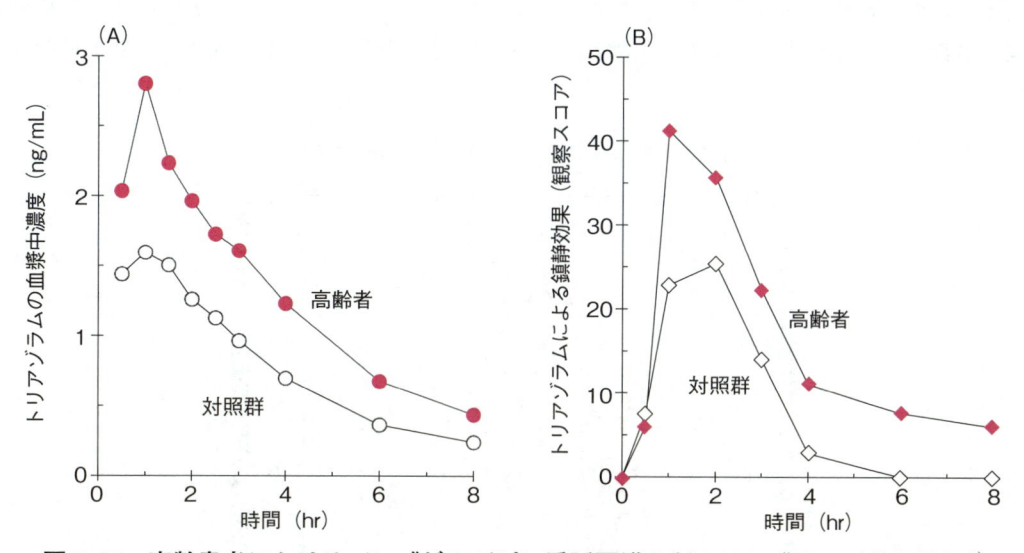

図 3-60　高齢患者におけるベンゾジアゼピン系睡眠導入剤トリアゾラムの薬理効果 [6]

（A）トリアゾラムを用量 0.25 mg で内服した際の血漿中平均薬物濃度推移．対象被験者は高齢者群 21 名（年齢 62～83 歳）と対照群 26 名（平均年齢 21～41 歳）．高齢者群の血漿中薬物濃度は対照群よりも高い値で推移している．試験期間 8 時間までの高齢者群における AUC の平均値は対照群の約 2.6 倍である．（B）同じ被験者群におけるトリアゾラム服用後の鎮静効果の推移．鎮静効果は被験者毎に 2 名の観察者によってスコア化された評価値の平均値を表示．高齢者群でより強い鎮静効果が観察されている．鎮静効果平均値の時間推移曲線についてその曲線下面積を試験期間 8 時間までで算出し比較した場合，高齢者群の値は対照群の約 2 倍である．

C 高齢者の薬物動態パラメータの把握と留意点

既に述べたように,薬物の血中濃度推移は,薬物の全身クリアランス CL_{tot} と分布容積 V_d および生物学的利用能 F に依存する.また,薬物の全身クリアランス CL_{tot} は,薬物消失臓器における固有クリアランス CL_{int} と薬物の非結合形分率 f_u,ならびに臓器血流量 Q で規定される値である.加齢に伴う生理的変化と薬物治療の関係を考える場合には,これらの薬物血中濃度推移に関わるパラメータに生じる影響を理解することが必要である.なお,高齢者において,こうしたパラメータの把握を行うとする場合にも,加齢に伴う生理的変化の影響に留意する必要があろう.例えば,腎クリアランスの推定をコッククロフト・ゴールトの式によって行う場合は,患者の血清クレアチニン濃度を参照するが,クレアチニンが筋肉由来の内因性物質であることから,その血中濃度は加齢に伴う筋肉量減少の影響を受ける.その結果,一般に高齢者の血清クレアチニン濃度は低下傾向を示し,実際よりも大きめの腎クリアランスが推定されることが知られている.また,コッククロフト・ゴールトの式をはじめとする種々の推定式が,高齢者の場合にも,特段の補正を行うことなく,一般成人の場合と同様に,そのまま適用可能か否かについても未だ十分な議論が尽くされていない(図3-61).併せて,パラメータの個体間変動についても注意が必要である.血中濃度が筋肉量に依存しない腎機能の示標として式(3-12)に示すように,血清中シスタチン濃度による評価が導入されている.前述のように,生理機能は加齢に伴う低下を示し,また種々の臓器機能もこれを反映する形で減弱していく.しかしこれは全体的巨視的な傾向であって,同年齢の被験者に同程度の機能低下が認められるものではない.加齢に伴う生理機能の低下程度は大きな個人差を示し,年齢と機能低下の関係を画一的に取り扱うことは不可能であ

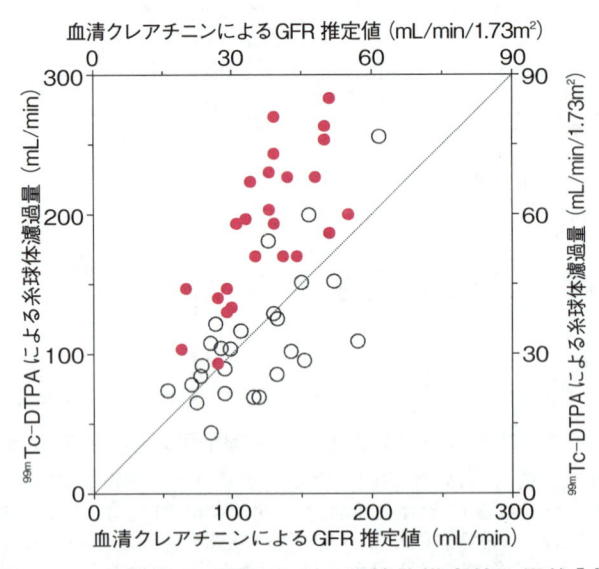

図 3-61 高齢患者で認められる腎機能推定値の偏差 [7, 8]
同一患者の腎機能をコッククロフト・ゴールトの式により血清クレアチニン濃度から評価し,これを ^{99m}Tc-DTPA 法により測定した値と比較した2つの研究結果を一緒に表示.○:26名のがん患者の場合(年齢21〜84歳,平均58歳,下軸左軸).●:老年科の入院患者25名の場合(年齢81〜96歳,上軸右軸).高齢患者では2つの腎機能評価値の間にズレが生じている.

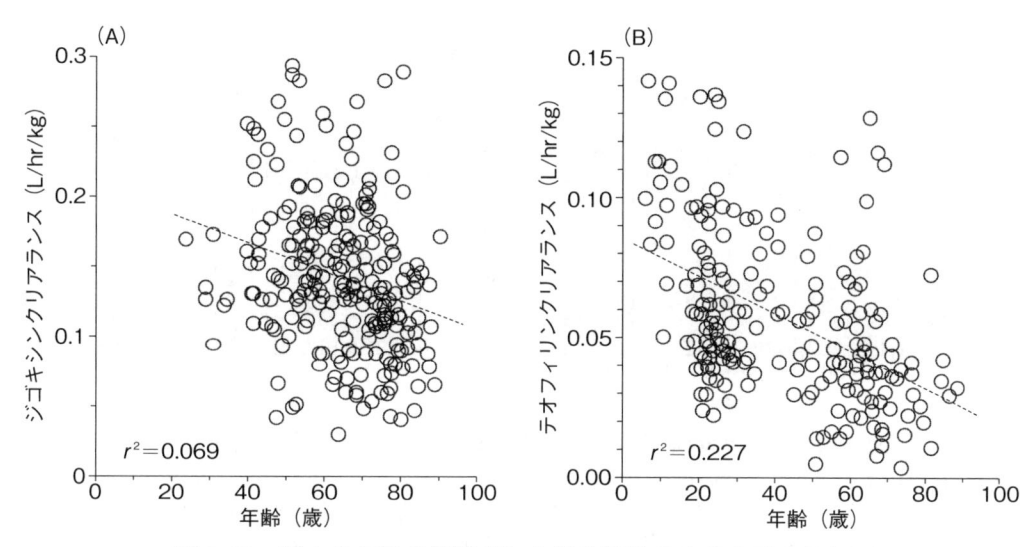

図3-62　種々の年齢の被験者における薬物の全身クリアランス

(A) ジゴキシンの場合（被験者数243名）[9]，(B) テオフィリンの場合（被験者数200名）[10].
両薬物の全身クリアランスにはともに加齢に伴う低下傾向が認められるが，個々の値のばらつきが大きく，年齢と全身クリアランスの間に明確な関係は認められない．なお，全身クリアランスの低下傾向には薬物間で差異が認められる．

る．実際，幾つかの薬物の場合に被験者の年齢と薬物の全身クリアランスの関係が示されているが（図3-62），いずれの場合も著しい個人差が存在する．したがって，**加齢に伴う全身クリアランスの低下傾向は認識できるものの**，これにより，薬物の全身クリアランスを患者年齢に基づいて推定することは容易ではなく，よって，高齢者の場合に，加齢に伴う生理機能の変化による薬物体内挙動の変動を予測することは現実的ではない．高齢者における薬物療法を適切に進めるためには，まず，患者の生理機能の加齢変化を十分に把握し，それらが体内挙動を規定するパラメータにどのような影響を与えるのか，考察すること，そして，薬物療法開始後は，薬物標的部位の感受性が変化している可能性を鑑み，薬物の治療効果について，期待された効果が得られているか否か，予期せぬ副作用が生じているか否かについて，注意深く評価していくことが必要であろう．これまでに報告されている高齢者における薬物血中濃度推移の変動の具体例を以下に示す．こうした事例を十分に検討し，その変動要因を理解することは，高齢者の薬物療法の個別化至適化を図る際の一助となろう．

D 高齢者における薬物動態の変化事例

1）分布容積

薬物の分布容積はその血液中遊離形分率 f_u により左右される．高齢者では，この遊離形分率に影響を与える血漿中アルブミン濃度が低下することが報告されている．他方，アルブミンと同じく，特に塩基性薬物の場合にその遊離形分率に影響を与える α_1-酸性糖タンパク質については，その血漿中濃度は逆に増加傾向を示す（図3-63）．高齢者では，これに加え，生体の水分含量の低下によって単位体重当たりの体脂肪量が相対的に増加することが報告されている．ベンゾジア

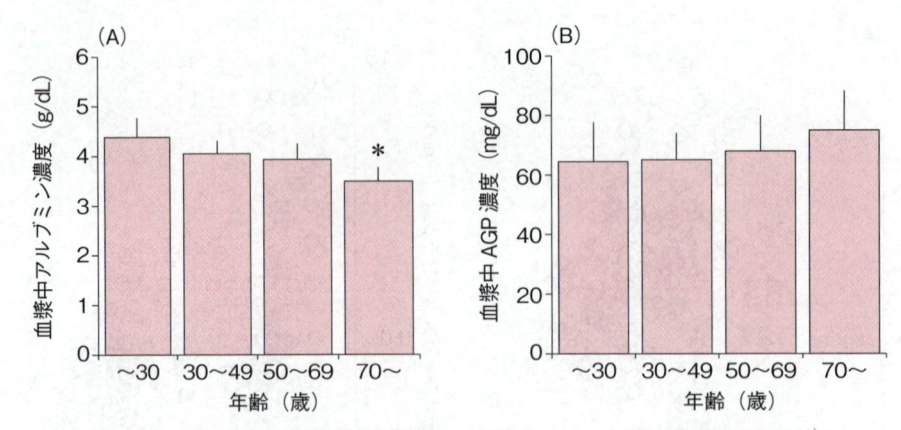

図 3-63　被験者の年齢と代表的な血漿中タンパク質濃度の関係[11]

(A) 血漿中アルブミン濃度の場合，(B) 血漿中 α_1-酸性糖タンパク質濃度の場合．被験者 63 名を 4 つの年齢群に分け，各群における血漿中タンパク質濃度の平均値と標準偏差を表示．各群に含まれる被験者数は 11 ～ 21 名．70 歳以上の群におけるアルブミン濃度は 30 歳以下の群の値と比較して有意に低下している（$^*p < 0.05$）．AGP；α_1-酸性糖タンパク質．

ゼピン系抗不安薬**ジアゼパム**の分布容積は，高齢者の場合に増加することが知られており（図 3-64 A），薬物の全身クリアランスの低下と相俟って，ベンゾジアゼピン系薬物の血中濃度の半減期は加齢により大きく変動する（図 3-64 B および図 3-64 C）．高齢者における薬物分布容積の増大は，同じベンゾジアゼピン系抗不安薬**クロルジアゼポキシド**の血中濃度推移に見られる変化によっても示唆されている（図 3-65）．これらいずれの場合にも，分布容積の増大機構の詳細は

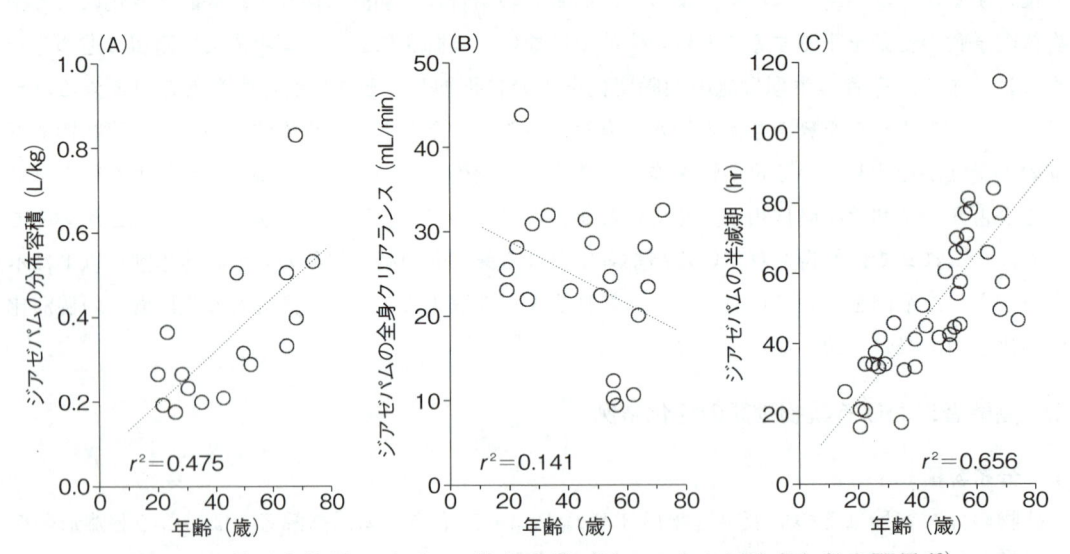

図 3-64　抗不安薬ジアゼパムの体内動態パラメータと被験者年齢の関係[12]

(A) 分布容積，(B) 全身クリアランス，(C) 血漿中薬物濃度の半減期．各被験者にジアゼパムを 0.1 mg/kg の用量でゆっくりと静脈内投与を行った後，経時的な採血により血漿中薬物濃度推移を評価した．体内動態パラメータはモデル依存的解析による算出．健常被験者（喫煙者を含む）における値．

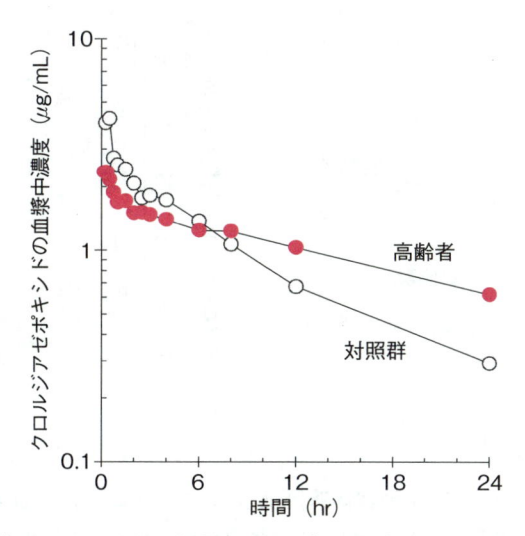

図 3-65　高齢者における抗不安薬クロルジアゼポキシドの血漿中濃度推移[13]

被験者にクロルジアゼポキシドを用量 50 mg で静脈内投与した場合の薬物の血漿中濃度推移．被験者は高齢者群 12 名（年齢 62 ～ 79 歳）ならびに対照群 12 名（年齢 24 ～ 41 歳）．被験者はすべて男性．高齢者群の場合に，血漿中薬物濃度推移曲線における初期濃度の低下と消失相における半減期の延長が認められる．

不明である．しかし，加齢に伴う血漿タンパク質濃度や体脂肪量の変化がこれに関与していることは間違いないであろう．一方，**アンチピリン**は高齢者における分布容積の低下が報告されている．さらに，分布容積に加齢の影響が見られない薬物も数多く存在する．遊離形分率や血液から組織への移行性は薬物毎に異なることから，先に例示した分布容積の増大は，すべての薬物において生じるものではないことを理解しておく必要があろう．

2）臓器血流量

加齢に伴う**心機能の低下**は**臓器血流量の減少**をもたらす（図 3-55）．強心配糖体ジゴキシンは腎臓を主な消失臓器とすることから，その全身クリアランスは，心機能低下による腎血流量および糸球体濾過量の低下を反映して，減少することが示されている．これは，同じく腎臓排泄型の薬物である**アミノグリコシド系抗生物質**や**バンコマイシン**の場合についても同様である．加えて，高齢者では，近位尿細管上皮の分泌機能や再吸収機能にも変化が生じているであろう．こうした変化は，腎排泄型薬物の全身クリアランスの低下要因となることに加え，尿中排泄過程における薬物相互作用の易発因子になり得ることに注意が必要である．心機能の低下に伴う臓器血流量の低下は，肝代謝型薬物の血中濃度推移にも影響を与える．β受容体遮断薬の**プロプラノロール**は肝臓で著しい代謝を受ける薬物であり，その肝消失過程は肝血流律速型であることが知られている．高齢者の場合，この**プロプラノロール**を静脈内投与した際の血漿中の薬物濃度は，対照群よりも緩やかに減少する（図 3-66 A）．これは心機能の低下に伴う肝血流量の減少によって**プロプラノロール**の肝クリアランスが減少したことによるものである．なお，**プロプラノロール**の場合には，経口投与後の血漿中濃度も，高齢者の場合に，より高い値で推移することが示されている（図 3-66 B）．この要因として，消化管における薬物の吸収率が高齢者の場合に亢進している可

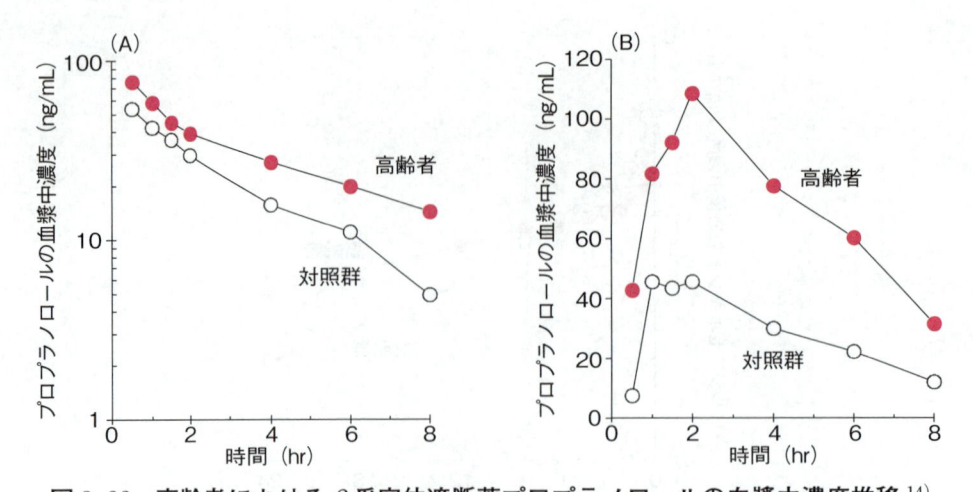

図 3-66　高齢者におけるβ受容体遮断薬プロプラノロールの血漿中濃度推移 [14]

（A）プロプラノロールを用量 0.15 mg/kg で静脈内投与した際の血漿中平均薬物濃度推移．対象被験者は高齢者群 8 名（平均年齢 78 ± 3 歳）と対照群 7 名（平均年齢 29 ± 2 歳）．高齢者群では血漿中の薬物は対照群よりもゆっくりした減少を示している．（B）プロプラノロールを用量 40 mg で経口投与した際の血漿中平均薬物濃度推移．同じ被験者群における結果．高齢者群の血漿中薬物濃度は対照群よりも高い値で推移している．

能性も考えられるが，既に述べてきたように，薬物消失が肝臓のみで生じる場合，経口投与後の薬物血中濃度時間推移にかかる曲線下面積 AUC_{po} は，式 (3-35) として再掲のように，薬物の非結合形分率 f_u ならびに薬物の肝固有クリアランス $CL_{H,int}$ に依存する．

$$\frac{D}{AUC_{po}} = \frac{CL_{tot}}{F} = f_u \cdot CL_{H,int} \tag{3-35}$$

こうしたことから，加齢に伴う固有クリアランス $CL_{H,int}$ の低下，すなわち，肝臓の薬物代謝活性の減弱が，経口投与後のプロプラノロールの血中濃度の上昇に関与しているとするのが妥当であろう．肝実質細胞の薬物代謝活性も，他の生理機能と同様，加齢により減弱すると考えられる．このため，疾病に罹患していない場合でも，高齢者に対する薬物療法では，肝臓の薬物代謝活性が低下していることを前提とすべきであろう．一方で，肝臓における薬物代謝様式は多様であり，薬物肝代謝の低下は画一的ではない．事実，抗真菌薬ミカファンギンは肝代謝により消失する薬物であるが，高齢者におけるその血漿中薬物濃度推移には，対照群との差異は認められない（図 3-67）．加齢が肝代謝に与える影響は，薬物毎に大きく異なることも併せて理解すべきである．

3）性　差

加齢に伴う生理機能変化が薬物動態に与える影響のうち，内分泌系の変化による影響は特徴的である．ある種の薬物の肝代謝過程には性差が認められるが，**高齢者の場合には，この性差が消失もしくは縮小する**．非ベンゾジアゼピン系睡眠導入剤の**ゾルピデム**の場合，その血漿中濃度は，一般に女性被験者に比べ男性被験者の場合に速やかに減少する（図 3-68）．また，高齢患者におけるゾルピデムの血漿中濃度推移は，対照群よりも高い値で推移し，これまで述べてきたように薬物肝代謝活性の減弱を示唆するものとなっている．他方，高齢者における血漿中濃度推移を対照群と比較した場合，男性被験者の場合に見られる両群の差異は，女性被験者の場合よりも大き

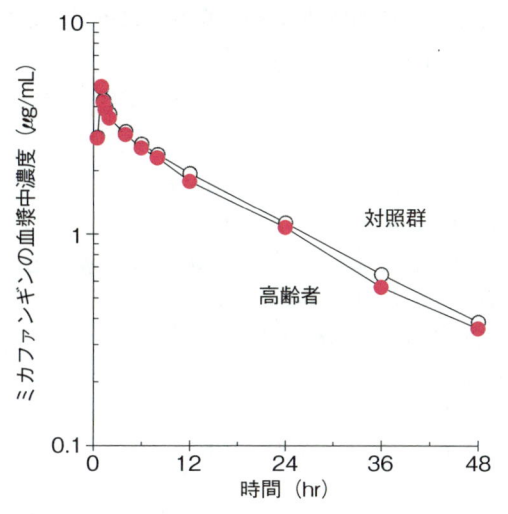

図 3-67 高齢者における抗真菌薬ミカファンギンの平均血漿中濃度推移 [15]

各被験者にミカファンギンを用量 50 mg で 1 時間の静脈内定速投与した際の血漿中濃度推移を表示. 被験者は高齢者群 10 名（年齢 66〜78 歳）および対照群 10 名（年齢 20〜24 歳）. 高齢者群の薬物濃度推移は対照群とほぼ同一である.

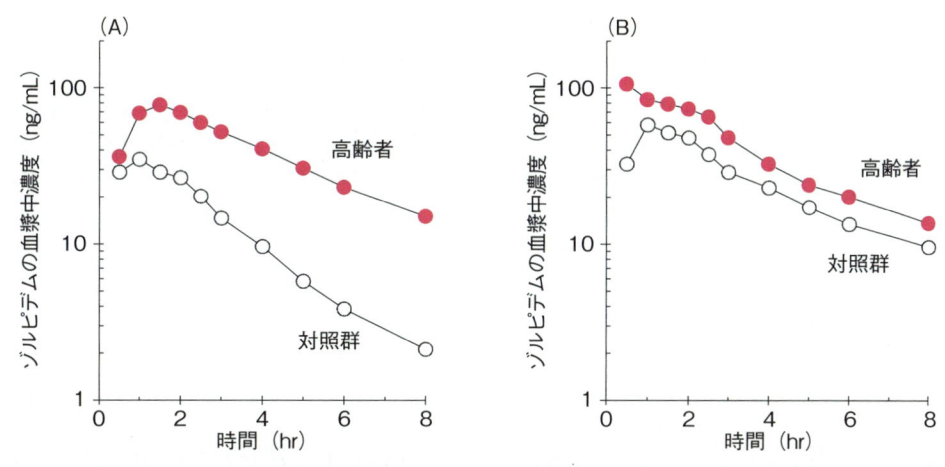

図 3-68 高齢者における非ベンゾジアゼピン系睡眠導入剤ゾルピデムの血漿中濃度推移 [16]

(A) 男性被験者の場合. 高齢者群 8 名（平均年齢 73.1 ± 8.5 歳）と対照群 8 名（平均年齢 23.4 ± 5.5 歳）における平均血漿中濃度推移. (B) 女性被験者の場合. 高齢者群 8 名（平均年齢 74.3 ± 5.9 歳）と対照群 16 名（平均年齢 27.8 ± 5.3 歳）における平均血漿中濃度推移. いずれの場合も用量 5 mg のゾルピデムを経口投与後, 経時的な採血を行って薬物の血漿中濃度推移を検討した. 高齢者群と対照群における薬物の血漿中濃度推移には, 男性被験者の場合に大きな差異が認められる.

く, 加齢に伴う薬物体内挙動の変動は, 男性被験者の場合に大きく表出することが示されている（図 3-68）. 高齢者における性差縮小の正確な機構は不明であるが, ゾルピデムの肝代謝の性差は**テストステロン**の血中濃度に相関するとされており, 高齢者ではこの血中濃度に性差が見られなくなることから, これにより薬物肝代謝の性差が縮小したと見られている. こうした事例を含め, **高齢者における薬物体内挙動は, 一般成人の場合と異なる特徴を示す場合が多い**. 高齢者の

薬物療法では，治療効果の評価と副作用発生の検査を適宜に行い，投与量変更を含めた治療方針の修正をより細やかになすことが必要であろう．

【参考文献】

1) Ritschel, W.A. (1976) *J. Am. Geriatrics Soc.* **24**, 344-354.
2) Russell, T.L., *et al.* (1993) *Pharm. Res.* **10**, 187-196.
3) Frank, S.M., *et al.* (2000) *Am. J. Physiol. Regul. Integr. Comp. Physiol.* **279**, R 349-R 354.
4) Brodde, O.E., *et al.* (1982) *Eur. J. Pharmacol.* **81**, 345-347.
5) Abernethy, D.R., *et al.* (1987) *Am. J. Cardiol.* **60**, 697-702.
6) Greenblatt, D.J., *et al.* (1991) *N. Engl. J. Med.* **324**, 1691-1698.
7) Dooley, M.J., *et al.* (2004) *Br. J. Cancer* **90**, 991-995.
8) Gentric, A., *et al.* (1992) *J. Geriatr. Neph. Urol.* **2**, 143-145.
9) Hori, R., *et al.* (1994) TDM研究 **11**, 7-11.
10) Jusko, W.J., *et al.* (1979) *J. Pharm. Sci.* **68**, 1358-1366.
11) Davis, D., *et al.* (1985) *Br. J. Clin. Pharmacol.* **19**, 261-265.
12) Klotz, U., *et al.* (1975) *J. Clin. Invest.* **55**, 347-359.
13) von Moltke, L.L., *et al.* (2001) *Dialogues Clin. Neurosci.* **3**, 181-190.
14) Castleden, C.M., *et al.* (1979) *Br. J. Clin. Pharmacol.* **7**, 49-54.
15) Azuma, J., *et al.* (2002) *Jpn. J. Chemother.* **50**, 148-154.
16) Olubodun, J.O., *et al.* (2003) *Br. J. Clin. Pharmacol.* **56**, 297-304.

3-4-3 妊婦・授乳婦の薬物治療

A はじめに

　薬物を投与される患者のベネフィット（効果）とリスク（副作用）を考慮することは，薬物治療における大原則である．基本的には投与される本人に対して考えることであるが，妊婦・授乳婦に関しては同時に胎児・乳児への影響をも考慮しなくてはならないという点が特別であろう．児が生きていくうえでは，母体の健康は重要なものであり，その点から母体の健康を維持する薬物治療は，児に対するベネフィットと考えられる．しかし，胎児治療を目的としない薬物治療は児にとってやはりリスクが大きい．したがって，児へのリスクを極力軽減する薬物療法が検討されるべきである．

　児へのリスク軽減を図る上では，児に対する**催奇形性**，毒性がない薬物を選択することが第一である．しかし，薬物には少なからず毒性があり，その強弱で検討をするが，児への移行がないのであれば安全と考えうる．児への移行性を考える際に必要となるのが，**胎盤透過性や乳汁分泌機構を含めた妊婦・授乳婦における薬物動態の知識**である．もちろん，母体の治療効果，副作用発現を評価するうえでも重要である．これより，この項では妊婦・授乳婦における薬物動態を中心に，実際の現場で妊婦・授乳婦への薬物療法を行う際に必要となるリスクコミュニケーションについても触れていく．

B 妊婦・授乳婦の薬物治療を考えるうえでの基礎知識

1）妊娠週数の数え方

　妊婦・授乳婦の薬物治療を考えていくうえでまず知っておかなくてはいけないことは，**妊娠週数**に対する考え方である．妊娠時期においては，母体も胎児も数週単位で生理的，形態的に大きく変化していく．このため，後述する薬物の体内動態や胎児に対する毒性も**妊娠時期**によって異なることを理解する必要がある．授乳婦に関しても，児の生体機能の未熟性が母乳からの薬物曝露に影響を及ぼす可能性が考えられることから，児の娩出された妊娠週数は重要である．

　妊娠週数は，**最終月経開始日を 0 週 0 日**とし，満日数で表現する．**40 週 0 日が分娩予定日**となる．妊娠時期の区分法の代表的なものは，妊娠期間を 3 つの時期に分けた**三半期 trimester** で区分するものであり，妊娠 0 週 0 日～13 週 6 日までを第 1 三半期，妊娠 14 週 0 日～27 週 6 日までを第 2 三半期，妊娠 28 週 0 日～を第 3 三半期と呼ぶ．この区分はリスク評価の報告などによく用いられている．また，妊娠 0～15 週を**妊娠初期**，16～27 週までを**妊娠中期**，28 週以降を**妊娠後期**と表現する区分が用いられることもある．

2）妊娠の時期と薬物の胎児への影響 [1,2]

　妊娠期における薬物のリスクは，すべてが催奇形性リスクであるわけではないことを理解する必要がある．各妊娠週数における胎児の発生過程と発生における危険期を図 3-69 に示す．

① 受精前～3 週 6 日まで（**All or none 期**）

　受精前に影響を受けた卵子は受精能を失うか，受精しても着床しないか，妊娠早期に流産とな

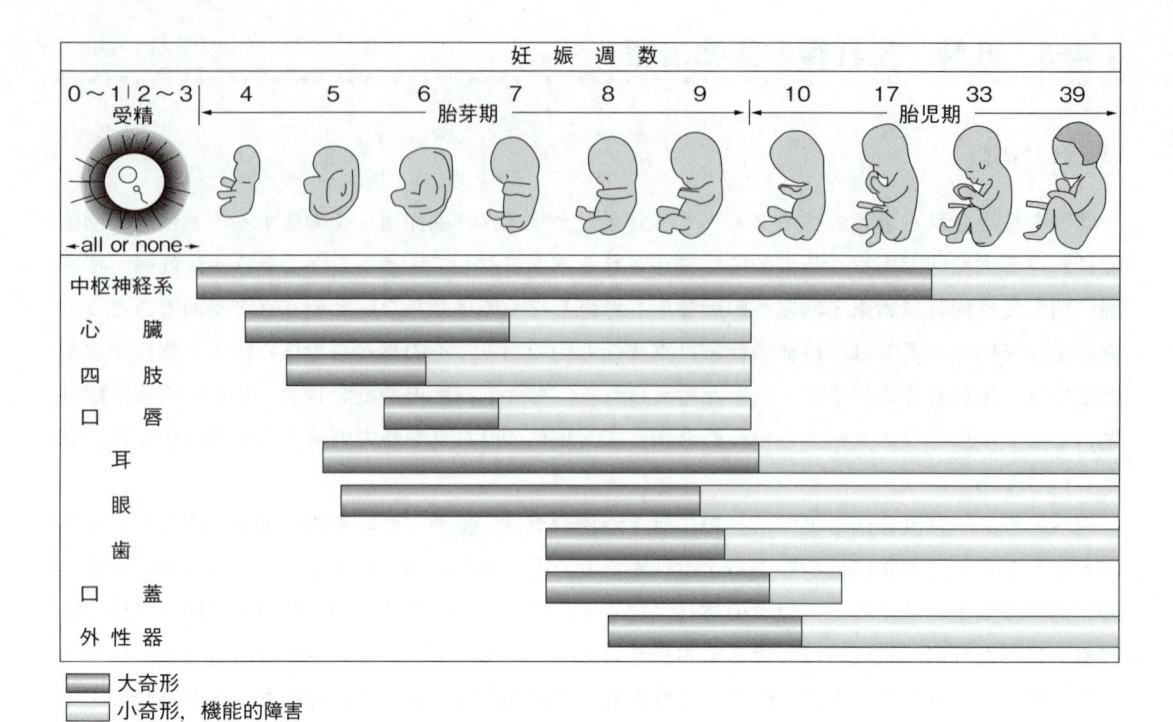

図 3-69　妊娠週数と胎児の発生における危険期

ると考えられている．また，受精卵が催奇形性物質の影響を受けたとしても，完全に修復して妊娠継続となるか，修復しきれない場合には流産という形になるとされる．

② **妊娠 4 週 0 日 ～ 7 週 6 日まで（絶対過敏期）**

　この時期は胎児の中枢神経や心臓などの**重要臓器の発生・分化の時期**であり，催奇形という意味では最も影響を受けやすい時期である．心奇形や二分脊椎などの異常がみられるのはこの時期となる．この時期の薬物投与は最も慎重にしなくてはならない．

③ **妊娠 8 週 0 日 ～ 15 週 6 日まで（相対過敏期，比較過敏期）**

　胎児の重要臓器の形成時期は過ぎているが，**生殖器の分化や口蓋の閉鎖**などはこの時期にかかる．このため，催奇形性のある薬物の投与はやはり慎重であるべき時期である．

④ **妊娠 16 週 0 日 ～ 分娩まで（潜在過敏期）**

　薬物投与による発生過程における形態的異常は形成されない時期であるが，胎児の機能的発達への影響や発育抑制，子宮内胎児死亡など，分娩直前では薬剤の離脱症候群など**胎児毒性**が問題となる時期となる．例としては，アンジオテンシン変換酵素阻害薬による胎児腎機能障害に伴う羊水過少やNSAIDsによる胎児動脈管早期閉塞に伴う肺高血圧症発生などが挙げられ，完全に安全な時期とはならない．

⑤ **パートナーとなる男性への投与**

　薬剤の影響を受けた精子は受精能を失うか，受精しても着床しないか，妊娠早期に流産となると考えられ，いわゆる催奇形のような形態異常は発生しないと考えられている．また，精子形成期間はおよそ 74 日程度とされるので，受精直前の服用は問題とならない．精液中に含まれる薬

物の女性への移行も機序としては考えられるが，あったとしても精液から腟を経由し全身循環に到達するのは極微量であり，基本的には影響はないと考えられている．

3）妊婦・授乳婦に対する薬剤のリスク[3]

催奇形性が明らかにされているものは少ない（表3-31）．また，先天異常の明らかなリスクのない男女が子供をもうける場合にも，一定の頻度で**先天異常**が発生し，2～3(5)％程度**といわれている．この数値は国際保健機構 World Health Organization, WHO 国際先天異常監視研究機構 International Clearinghouse of Birth Difects Surveillance & Research（ICBDSR）や欧州先天異常監視機構 European Surveillance of Congenital Anomalies（EUROCAT）などの報告に基づいている．日本では横浜市立大学クリアリングハウスモニタリングセンターがあり，ICBDSRの日本代表部として活動している（https://ycu-obgyn.jp/monitor-center.html）．この**先天異常の要因は65～70％が不明**であり，薬物によると考えられるものは，環境要因（5～10％）のうちの約1％と推測される．つまり100人に3人前後の割合で認められる先天異常の発生頻度から概算すると，**薬物による発生は100,000人に3人程度**と非常に少ないと予想される．

授乳に関しても，明らかにリスクがあるとされる薬物は少ない（表3-32）．

このように，妊婦・授乳婦に対する薬物リスクを軽視するわけではないが，必要以上に恐れることはなく，以下に述べる薬物動態の変化や各薬物に報告されるリスクなどを検討したうえで，

表3-31　催奇形性リスクまたは胎児毒性のある主な薬物

催奇形性のある薬物	胎児毒性のある薬物
アルキル化薬（ブスルファン，シクロホスファミド）	アミノグリコシド系抗菌薬
エトレチナート	アルコール
抗てんかん薬（バルプロ酸，トリメタジオン，フェニトイン，カルバマゼピン，フェノバルビタール）	アンジオテンシン変換酵素阻害薬
	アンジオテンシン受容体拮抗薬
サリドマイド，レナリドミド，ポマリドミド	抗甲状腺薬
ダナゾール，アンドロゲン	精神系薬物
炭酸リチウム	テトラサイクリン系抗菌薬
チアマゾール	非ステロイド系抗炎症薬
ビタミンA（大量）	ヨード（大量）
ペニシラミン	ワルファリン
ミソプロストール	
メトトレキサート	
レチノイド	
ワルファリン	

表 3-32　授乳をする際に注意すべき薬物

・EI（Exposure Index：後述）の高い薬物
　　フェノバルビタール，エトスクシミド，プリミドン，テオフィリン，炭酸リチウム，ヨード製剤
・放射性アイソトープ
　　甲状腺機能亢進症の治療目的，一部の診断用アイソトープ
・コカイン
・アミオダロン
・アルコール
・乳汁分泌を抑制する薬物
　　ブロモクリプチン，エルゴタミン，ホルモン性経口避妊薬

妊婦・授乳婦に対する薬物治療を考えていくことが必要となる．

C 妊婦・授乳婦における薬物動態

1）妊娠に伴う薬物の体内動態の変化

① 吸収 Absorption

血中プロゲステロン濃度の上昇により，**小腸の蠕動運動や胃内容排出速度が低下**するといわれている[4,5]．この変化による薬物に対する影響は，通常早い吸収性を示す薬物では吸収遅延，遅い吸収性を示す薬物では吸収増大となる可能性が考えられる．

嘔気や嘔吐を伴う悪阻は，妊婦の90％に生じ，妊娠5週目あたりより始まり，多くの妊婦においては第1三半期内にてみられなくなるが，約15％の女性では妊娠期間を通して症状が持続することがある．また妊婦の80％には胃食道逆流症状を生じる[4,6]．これらの症状も経口薬物の吸収遅延・低下の原因となりうる．

胃酸分泌低下による胃内pH上昇は，弱酸性および弱塩基性薬物の溶解性や解離度変化に伴い，吸収性に影響を与える可能性がある[4]．

② 分布 Distribution

薬物の分布に影響すると考えられる妊婦の生理学的変化を表3-33に示す．

妊娠中に**循環血液量とともに血漿容積も増大**し，赤血球の増加を上回るため，ヘマトクリット値は低下する．血管外容積の増大や子宮，乳房の変化に伴い，体液量もまた増大，特に**細胞外液量が著しく増大**する[4]．このため，通常比較的分布容積の小さい水溶性薬物の分布容積増大の原

表 3-33　薬物の分布に影響する妊娠時の生理学的変化

血漿容積	妊娠後期は非妊娠時に比べ，約50％増加．ヘマトクリット値は低下．
心拍出量	循環血液量とともに増加．最大30〜50％の増加．
体液量	妊娠経過とともに増加し，最終的に6L程度増加．細胞外液の増加が顕著．
血漿タンパク量	アルブミンは正常値の70〜80％まで低下．分娩時に最低値．α_1-酸性糖タンパク質は50％前後低下．
血漿タンパク結合率	アルブミン濃度の低下に伴い低下．ステロイドや胎児ホルモンによるアルブミン結合の置換により低下．

因となる．

　さらに**血漿タンパク質濃度も低下**する．妊娠経過とともに，アルブミン濃度は低下し，出産時には正常値の 70 〜 80％まで低下する．α_1-酸性糖タンパク質は妊娠中から後期にかけて 50％前後低下する[7]．また血漿中ホルモン上昇に伴い，体内リガンドとの血漿タンパク結合の競合が増す[8]．これらの変化は，薬物の分布容積の増大を招き，薬物の総血中濃度は低下する．ただし，タンパク結合分率の低い薬物では，遊離形分率に大きな変化は生じないため，この変化はタンパク結合分率が 80％以上の高い結合率をもつ薬物で主に問題となる[9]．

　しかしながら，これらの変化により，効果に関連する遊離形の薬物濃度は大きく変化しないということに注意が必要である．下記の式（3-36）に示すように，そもそも，定常状態における平均血中濃度は，分布容積に依存しない．

$$C_{\text{total, ave}} = (F \times D/\tau)/CL_{\text{tot}} \tag{3-36}$$

　　　$C_{\text{total, ave}}$：平均薬物総血中濃度，F：バイオアベイラビリティ，D：投与量，

　　　CL_{tot}：全身クリアランス，τ：投与間隔

また，CL_{tot} を固有クリアランスの式で表すと式（3-37）のように示される．

$$C_{\text{total, ave}} = (F \times D/\tau)/CL_{\text{tot}} = (F \times D/\tau)/(f_{\text{uB}} \times CL_{\text{int}}) \tag{3-37}$$

　　　f_{uB}：遊離形分率，CL_{int}：固有クリアランス

　この式に示されるように，**遊離形分率**が増加すると総血中濃度は低下するが，**遊離形濃度**は，遊離形分率と総血中濃度の積で表されるものであることから，相殺されるのである．実際の例として，抗てんかん薬である**カルバマゼピン，フェニトイン，フェノバルビタール**の妊娠中の血中濃度変化を表 3-34 に示す[10]．この結果に示されるように，総濃度に比し，遊離形濃度の変化は少ない．ただし，フェノバルビタールにみられるように遊離形濃度の変化がみられる薬物もあり，また上記に示した式に表されるようにクリアランスの変化が伴えば，遊離形濃度に変化を生じる可能性もある．このため，遊離形濃度のモニタリングが可能であれば効果，安全の面からも有利であるが，実際の現場では総濃度以外のモニタリングは困難である．したがって，総血中濃度の変化に振り回されることのないよう，これらの現象を理解しつつ，臨床症状を評価し，投与量の

表 3-34　妊娠期における抗てんかん薬の平均血中濃度推移（μg/mL）

妊娠期	カルバマゼピン 総濃度	カルバマゼピン 遊離形濃度	フェニトイン 総濃度	フェニトイン 遊離形濃度	フェノバルビタール 総濃度	フェノバルビタール 遊離形濃度
第 1 三半期	6.9*	1.60	8.43**	0.74*	13.23***	6.56***
第 2 三半期	6.62***	1.64	6.86***	0.64***	12.77***	7.36***
第 3 三半期	6.51***	1.66	6.85***	0.68**	12.63***	7.43***
分娩時	4.72***	1.26***	5.91***	0.75	10.66***	6.4***
分娩後	8.00	1.72	12.09	1.00	21.27	11.31
ベースライン	8.17	1.74	13.39	1.09	23.67	12.79

*　　 Significantly different from baseline $P \leqq 0.05$
**　 Significantly different from baseline $P \leqq 0.025$
***　Significantly different from baseline $P \leqq 0.005$
（文献 10 より引用）

調整をしていくことが必要となる．

③ 代謝 Metabolism

肝臓における薬物のクリアランスは，**肝血流速度**と**遊離形分率**，内因性の**肝固有クリアランス**によって決まる．

$$CL_H = Q_H \times [f_{uB} \times CL_{H,int}/(Q_H + f_{uB} \times CL_{H,int})] \quad (3\text{-}38)$$

CL_H：肝クリアランス，Q_H：肝血流速度，f_{uB}：遊離形分率，$CL_{H,int}$：肝固有クリアランス

妊娠期間においては，肝血流量に大きな変化はないとされている[1,4]．前述したように，タンパク結合分率の大きな薬物でなければ，遊離形分率の変化に臨床的意義は小さいため，式（3-38）より，肝固有クリアランスの変化，つまり**薬物代謝酵素活性の変化**に肝クリアランスは大きく影響を受けることがわかる．近年，妊娠中の薬物代謝酵素の活性変化について，情報が蓄積されてきている．

代表的な肝薬物代謝酵素の妊娠中の変化について表 3-35 に示す．妊娠中のエストロゲンやプロゲステロンの増加が CYP やグルクロン酸転移酵素の活性を変化させる可能性が報告されている．

CYP 分子種に関しては，**妊娠中 CYP1A2, CYP2C19 の活性が低下し，CYP2C9, CYP2D6 および CYP3A4 の活性の上昇**がいわれている[11,12]．各々の代表的な基質薬を挙げると，CYP1A2 のモデル基質薬の**カフェイン**においては，妊娠週数の進行によりクリアランスが低下し，第 3 三半期ではおよそ 70％程度低下するとされている．抗マラリア薬の**プログアニル**は CYP2C19 のマーカーとされ，妊娠中に代謝物の減少が認められたとの報告がある．ただし，他の酵素の関与もいわれており，マーカーとして明確なものではないともいわれている[12]．CYP2C9 の基質薬フェニトインは，妊娠中，総濃度が 60％程度，遊離形濃度は 30％程度低下するとの報告がある[13]．CYP2D6 は選

表 3-35 妊娠に伴う肝薬物代謝酵素活性の変化と腎トランスポーター活性の変化

	モデル基質薬物（変化率）	妊娠期 第1三半期	第2三半期	第3三半期
肝代謝酵素				
CYP1A2	カフェイン（70%↓），テオフィリン	↓	↓	↓
CYP2C9	フェニトイン（50%↑）	↔	↑	↑
CYP2C19	プログアニル（50%↓）			
CYP2D6	メトプロロール（100%↑）	(↑)	(↑)	↑
CYP3A4	ミダゾラム（90%↑）			↑
UGT1A4	ラモトリギン（65%↑）	↔	↑	↑
UGT2B7	ジドブジン			↔
腎トランスポーター				
P-gp	ジゴキシン（30%↑）			↑
OCT 2	メトホルミン（30〜50%↑）	↔	↑	↔↑
OAT 1	ラミブジン，ジドブジン			↔
OAT 2	アシクロビル，ジドブジン			↔

UGT：UDP グルクロン酸抱合酵素，Pgp：P 糖タンパク質，OCT：有機カチオントランスポーター，OAT：有機アニオントランスポーター
（文献 13 より引用，一部改変）

択的セロトニン再取込み阻害薬やハロペリドールなどの向精神薬やβ遮断薬などの代謝に関係するが，この代表的基質薬のメトプロロールのクリアランスは，妊娠中に2倍程度の増加を示す[12]．CYP3A4の代表的基質薬のミダゾラムの経口クリアランスは90％程度増加するとされている[14]．

　グルクロン酸転移酵素にも多数の分子種が知られているが，代表的分子種であるUGT1A4の活性は，妊娠3か月から増加し，分娩後2〜3週間で非妊娠時の活性に戻るとされている．この分子種で代謝を受ける**ラモトリギン**のクリアランスは妊娠中に65％増加するといわれている[15]．これに伴い，てんかん発作回数が増大したとの報告もある[16]．

④ **排泄 Excretion**

　妊娠により，母体の心拍数および1回拍出量が30〜50％増加するのに伴い，**母体の心拍出量**が4〜6 L/min程度に増加する．また，プロゲステロンや子宮頸管の軟化拡張，恥骨結合の弛緩などに働くレラキシンは，腎臓血管系の平滑筋に働き，血管の拡張を引き起こし，血管抵抗の減少が生じる．これらの変化の結果，妊娠14週頃までに**腎血流量**や**糸球体ろ過速度（GFR）**が50％程度増加し，分娩時期まで維持される．GFRの増加は血清クレアチニン濃度の低下を導く[4]．

　薬物の**腎クリアランス**には20〜65％程度の増大がみられ，特にGFRの寄与が大きい薬物の場合，消失半減期の短縮が生じる可能性がある．例としては，双極性障害に用いられる**炭酸リチウム**のクリアランスは，第3三半期に，非妊娠時の2倍となるといわれており，投与量の変更が必要とされている[4]．**アンピシリン**も妊娠中にクリアランスの増大がみられるが，一方で腎排泄を主とする**アモキシシリン**では妊娠中のクリアランスの変化がなかったとの報告がある．これらの結果の違いは，尿細管分泌や再吸収の機序の違いによると考えられている[12]．

　尿細管での能動的分泌や再吸収の過程に関与する**トランスポーター**も妊娠中に変動することがいわれている．主なトランスポーターの動きを表3-35に示す[12]．管腔膜側に存在する**P糖タンパク質（Pgp）**活性は，第3三半期に上昇する．第3三半期の**ジゴキシン**の腎クリアランスは非妊娠期の約1.5倍，分泌クリアランスは約2倍となるとの報告があり[14]，Pgp活性の増加との関連が考えられている．尿細管での能動的分泌に関与する有機カチオントランスポーターであるOCT2の活性は，第2三半期から第3三半期にかけて増大する．このトランスポーターによる**メトホルミン**の分泌増大がいわれている．一方で，有機アニオントランスポーターに関しては，妊娠中，変化はない[12]．

⑤ **妊娠に伴う体内動態変化の臨床的解釈**

　妊娠中の生理的変化に伴い，薬物動態pharmacokineticsに様々な変化をもたらすことを上記に示した．これらの変化が薬物血中濃度の変化をもたらす可能性が考えられるが，臨床的な意義があるかの予測は容易ではない．

　1つには，個々の薬物の薬物濃度-効果・毒性関係pharmacodynamicsの特性を評価する必要がある．例えば，血中濃度-効果関係のS字状曲線の傾きが小さい薬物では，血中濃度の変化が作用・副作用に影響しにくいため，臨床的意義は小さいと考えられる．この観点からいえば，**薬物血中濃度モニタリング（TDM）**を必要とするような薬物においては，臨床的意義は大きいが，その血中濃度の評価には注意が必要であり，pharmacokineticsの変化の一端だけを見ることのないようにしなくてはならない．例えば，先に示したように，同じ抗てんかん薬であっても，フェニトインの総血中濃度は妊娠中に変化がみられるが，遊離形濃度はほとんど変化がないため，

基本的には用量調整が必要とされない一方で，ラモトリギンのように遊離形濃度が変化し，発作頻度が増えると pharmacodynamics への影響が示唆される薬物がある．また，妊娠中の**タクロリムス**の体内動態変化の報告においては，経口クリアランスは非妊娠時より 39% 増大するといわれており，CYP3A4 活性の増大等よりこの現象は理解される．しかし，一方で，遊離形**タクロリムス**濃度の 91% の増大が認められており，アルブミン濃度の低下や赤血球数，ヘマトクリットの低下に起因するものと考えられると同時に，総血中濃度の TDM によるものと思われる投与量の増加も一因と考えられている．この結果からは著明な遊離形濃度の上昇に伴う臨床的な影響が考えられる[17]．このように，pharmacodynamics への影響は pharmacokinetics の変化が複雑に影響し合ったうえでの結果としてもたらされるため，臨床的解釈は妊娠中の pharmacokinetics の変化を理解したうえで，個別の研究を文献的に調査する必要がある．

2) 薬物の胎盤透過
① 胎盤の構造[18,19]

　胎盤は，**母体と胎児との物質交換の場**であり，多種多様なホルモンを分泌する**内分泌臓器**としての役割も併せもつ．ヒトの胎盤は妊娠 7 週頃に形成が始まり，妊娠 15 週に完成するといわれている．満期胎盤は約 500 g，直径約 20 cm 程度の大きさとなる．

　胎児に由来する絨毛組織（繁生絨毛膜）と母体に由来する基底脱落膜からなっており，その間の間腔（絨毛間腔）は母体の血液で満たされている．母体血は，基底脱落膜を貫く螺旋動脈から胎盤間腔に噴出し，胎児絨毛をゆっくり灌流して，胎盤周辺静脈洞から子宮静脈に戻る．胎児絨毛の中には胎児血管があり，胎児血が流れている．このような構造になっているため，母体血と胎児血が直接混じることはなく，物質交換は絨毛の外側の**胎盤膜**を介して行われる．

　胎盤膜は，絨毛内部の胎児血管内皮と絨毛の外側を覆う主にシンシチオトロホブラスト細胞（合胞体栄養膜細胞）からなる細胞層からなり，特にシンシチオトロホブラスト細胞が物質の透過性の制御に大きな役割を果たしていると考えられている．この胎盤がもつ物質透過制御機構を，**血液胎盤関門**と呼ぶ（図 3-70）．

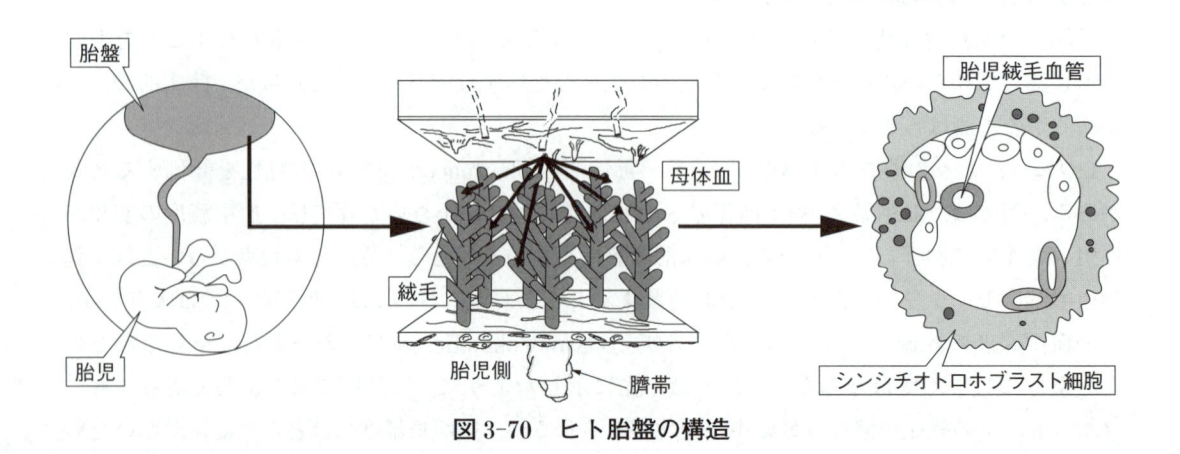

図 3-70　ヒト胎盤の構造

② 胎盤の透過機構

胎盤膜における透過機構には，**単純拡散**，**促進拡散**，**能動輸送**，そして**受容体介在性エンドサイトーシス**がある．各機構を介する生体内物質，生体外物質を表3-36に示す．薬物は主に単純拡散によって胎盤を通過するが，様々な種類の**トランスポーター**が発現し，機能していることが知られており[18,20]，薬物の輸送に関与していることが考えられている（図3-71）．

シンシチオトロホブラスト細胞の刷子縁膜には，**MDR 1**（multidrug resistance protein 1：P糖タンパク質）や**BCRP**（breast cancer resistance protein），**MPR 2**（multidrug resistance-associated protein 2）などの**ABC**（ATP-binding cassette）トランスポーターが発現しており，胎児への物質移行を制限していると考えられている．MDR 1は多くの薬物を基質とし，他の臓器にも幅広く発現している．BCRPも幅広く発現しているが，他の組織と比較して胎盤に多く発現しているとの報告があり，血液胎盤関門において重要な役割をしていると考えられている[20]．**OCTs**（organic cation transporters），**OATs**（organic anion transporters），**OATPs**（organic anion transporting polypeptides）などを含む**SLCs**（solute carriers）トランスポーターは，シンシチオトロホブラスト細胞の側底膜側に発現していることが報告されているが，薬物の透過における役割についてはまだよくわかっていない．

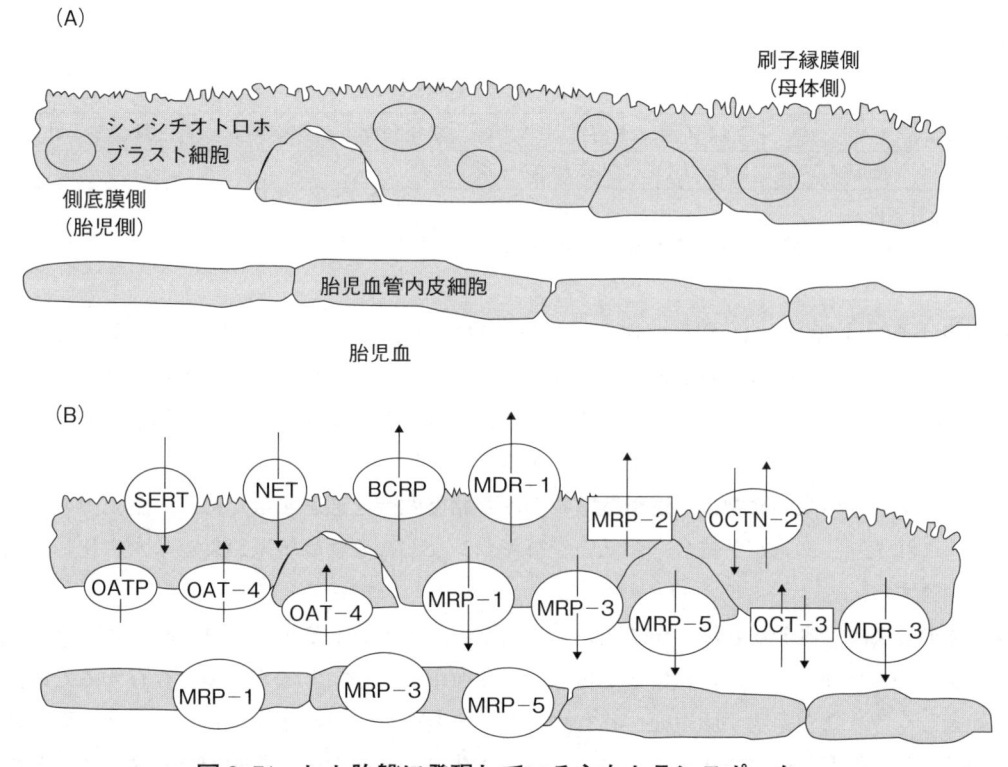

図3-71　ヒト胎盤に発現している主なトランスポーター

BCRP：breast cancer resistance protein, MDR：multidrug resistance protein, MRP：multidrug resistance-associated protein, NET：noradrenaline transporter, OAT：organic anion transporter, OATP：organic anion transporting polypeptide, OCT：organic cation transporter, OCTN：organic cation/carnitine transporter, SERT：serotonin transporter

（文献20より引用）

単純拡散やトランスポーターを介しての輸送ができない分子量の大きい分子の輸送の一部に，受容体介在性エンドサイトーシスが関与する．これにより，IgG やコレステロールなどの高分子が取り込まれる．近年使用の増加がみられる，クローン病やリウマチに用いられるインフリキシマブといった抗 TNF-α（tumor necrosis factor-α）モノクローナル抗体は胎盤を透過することがいわれており，IgG 類似構造をもつため，FcRN レセプターを介したエンドサイトーシスによるとされている．このため，Fc 部分をもたないセルトリズマブは胎盤透過が少なく，児への影響が少ない可能性がいわれている[21]．

また，**胎盤には薬物代謝能力がある**．**プレドニゾロン**は胎盤に存在する 11β デヒドロゲナーゼによって代謝を受け大部分が失活する．胎盤にも CYP が発現しており，妊娠初期において多く発現しており，胎児防御に働いている可能性がある[22]が，胎児の薬物排泄能全体に対する寄与は小さいとされている．

③ **胎盤透過性に関わる薬物側の因子**[1〜3]

胎盤透過性を左右する薬物側の因子を表 3-36 に示している．

表 3-36　胎盤透過機構とその基質および透過に関する薬物側因子

透過機構	透過基質
単純拡散	酸素，二酸化炭素，遊離脂肪酸，脂溶性ビタミン，ナトリウム，カリウム，尿素，尿酸，薬剤の大部分
促進拡散	グルコース
能動輸送	アミノ酸，水溶性ビタミン，カルシウム，マグネシウム，鉄，ヨード
エンドサイトーシス	IgG，LDL コレステロール

［薬物の胎盤透過性］
　通過しやすい薬物：脂溶性・非イオン性薬物，分子量 ≦ 600，非結合形薬物

薬物の分子量は 300 〜 600 程度であれば容易に胎盤を通過する．1000 以上になると通過しがたい．これより，抗凝固療法の必要な妊婦では，分子量が大きい**ヘパリン**が選択される．

脂溶性の薬物は，水溶性の薬物より容易に胎盤を通過する．このため，脂溶性の**ビタミン A** やフェノバルビタールなどは容易に胎児へ移行する．

タンパク結合率の高い薬物は，**遊離型薬物のみが胎盤関門を通過**するために，胎児への移行は少ない．これより，タンパク結合率が低い**ジゴキシン**などの薬物は胎児および羊水に比較的高い濃度が到達する．

胎児血の pH は母親よりもわずかに低い．このため，**イオントラッピング**と呼ばれる効果を及ぼす．pK_a が母体血 pH に近い弱塩基薬物は，母体血中にて主に非イオン型で存在するため，胎盤を通過しうる．この薬物が胎児血へ移行すると，より酸性のためイオン化し非イオン型の薬物濃度が低下し，濃度勾配ができるために，さらに母体側から胎児側へ薬物が移行することとなる．逆に，弱酸性薬物では，胎児から母体へ移行する．

先に示したように胎盤形成時期と催奇形性が問題となる絶対過敏期は重なっており，この時期の胎児防御機構としての胎盤の機能はまだ弱いものである．したがって，これらの情報は妊娠中期以降の薬物の移行性や胎児毒性を考えるうえで考慮すべき点であることを理解する必要がある．

3）薬物の乳汁移行
① 乳腺の構造[23, 24]

　乳頭表皮には輪状に並んだ15〜20本の**主乳管**が独立して開口しており，個々の主乳管はブドウの房上の乳腺葉を形成する．個々の乳腺葉は小葉間乳管として細乳管に分岐を繰り返し，最終的に，**終末乳管小葉単位 terminal duct lobular units（TDLU）**と呼ばれる終末乳管と房状の終末細乳管からなる小葉単位を形成して終わる．乳汁は小葉周囲の毛細血管網から乳腺上皮細胞に血漿成分を取り込み合成され，管腔内へ分泌される（図3-72）．

　乳腺上皮細胞は，基底膜と筋上皮細胞上にある一層の極性細胞である．妊娠に伴い乳管の上皮細胞の一部が腺細胞となり，TDLUにおける乳腺上皮細胞は腺細胞が主となる腺組織へと変化する．授乳期の細胞質内はミトコンドリアに富み，乳汁側（頂端膜側）は粗面小胞体，ゴルジ体，小胞などが発達している．

② 乳汁への輸送機構[24, 25]

　乳汁への物質輸送には，**エキソサイトーシス（開口分泌）**，**乳脂肪球による脂質分泌**，**受動拡散および輸送担体による輸送**，**小胞輸送**，**細胞間隙輸送**がある．エキソサイトーシスは，ミルクタンパク質やラクトース，カルシウムイオンなどの内因性水溶性物質の輸送を担う．乳脂肪球は乳腺上皮細胞特有の脂肪分泌機序である．乳脂肪球膜は，酸化・還元酵素などを含んでおり，乳汁中内での薬物代謝を担うともいわれている．母体血液からの免疫グロブリンなどの高分子の輸送は小胞輸送が担う（図3-73）．

　ほとんどの薬物は受動拡散により乳汁中に輸送される．細胞間隙は出産後72時間以内に非常に強固に密着結合するため，低分子物質でも通過は困難であるが，上皮を経由しない経路の1つとして考えられている．薬物の拡散過程においては瞬時に平衡は成立せず，時間を要して血液および乳汁双方向からの拡散が平衡に達し，定常状態となる．

　最近の研究において，乳腺上皮には薬剤輸送機能をもつ**トランスポーター**が発現していることがわかってきている．例えば，シメチジンでは受動輸送で予想される以上に薬物の母乳移行があ

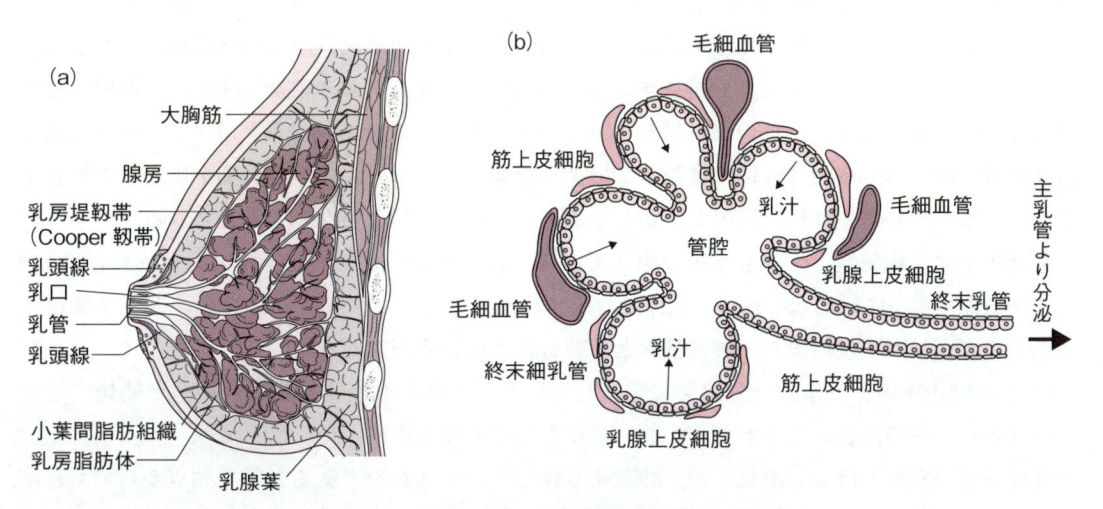

図3-72　乳房（a）および乳腺（b）の構造

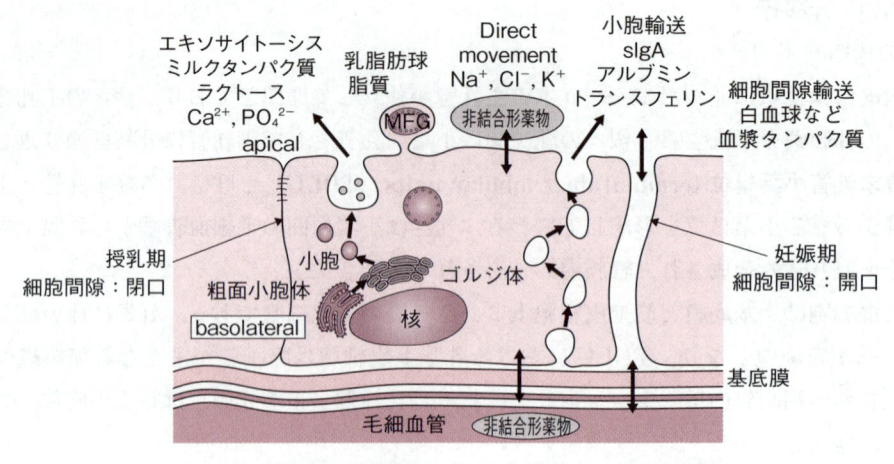

図 3-73　乳腺上皮細胞を介した乳汁への輸送機構

ることが観察されており，何らかの能動輸送の存在が知られていた．ノックアウトマウスを用いた実験により，BCRPの関与が実証された[26]．トランスポーターの発現は，授乳ステージにより異なり，増加が確認されるもの，減少するものと様々である．1つの基質が数種類のトランスポーターを介する場合も存在し，その仕組みは大変に複雑である．また，その発現が乳腺上皮細胞の基底膜側か頂端膜側かなどの詳細は，まだ明確にはなっていない．

③ **乳汁分泌に関わる薬物側の因子**[2,3,24,25]

　基本的には，胎盤通過に関わる因子と同様である．

　前述のように，乳腺上皮細胞を介する**母乳中への薬物移行**は，主に**受動拡散**と**担体輸送**によるものである．したがって，**分子量**の大きいものは，分泌されにくい．**ヘパリン**，**インスリン**などがこれにあたる．**タンパク結合率**の高い薬物は，分泌されにくいことも予想がつく．

　脂溶性の高い薬物は，乳汁中への脂質に分布しやすいため，親水性の薬物よりも乳汁中濃度が高くなりやすい．また，高脂溶性薬物は血漿中薬物濃度推移と乳汁中薬物濃度推移が対応して動くのに対し，低脂溶性薬物の乳汁中における最高濃度到達時間は血漿中の到達時間よりも遅れることが知られている[27]．また，分娩直後から分泌される少量母乳は初乳といわれ，1週間ほどで移行乳を経て成熟乳なる．この違いは分泌量だけではなく，成分も異なる．また，1回の授乳の前乳は糖質に富み，後乳は脂質に富む．このような違いがあるものの，これらを区別して授乳することはなく，薬物の移行に臨床上問題となるほどの違いは起こらないと考えられる．

　薬物のイオン化特性，pK_aも重要な因子である．乳汁のpHは6.35〜7.65（一般的には約pH7），一方血漿のpHは約7.4とやや乳汁中のほうが酸性となっている．このため塩基性薬物はイオントラッピング現象により，**酸性薬物と比較し乳汁移行率が高くなる**．

　前述のBCRPのような乳汁分泌期に発現して，その基質を血液側から乳汁中へと輸送するトランスポーターの基質となるかどうかも，重要な因子となり得る．

　乳汁分泌の有無とは少し離れるが，哺乳する乳児へのリスクを考えるという観点からであれば，薬物のバイオアベイラビリティ，消失半減期なども授乳を考える因子となる．仮に注射薬で母体

に投与される薬物があり，乳汁分泌があるとしても，消化管で分解を受けるなど経口吸収率の小さい薬物は児の体内に移行しないことになり，安全と考えられる．一方，消失半減期の長い薬物に関しては，児の体内に蓄積する可能性が高くなり，乳汁分泌が少なくともリスクは高くなる．したがって，授乳に関しては，乳児側の因子，乳児の体内動態を考慮することも重要となる．

D 妊婦・授乳における薬物使用に対するリスク評価

1）妊娠期の薬物使用に関するリスク評価
① 海外におけるリスクカテゴリー

諸外国には妊娠中の医薬品使用に伴う胎児危険度を示すリスク分類（リスクカテゴリー）が存在する．そうした既存のリスク分類の中で有名なものとして，米国食品医薬品局 Food and Drug Administration（FDA）から発表されていた FDA 分類があったが廃止され，添付文書に個別に記載することが義務付けられた．現在は処方箋医薬品諮問委員会 Advisory Committee on Prescription Medicines（ACPM）から発表されている**オーストラリア分類**により医薬品の安全度が分類されている（https://www.tga.gov.au/committee/advisory-committee-prescription-medicines-acpm）（表 3-37）．ヒトに関するデータとして過去の妊娠女性での臨床使用経験を重視している分類である A，B，C，D，X の 5 段階の危険度としてアルファベットにより示されている．

これらのリスク分類は，わが国でも長年汎用されてきた．しかし，近年様々な指摘や批判があり，これを見直す動きが出てきている．まず，分類が A から X にかけて胎児へのリスクが増すととらえられてしまうことである．表よりわかるように，順位づけをしたものではないのであるが，アルファベットだけが独り歩きをしてしまう点が問題点として挙げられる．また，各カテゴリーに分類された根拠が明確でなく，同じカテゴリーの医薬品でもリスクの大きさは一定ではないとの批判もある．

その他，この分野の成書となる Briggs らによる著書の「Drugs in Pregnancy & Lactation」[28] では独自の分類を示しており，これまで発表されている文献情報の要約の記載もあり参考となる．

② 日本における医薬品添付文書とリスクカテゴリー
a. 日本における医薬品添付文書

妊婦・授乳婦に対する医薬品の情報源として，医薬品添付文書が唯一薬事法に法的根拠をもつ重要な資料の 1 つとなる．しかし，臨床の場で情報を求める時，判断材料とならないとの意見が多い．この問題点の多くは，妊婦・授乳婦に関する情報があくまで「使用上の注意」としてのみ記載されている点に関連すると考えられている．

第一の問題点は，いわゆる「**有益性投与**」となっている医薬品が全体の約半数を占めていることである．これは医薬品を使用するうえでの大原則に他ならない．また，「投与禁希望」が約 15％，「投与禁」が約 25％ と諸外国と比較し多いことが挙げられる[29]．安全性重視の観点からはやむを得ないとも考えられるが，これらに単純に従えば，多くの女性が妊娠・分娩が不可能となってしまう．一方で，「**真の投与禁**」がわかりづらくなるという問題点もある．現在，日本でも妊娠 20 週以降の使用が認められるようになった**ニフェジピン**であるが，以前は全期間において禁忌であったものの，その当時より欧米では汎用されていた．これを受け，同じく降圧に使用

表3-37 オーストラリア分類

カテゴリー		評価基準
A		多数の妊婦および妊娠可能年齢の女性に使用されてきた薬だが，それによって奇形の頻度や胎児に対する直接・間接の有害作用の頻度が増大するといういかなる証拠も観察されていない．
B	B1	妊婦および妊娠可能年齢の女性への使用経験はまだ限られているが，この薬による奇形やヒト胎児への直接・間接的有害作用の発生頻度増加は観察されていない．動物を用いた研究では，胎仔への障害の発生が増加したという証拠は示されていない．
	B2	妊婦および妊娠可能年齢の女性への使用経験はまだ限られているが，この薬による奇形やヒト胎児への直接・間接的有害作用の発生頻度増加は観察されていない．動物を用いた研究は不十分または欠如しているが，入手しうるデータでは，胎仔への障害の発生が増加したという証拠は示されていない．
	B3	妊婦および妊娠可能年齢の女性への使用経験はまだ限られているが，この薬による奇形やヒト胎児への直接・間接的有害作用の発生頻度増加は観察されていない．動物を用いた研究では，胎児への障害の発生が増えるという証拠が得られている．しかし，このことがヒトに関してどのような意義をもつかは不明である．
C		催奇形性はないが，その薬理効果によって，胎児や新生児に有害作用を引き起こす薬，または，その疑いのある薬．これらの効果は可逆的なこともある．
D		ヒト胎児の奇形や不可逆的な障害の発生頻度を増す，または，増すと疑われる，またはその原因と推測される薬．これらの薬にはまた，有害な薬理作用があるかもしれない．
X		胎児に永久的な障害を引き起こすリスクの高い薬であり，妊娠中あるいは妊娠の可能性がある場合は使用すべきでない．

されるアンジオテンシン変換酵素阻害薬やアンジオテンシンⅡ受容体拮抗薬は，妊娠中期以降は胎児の腎臓の障害による羊水過少などを引き起こすことから禁忌薬として世界中に知られているにもかかわらず，「禁忌とあるが問題ない」と誤解のうえ使用され，胎児異常例の報告がわが国では少なくない．

　データの記載についての問題点もある．**「使用上の注意」**であるがゆえに，リスクを示唆するデータが示される一方で，それを否定するデータが存在しても記載されない．このため，結論の出ていないことであっても，あたかもリスクがあるように読み取れてしまう．動物実験データの取り扱いに関しても，その結果が直ちにヒトに外挿されるとは限らないものの，これを重要視し，リスクありとするものも多い．もちろん，動物実験の役割は大きく，軽視するものではないが，少なくとも催奇形性が認められたデータに偏った記載は改められるべきと考えられている．

　また，「使用上の注意」としての記載は，これから使用とする際の注意であるため，妊娠と気づかずに偶発的に服用してしまった場合の対応を示すものではない．

b. 日本におけるリスクカテゴリー

　現在，日本において公的なリスク分類は存在しないが，医薬品の妊娠中投与による胎児への影響について産婦人科診療ガイドライン2020[30]にて解説されている．

2）授乳期の薬物使用に関するリスク評価
① 授乳期の薬物使用に関するリスクカテゴリー

　公的なリスク分類はないが，Briggs らの「Drugs in Pregnancy & Lactation」[31] や Hale による著書の「Medications and Mother's Milk」[32] はそれぞれ独自の分類を示している．分類結果だけでなく，研究結果や症例報告なども示されており，評価が可能である．リスク分類はされていないが，LactMed というオンラインで自由に閲覧可能なデータベース[33] もある．薬剤毎に，最新の情報とその薬の授乳中の安全性についての現在のスタンダードな考え方を調べることができる．

　日本においては，授乳の可否を示した情報源がいくつかある．国立成育医療研究センターの妊娠と薬情報センターのホームページ[34] や伊藤真也らの「薬物治療コンサルテーション 妊娠と授乳」[3]，大分県『母乳と薬剤』研究会作成の「母乳とくすりハンドブック」[35] などがある．これらの評価は，上記の Briggs らや Hale らによる著書を参考にしている．

② 授乳期におけるリスク評価に必要なパラメーター
a．乳汁移行に関するパラメーター

　乳汁への移行性を評価するうえでは，**乳汁/血漿薬物濃度比** milk-to-plasma drug concentration ratio（**M/P 比**）が指標となる．正確に M/P 比を求めるためには，母体の血漿中薬物濃度 AUC と母乳中薬物濃度 AUC が必要となる．しかし，詳細な臨床研究を除いては，倫理的にも，継時的な採血や搾乳を繰り返して AUC を求めることは困難であり，適当な一時点から求められているものが多い．したがって，前述したように，低脂溶性薬物においては，血漿中濃度推移と乳汁中濃度推移の相関性が低いことがあるため，その値の評価には注意が必要である．

　M/P 比＞1 となると，その薬剤は乳汁中に濃縮されていると判断される．既存薬ではおおむね M/P 比は 0〜1, 2 前後にあるが，一部それを超えた値を示すこともある[36]．ただし，M/P 比の大小が直接授乳に関する薬剤のリスク評価にはつながらない．M/P 比が比較的高い薬物であっても，母体の血漿中濃度が低ければ薬物量としては少なく，最終的な児の摂取量は少量であることも少なくない．M/P 比はあくまで，薬物の特性に関する情報であることを理解する必要がある．

b．乳汁を介する薬物曝露評価のためのパラメーター[3,37]

　母乳を介する児への薬物曝露を評価するための指標として，**相対的乳児投与量** relative infant dose（**RID**）がある．RID は以下の式で求められる．

$$\text{RID} = 母乳を介する薬の用量(\text{mg/kg/日}) \times 100 / 乳児の治療量(\text{mg/kg/日}) \quad (\%) \quad (3\text{-}36)$$

$$母乳を介する薬の用量(\text{mg/kg/日}) = 母乳中の薬物濃度(\text{mg/mL}) \times 児の体重当たりの推定授乳量(\text{mL/kg/日}) \quad (3\text{-}37)$$

乳児の治療量が決まっていない場合は，母親の体重当たりの治療量で代用される．一般的には乳児の治療量が定まっておらず，母親の治療量を用いることが多い．RID が 100％であれば，1日当たりの母乳を介する児の薬物摂取量が，乳児または母親の体重当たりの治療量に等しいということである．RID 10％は摂取量が治療量の 1/10 ということであり，薬理学的作用の発現はまずないであろうと考えられることから，**RID が 10％以下であれば安全**であろうと評価される．

　これと同等の指標として **Exposure Index（EI）**がある．EI はやはりパーセントで表される指

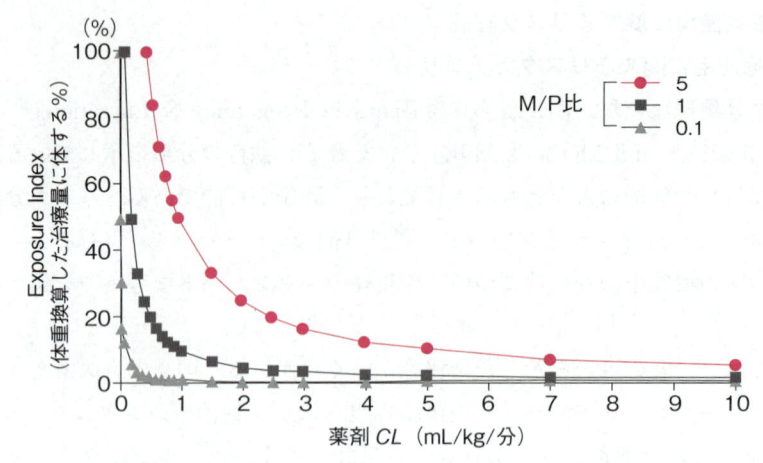

図 3-74　薬物クリアランス（CL），M/P 比と Exposure Index（EI）

標で，

$$EI = (M/P 比 \times 10)/乳児の薬物クリアランス(mL/kg/min)　（\%）\qquad(3\text{-}38)$$

と定義される．ここでの係数 10 は乳児の平均母乳摂取量 150 mL/ 体重 kg/ 日と EI を％で表すための項を含んでいる．EI はいわば，乳児のクリアランスを考えに入れた RID ともいえる指標であり，乳児の薬物曝露を考える場合に，乳児のクリアランスの重要性が示される（図 3-74）．**EI も 10％以下が安全**の指標となる．

　RID と EI は，どちらも乳児のバイオアベイラビリティを 100％と仮定している．バイオアベイラビリティを正確に推定することは難しいため，リスク評価の観点からわざと多めに見積もっているのである．どちらも有用な指標であるが，乳児のクリアランスが明確である薬物も少ないことから，臨床的には RID のほうが汎用される．これらの指標を用いるにあたっては，10％以下が安全の目安になるものの，10％を超えるなら授乳は禁忌ということではなく，各薬物の特性や患者の状況を加味しつつ，慎重に対応をする必要がある．

E 妊婦・授乳婦に対する薬物治療カウンセリング

1）妊娠可能年齢の女性への薬物投与の実際

　慢性疾患をもつ女性に対して薬物を投与する場合，非妊娠時には病態の管理が優先されるが，可能であれば，いつ妊娠してもよいような薬物選択を行う．これは，一般的に妊娠と気づくのは妊娠 5，6 週程度であることが多く，**絶対過敏期**に達していることが多いためである．また，妊娠判明となったとたんに中止する例も多いが，薬物を使用し，病態をコントロールすることが，母児ともによい状態で妊娠を継続するために必要なことであることを医療者側も把握し，患者にも理解してもらっておくことが肝要である．てんかんのように，リスクがあっても薬物使用を継続しなくてはならない場合には，継続した場合のリスクと中止した場合のリスクについてよく説明し，患者の不安に答え，安易な中止や中絶を避けるような働きかけが必要となる．

　妊娠可能年齢の女性や妊婦に対しては，より安全で，代替薬がない場合を別として，添付文書で「禁忌」ではない薬物を使用するほうがよい．しかし，妊娠と気づかずに禁忌薬を使用してし

まうケースもあり得る．この場合にも安易に中絶をすることのないよう，カウンセリングをする必要がある．

2）妊婦に対する服薬カウンセリング

妊娠中の薬物や化学物質への曝露についての相談はTeratology Information Service（TIS）と呼ばれる機関で行われている．この中では，カナダのトロント小児病院のMother risk programが最大のものとして知られている．日本では，虎の門病院などのいくつかの施設で，独自にカウンセリングが行われていた．2005年10月に厚生労働省の事業として国立成育医療研究センター内に「**妊娠と薬情報センター**」（https://www.ncchd.go.jp/kusuri/）が設立され，トロント小児病院と正式に提携し運営されている．この事業は妊娠中の薬物使用に関する情報提供をするのみではなく，相談者の同意を得たうえで，その妊娠転帰を集積し，日本独自のエビデンスを創出していくことを目的としている．これより，日本全国からの相談に対応すべく，2015年の段階で33施設の拠点病院が指定され，ネットワークを築いている．

カウンセリングを行う上では，まずベースラインリスク，つまり自然発生リスク（2～3％）についての説明が必要である．薬物のリスクはこのベースラインリスクを上昇しうるかで表し，説明をする．指導ではなくカウンセリングとされるゆえんは，決して医療者が妊娠継続や中絶を指示するものではなく，何に対し不安をもっているかを医療者側が理解しながら，患者に治療の必要性や薬物のリスクを理解してもらう場であるためである．

3）授乳婦に対する服薬カウンセリング

授乳に関しては，<u>人工乳</u>という代用があるとの考えからか，薬物使用をする場合には安易に授乳の休止や中止をいわれることが多い．しかし，授乳の休止は数日であろうと決して簡単なものではなく，また近年，<u>母乳</u>は人工乳に比べ様々なメリットがあることがわかってきている[3,38,39]．母乳育児は様々な感染症や，乳幼児突然死症候群などの低下や，さらには将来的に肥満や糖尿病，白血病などのリスク低下の可能性もいわれている．また児の知能指数への好影響などもいわれている．バルプロ酸の胎内曝露により6歳になった時の児の知能指数intelligence quotient（IQ）の低下が報告されているが，バルプロ酸を服用しながらでも母乳を与えたほうがIQは高い傾向にあったとの報告もある[40]．一方，母体の健康にも利点があり，早期子宮復古や産後出血量の減少，授乳性無月経により次子の妊娠との間隔があくなどの従来からの利点に加え，母体のメタボリック症候群，2型糖尿病，高血圧，冠動脈疾患などが母乳育児により低下するとの報告がある．

このように母乳には様々なメリットがあることを理解したうえで，薬物治療を受けながら母乳育児を希望する授乳婦に対しては，使用薬物のリスクの有無のみならず，授乳行為が与える持病への影響（例えば，頻回授乳による疲労などからのてんかん発作，パニック発作の誘発など），育児環境なども考慮したうえで，支援していく必要がある．

【参考文献】

1) 林　昌洋（2006）日産婦誌 **58**, 77-85.
2) Shargel, L., *et al.* (2012) Comprehensive Pharmacy Review for NAPLEX 8th ed, Lippincott Williams & Wilkins, MD.
3) 伊藤真也，村島温子編（2020）薬物治療コンサルテーション　妊娠と授乳改訂 3 版，南山堂.
4) Costantine, M.M. (2014) *Frontiers in Pharmacology* **5**, 65.
5) Davison, J.S., *et al.* (1970) *J. Obstet. Gynaecol. Br. Commonw.* **77**, 37-41.
6) DiPiro, J.T., *et al.* (2016) Pharmacotherapy A Pathophysiologic Approach 10th edition, McGraw-Hill, New York.
7) Echizen, H., *et al.* (1990) *Br. J. Clin. Pharm.* **29**, 423-430.
8) Ritter, J.M. (2008) A Textbook of Clinical Pharmacology and Therapeutics 5th edition, Hodder Arnold, London.
9) 緒方宏泰編（2019）第 4 版臨床薬物動態学―薬物治療の適正化のために―，丸善.
10) Yerby, M.S., *et al.* (1990) *Epilepsy Res.* **5**, 223-228.
11) Tracy, T.S., *et al.* (2005) *Am. J. Obstet. Gynecol.* **192**, 633-639.
12) Isoherranen, N. & Thummel, K.E. (2013) *Drug Metab. Dispos.* **41**, 256-262.
13) Tomson, T., *et al.* (2011) *Epilepsia* **54**, 405-414.
14) Herbert, M.F., *et al.* (2008) *Clin. Pharmacol. Ther.* **84**, 248-253.
15) Tran, T.A., *et al.* (2002) *Neurology* **59**, 251-255.
16) Pannell, P.B., *et al.* (2008) *Neurology* **70**, 2130-2136.
17) Zheng, S., *et al.* (2012) *Ther. Drug Monit.* **34**, 660-670.
18) 大谷壽一（2015）薬局 **66**, 54-59.
19) 大谷壽一（2006）薬剤学 **66**, 338-343.
20) Vahakangas, K., *et al.* (2009) *Br. J. Pharmacol.* **158**, 665-678.
21) Mahadevan, U., *et al.* (2013) *Clin. Gastroenterol. Hepatpl.* **11** (3), 286-292.
22) Syme, M.R., *et al.* (2004) *Clin. Pharmacokinet.* **43**, 487-514.
23) 森宏之編（1999）乳房とその疾患，新女性医学大系―Comprehensive Handbook of Women's Medicine 20, 中山書店.
24) 伊藤直樹（2011）薬局 **62**, 27-31.
25) 玉舎輝彦編（2000）産婦人科薬物療法，新女性医学大系―Comprehensive Handbook of Women's Medicine 7, 中山書店.
26) Jonker, J.W., *et al.* (2005) *Nat. Med.* **11**, 127-129.
27) Wilson, J.T., *et al.* (1983) *Drug Metab. Rev.* **14**, 619-652.
28) Briggs, G.G., *et al.* (2014) Drugs in Pregnancy and lactation, 10th edition, Lippincott Williams & Wilkins, MD.
29) 濱田洋実（2007）産科と婦人科 **74**, 293-300.
30) 日本産科婦人科学会・日本産婦人科医会（2020）産婦人科診療ガイドライン 2020, 日本産科婦人科学会事務局.
31) Briggs, G. G., et al. (2017) Drugs in pregnancy and lactation 12th ed., Wolters Kluwer, South Holland.
32) Hale, T.W. (2021) Medications & Mothers' Milk 2021 : Springer, New York.
33) Drugs and Lactation Database (LactMed), https://www.ncbi.nlm.gov/books/NBK501922/
34) 妊娠と薬情報センターホームページ，http://www.ncchd.go.jp/kusuri/index.html

35) 大分県『母乳と薬剤』研究会編（2017）母乳とくすりハンドブック改訂3版，大分県薬剤師会．
36) 砂原茂一，植木昭和監修（1988）臨床薬物治療学大系 7．新生児・小児，情報開発研究所．
37) 伊藤真也（2011）薬局 **62**, 70-73.
38) 日本小児科学会栄養委員会（2007）日本小児科学会雑誌 **111**, 922-941.
39) 日本小児科学会栄養委員会（2011）日本小児科学会雑誌 **115**, 1363-1389.
40) Meador, K.J., *et al.*（2014）*JAMA Pediatr.* **168**, 729-736.

3-5 時間薬理学

3-5-1 はじめに

　遺伝的な背景に基づく薬の効果や副作用の個人間の差異は，第2章 薬理遺伝学で概説した．一方，個人においても薬の効果や副作用の日内変動が知られている．生体には体内時計があり，ほぼ24時間を周期とする日内リズムが存在し，生体機能もこれに応じて変動する．生体リズムおよび薬物動態を考慮し，投薬の時刻やタイミングを変えることにより，薬の有効性を高めたり，副作用を軽減したりすることが可能になる．本節においては，投薬時刻の違いによる薬物動態や薬効の差とその機序を明らかにしようとする時間薬理学の概念に基づき，薬物の投与タイミングをコントロールすることにより，薬効を最大限に引き出しつつ，副作用を最小限に押さえることを目的とした**時間治療 chronotherapy** について概説する[1]．

3-5-2 生体リズムと生理機能

　生活リズムや生体機能には約24時間を1周期とする生体リズムが認められる．昼間に亢進する生体機能として，交感神経，体温，血中コルチゾール濃度，消化管運動，胃内容排泄速度，CYP活性，内因性オピオイド濃度が挙げられる．一方，夜間に亢進する生体機能として，副交感神経，白血球数，リンパ球数，胃酸分泌，ヒスタミン分泌，肝血流量が挙げられる．生体リズムの発信源（体内時計）は大脳視床下部の**視交叉上核**（図3-75）に存在し[2]，その機能は**時計**

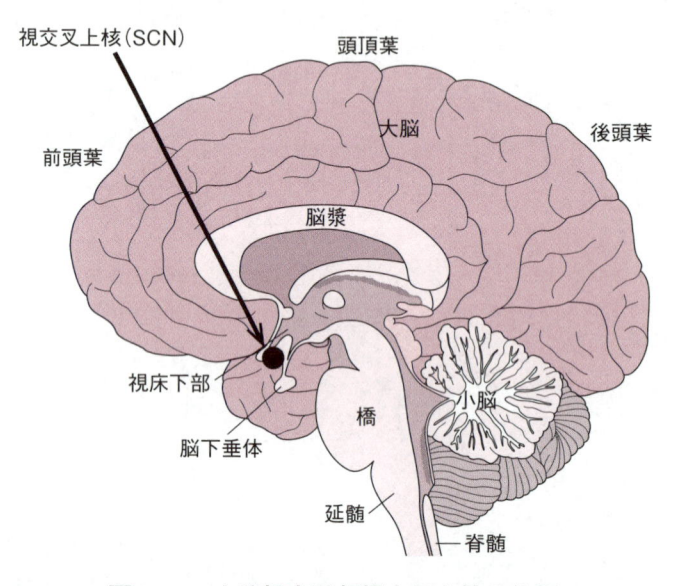

図3-75　大脳視床下部視交叉上核の位置

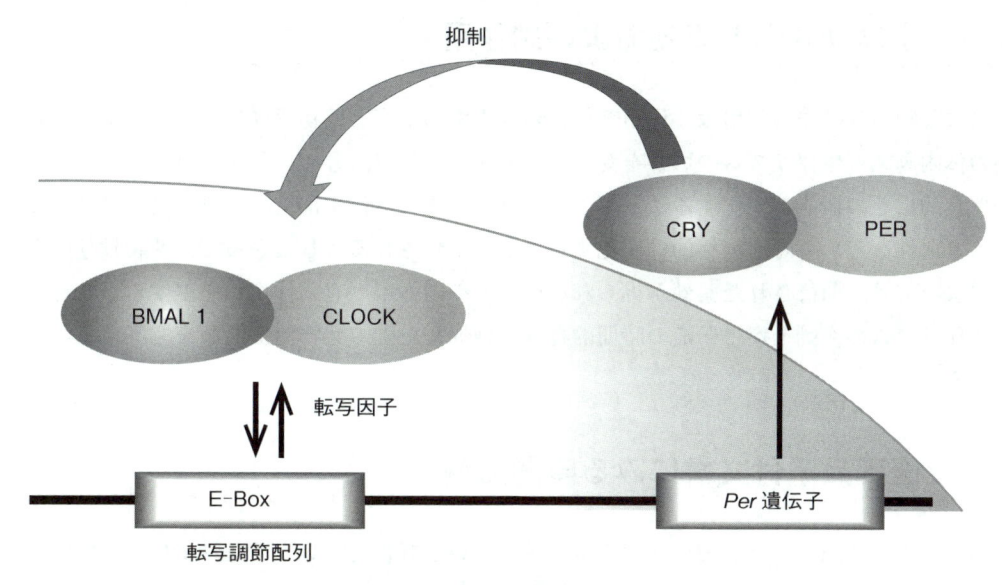

図 3-76　時計遺伝子による生体リズムの制御機構
（文献 3）より一部改変して引用）

遺伝子によって制御されている（図 3-76）．細胞核に存在する *Per* 遺伝子の転写は CLOCK-BMAL ヘテロダイマー（転写因子）が *Per* 遺伝子上流に存在する E-Box（CACGTG 配列）に結合することにより促進される．産生された PER タンパク質は細胞質内でカゼインキナーゼ 1ε によるリン酸化を受け分解するが，PER タンパク質の増加量が分解量を上回ると細胞質内に次第に蓄積し，ついには核内移行して CLOCK-BMAL ヘテロダイマーと相互作用することで自らの遺伝子の転写を抑制する．このネガティブフィードバック機構により約 24 時間の時が刻まれているといわれている[3]．また，個々の細胞にも時計遺伝子が存在しており，中枢と末梢での制御により正確に生体リズムが刻まれている．一般に，体内時計により制御されている内因性リズムをサーカディアンリズム（概日リズム）と呼ぶ．ヒトの場合は約 25 時間周期を示す．これに，光や食事，その他の外部環境因子による周期的変化が加わり，24 時間周期に調整された日周リズムを形成している．

3-5-3　生体リズムと疾患

　健常時の心身機能は，日周リズムが一定の位相や振幅を維持することにより保たれている．それに対して，病態時には日周リズムの位相や振幅が不安定となり種々の周期変動を示す．例えば，気管支喘息の特徴である呼吸困難の増加および最大気流量の低下は明け方に頻発する．消化性潰瘍の原因となる胃酸の分泌増加は夜間に起きやすい．うつ病患者は午前中にうつ症状が強く出るのに対し夕方になると症状が改善することが少なくない．月経周期に一致して女性の情緒不安定が起こったり，精神症状が変化したりする．さらには，季節変動を示す疾患もある．消化性潰瘍は春と秋に増加し，季節性うつ病は冬期に増加する．ここに挙げた疾患の治療には生体リズムや季節，さらには周期性の種々の因子を考慮した治療が必要となる．

3-5-4　生体リズムと薬効および副作用

　一般に薬物の効果や副作用は，作用部位における薬物濃度と薬物感受性によって決定される．薬物の体内動態も生体リズムの影響を受けることから，吸収，分布，代謝，排泄の4つの過程は時間依存的にその機能が変化することが予想される．また，作用部位の薬物感受性（受容体数や標的酵素活性など）も時間依存的に変化することが予想される．したがって，薬物投与のタイミングによっては，期待された薬効が得られない場合や副作用（有害作用）を呈する場合もあり得る．生体リズムの変動と疾患発症の時間的特性を把握した上で薬物治療計画を立案することが大切である．

3-5-5　医薬品添付文書にみる時間治療

　生体リズムと疾患発症との関係が強く示唆されている気管支喘息，消化性潰瘍，高血圧，高脂血症などの治療薬では，医薬品添付文書に投与時間指定の記載がある．また，添付文書中に時間指定の記載はないものの投与時間が重要と考えられるものに抗悪性腫瘍薬や向精神薬などがある．

3-5-6　時間治療が有効な代表的な疾患とその治療薬

A　虚血性心疾患

1）病　態

　心筋虚血や急性心筋梗塞は起床時から正午までの午前中に多発する[4]．その原因として，交感神経活性の亢進に伴う急激な血圧上昇，心拍数増加，血管緊張亢進および血小板凝固能の亢進，さらには組織プラスミノーゲン・アクチベータの活性低下，血液粘度の上昇などが挙げられる．一方，夕方にも小さなピークが認められるが，血小板凝固能の亢進が関与しているといわれている．

2）治療薬

　長時間作用型Ca拮抗薬（**アムロジピン**）の投与により心筋虚血発作の回数は24時間にわたり減少するが，その効果は早朝に比べて夕方のほうが高い傾向を示した[5]．一方，短時間作用型Ca拮抗薬（**ニフェジピン**）の投与では早朝および夕方の心筋虚血発作回数は減少しなかった．Ca拮抗薬の血中濃度は朝投与に比べて夕投与のほうが低値となる傾向がある．

　β遮断薬（**アテノロール**）は心筋虚血発作を減少させ，早朝の発作をより強く抑制した．さらには，Ca拮抗薬との併用により早朝および夕方の心筋虚血発作回数をいずれも減少させることが報告されている[3]．また，β遮断薬のうち交感神経刺激作用を有するもの（**ピンドロール**など）は早朝の心筋梗塞発作を減少させないので注意が必要である[6]．

　早朝は血小板凝集能が亢進し線溶系の機能低下が起こるため，血栓ができやすく心筋虚血をきたしやすい．抗血小板薬**アスピリン**（325 mg/日）の1日おき投与により虚血性心疾患の発症を減少させ，早朝の発症頻度も低下させることが明らかとなった[7]．

B 高血圧

1）病態

血圧の日内変動については，携帯型の血圧自動測定装置の開発により，その結果が蓄積されつつある．血圧は昼間の活動時に高く，夜間睡眠時には低いが，起床前から上昇している．睡眠中の血圧は覚醒中の血圧との差によって，低下が明白な **dipper型**，低下が認められない **non-dipper型**，過度に低下する **extreme-dipper型**，上昇を認める **inverted-dipper型**等に分類される（表3-42）．高血圧者では，正常血圧者に比べて，non-dipper型の頻度が高い[8]．また，悪性高血圧や褐色細胞腫，妊娠中毒症，自律神経障害を伴う糖尿病などの疾患においては就寝中の血圧が高く位相が逆転する[9]．ところで，脳血管障害，狭心症，心筋梗塞などは早朝から起床時にかけて好発する[10]が，早朝における血圧上昇のタイミングと一致する．早朝に血圧上昇する（morning rise）場合，就寝中は血圧が低く起床により急速に血圧が上昇するサージ型と睡眠時間の途中から血圧が上昇する夜間高血圧型に分けられる[11]が，その原因として時計遺伝子も関与した交感神経系およびレニン・アンジオテンシン系の賦活化が示唆されている[12]．

2）治療薬

高血圧治療薬（降圧薬）には，Ca拮抗薬，ARB，ACE阻害薬，利尿薬，α遮断薬などがある．Ca拮抗薬の単独投与だけでは **morning rise** を防ぐことはできない．その理由は，morning riseがおもに交感神経興奮に起因するためである．Ca拮抗薬の朝投与と夜投与において反復投与時には両投与の間に差はないが，non-dipper型の場合は夜投与のほうがより有効であるといわれている[13]．ACE阻害薬では，朝投与に比べて夜投与で降圧効果が長時間持続する[14]．その理由として，朝投与に比べて夜投与のほうがACE活性をより長く阻害することが考えられている[15]．しかしながら，ACE阻害薬の夜投与でもmorning riseを防ぐことはできない．また，ACE阻害薬の有害作用の1つである空咳については，投与を朝1回から夜1回に変更したところ，完全消失あるいは軽減したという[16]．ACE阻害薬の夜投与により空咳の原因物質の1つであるブラジキニンの血中濃度上昇が低く抑えられたこととの関連が示唆されている[14]．α遮断薬ドキサゾシンの朝1回，夜1回投与による夜間の血圧低下作用はnon-dipper型では有効であったが，dipper型では無効であった．さらに**ドキサゾシンの睡眠前投与**によって降圧効果は早朝に最大となったことからmorning riseの防止に有効であることが示唆された[17]．

表3-42 高血圧の型とその特徴

高血圧の型	（睡眠中と覚醒中の血圧の比較）
dipper	明らかに低下している
non-dipper	低下が認められない
extreme-dipper	過度に低下している
inverted-dipper	上昇している

C 気管支喘息

1）病態

気管支喘息は，慢性気道炎症と気流制限により特徴づけられる疾患である．その症状として呼吸困難，喘鳴，胸苦しさ，咳などがある．気管支喘息症状の出現が深夜から早朝にかけて多いことが知られている．気管支喘息の症状増悪に関係する因子として慢性気道炎症（好酸球数，好中球数の増加），内分泌系（血中コルチゾール濃度，血中カテコールアミン濃度低下），副交感神経系（機能亢進），体温（低下），β受容体（受容体数低下），気道過敏性（血中ヒスタミン上昇），気流制限（ピークフロー低下）が挙げられる．これらの因子が深夜から早朝（午前4時頃がピーク）にかけて大きく変動することにより症状が現れる．

2）治療薬

① テオフィリン徐放製剤

テオフィリンは気道炎症を改善させる．従来から経口テオフィリン徐放製剤による **round the clock（RTC）** 療法が広く用いられてきた．本法は1日のテオフィリン血中濃度を一定にするように投与する方法であるが，症状が増悪する夜間にテオフィリン濃度を高めることができれば，より高い治療効果が期待できる．テオフィリンによる時間治療として，1）1日2回朝と夕方の投与で夕方の投与量を多くする方法[18]，2）1日1回夕方あるいは夜間にのみ投与する方法[19]が報告されている．1）は，分割比率で，朝1/3，夕2/3で投与するほうが，同量二等分割投与に比べて睡眠，呼吸機能の改善が得られたとの報告がある[18]．2）は成人に一般的に用いられている方法（日本人成人の場合，約400 mg投与）であるが，小児では1日量を1回投与すると治療域濃度を超える可能性があり，副作用の発現に注意が必要である．

本邦で広く使われているテオフィリン徐放製剤は，テオロング®，テオドール®などで通常は1日2回投与されるが，ユニフィルLA®は1日1回の投与であり，夕食後の服用で午前4時から6時頃に血中テオフィリン濃度が最大となる．テオドール®は服用後約7時間で最高血中濃度に到達するため，就寝前の遅めの時間の服用が望ましい．テオロング®は約5時間で最高血中濃度に達するため，深夜に就寝する場合を除いて時間治療には適していない．一方，日中にも喘息の症状があり，ピークフローが低下している場合にはRTC療法が有用である．

② β_2刺激薬

肺および気道系細胞にはアドレナリンβ_2受容体が多く分布しているのでβ_2刺激薬を用いた気管支喘息治療が行われている．β_2刺激薬テルブタリン徐放製剤1日量を朝1/3と夜2/3で不均等投与する方法が有効である[20]．また，長時間作用型β_2刺激薬サルメテロールの朝，夕の吸入により，夜間の喘息症状が改善され，その結果として睡眠の質を高め，起床時のピークフローを改善する[21]．経皮吸収型β_2刺激薬であるツロブテロールパッチ（ホクナリンテープ®）は，最高血中濃度到達時間が貼付後9時間から12時間に設計されており[22]，夜間入浴後の18時から20時前後に貼付すれば喘息の症状の出やすい深夜から早朝にかけての時間帯に最大の効果が期待できる．ホクナリンテープ®には小児用の製剤もあるので小児に対しても時間治療が施行でき

第3章　薬物動態の変動要因

るという利点をもつ.

③ 副腎皮質ホルモン剤

副腎皮質ホルモン剤は炎症を強力に抑制する作用があり，気管支喘息患者に用いられている．しかしながら，副腎皮質ホルモンの全身投与は副作用が問題となり，急性期発作や慢性期の重症患者にのみ使用される．**プレドニゾロンやメチルプレドニゾロンの内服では15時投与で治療効果が最大となったという報告がある**[23,24]．吸入ステロイド薬は局所の抗炎症作用が主作用であり，循環血に移行する際に活性の低い代謝物となる**アンテドラッグ antedrug**である．慢性気道炎症に有効であるため，軽症患者から重症患者まで広く使われている製剤である．これまでに吸入ステロイドとして**ベクロメタゾン・ジプロピオネート**，**トリアムシノロン**，**フルニソリド**，**ブデソニド**を対象として時間治療の有用性について検討が行われたが，いずれの場合も分割投与と1回投与の間に有効性の差は認められなかった[25～28]．

D 脂質異常症

1）病　態

高脂血症はコレステロールとトリグリセリドの一方または両方が高い状態であり，高コレステロール血症は狭心症や心筋梗塞などのリスク因子である．

生体内でのコレステロール生合成はアセチルCoAを出発材料として，順次アセトアセチルCoA，HMG-CoA，メバロン酸を経て，最終的にコレステロールが生成する（図3-77）．この時，血中メバロン酸濃度，遊離コレステロール合成速度，コレステロールエステル合成速度，総コレステロール合成速度などの日内変動が報告されている．

血中メバロン酸はアセトアセチルCoAから合成されるが，その生成には日内変動が認められ，朝6時頃がピークとなる[29]．すなわち，夜から明け方にかけてメバロン酸濃度が高くなる．そ

アセチル CoA
↓
アセトアセチル CoA
　　　　↓ HMG-CoA 合成酵素
3-ヒドロキシ-3-メチルグルタリル CoA（HMG-CoA）
　　　　↓ HMG-CoA 還元酵素
メバロン酸
↓
↓
イソペンテニルピロリン酸
↓
↓
ファルネシルピロリン酸
↓
スクワレン
↓
↓
コレステロール

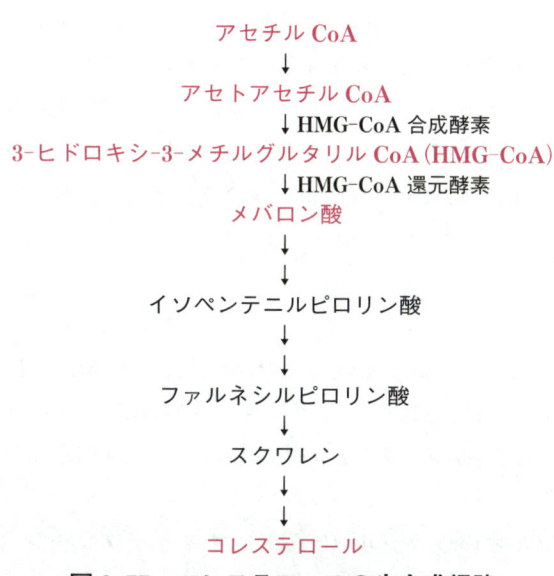

図3-77　コレステロールの生合成経路

れに伴い，遊離コレステロール合成も夜から明け方にかけて高くなる．コレステロールエステル合成速度は，そのピークが朝8時頃となり，遊離コレステロール合成より遅れてピークを示す．総コレステロール合成速度のピークは朝7時頃となり，遊離コレステロールとコレステロールエステルの両者の合計となっている[30]．以上により血中コレステロールは夜間から早朝にかけて高値となる．

2）治療薬

高コレステロール血症治療薬として，臨床では **HMG-CoA 還元酵素阻害薬（スタチン）** が汎用されている．スタチンは，HMG-CoA からメバロン酸の合成を触媒する HMG-CoA 還元酵素を阻害することにより，肝細胞内のコレステロールを低下させる．**シンバスタチン**では，朝投与に比べて夕投与で総コレステロール値や LDL が有意に低下することが報告された[31]．**シンバスタチン，プラバスタチン，フルバスタチン**などは，医薬品添付文書に夕投与が記載されている．一方，**アトルバスタチン**は半減期が 14〜15 時間と長いために朝投与と夕投与の差が認められなかったとの報告がある[32]．スタチンの重篤な副作用の1つに横紋筋融解症がある．併用薬との薬物相互作用による血中濃度上昇が原因と考えられており，時間治療の概念に基づき，スタチンを適切な時間に適切な量を投与することができれば副作用の回避と効率的な治療が可能になるものと期待される．

E 悪性腫瘍

1）病　態

悪性腫瘍とは正常細胞が遺伝子変異などにより無限の増殖能を獲得した状態をいう．正常細胞はある程度増殖すると自ら増殖を止めるが，悪性腫瘍は増殖を続け臓器の機能を損なうのみならず，患者の命を脅かす．また，悪性腫瘍は発生した臓器や細胞の起源により多種多様の形態を示す．多くの正常細胞は昼間活発に細胞分裂を行い，夜間はその活動を低下させ休止状態となる．それに対して腫瘍細胞は昼夜を問わず細胞分裂を行っている．抗腫瘍薬には作用機序の異なるものが数多くあり，それらを組み合わせて使用する（多剤併用）ことにより，少ない副作用で最大限の治療効果を引き出すことが可能となる．しかしながら，正常細胞に対する毒性（骨髄毒性，下痢など）が少なからず発現するのも事実である．正常細胞に対する毒性をできるだけ減らし，腫瘍細胞に対して最大限の治療効果を引き出す1つの方法として抗腫瘍薬による時間治療の取り組みが行われている．

2）治療薬

急性リンパ性白血病小児患者に対する**メルカプトプリン（6-MP）**および**メトトレキサート（MTX）**併用療法において朝投与に比べて夜投与で生存率が高かったという．6-MP および MTX は細胞周期依存性の抗腫瘍薬であるため夜投与により正常細胞に対する毒性が低く抑えられたことが考えられる[33]．

大腸癌患者に対する**フルオロウラシル（5-FU），オキサリプラチン（OHP），ロイコボリン（LV）**の併用療法で，投与方法を点滴速度一定（24時間にわたり一定）と時間的に投与量を変

表3-43　卵巣癌患者における癌化学療法の時間治療の有用性

投与方法	患者数	延命効果（中央値）（月数）	生存率（60か月目）（％）
U法	15	17	0
A法	17	42	50
B法	20	32	11
A/B法	11	82	78

（文献35）より一部改変して引用）

化（5-FU，LVは4：00に最大，OXは16：00に最大）させた時とを比較すると，時間治療を施行したほうが，高い治療効果が得られ，同時に副作用の軽減が認められた[34]．

卵巣癌患者に対する**ドキソルビシン**（ADM）および**シスプラチン**（CDDP）の併用療法で，投薬時間を考慮しない方法（U法），6：00にADM，18：00にCDDPを投与する方法（A法），6：00にCDDP，18：00にADMを投与する方法（B法），1か月ごとにA法とB法を交互に適用する方法（A/B法）で比較した時，時間治療により延命率が有意に延長することが明らかとなった（表3-43）．最も成績がよかったのがA/B法であった．A法とB法の相乗効果により最も高い成績が得られたと考えられる．A法と比較してB法で投与量減量や治療継続困難な症例の頻度が高かった理由として，ADM，CDDPのクリアランスが低い時間帯に投与時刻が設定されたためと考えられた[35]．

肝転移進行性大腸癌患者に対して**5-FU**および**レボホリナート**（l-LV）による肝動脈注入療法（肝動注）を通常治療と時間治療（すなわち，22：00から投与開始，4：00に最大量，10：00に投与終了）で比較した結果，腫瘍縮小率50％以上であった患者は通常群の38％に対して時間治療群では75％であった．また，グレード3以上の副作用発現率は通常群の13〜25％に対して時間治療群では0％であった[36]．

欧米では抗癌薬の投与量や投与速度を微調整可能な**クロノポンプ**が開発され使用されているが，日本では承認されていない．

3-5-7　おわりに

生体には体内時計があり，それに基づくホメオスタシス調節機構が備わっているため，自律神経系の活動やホルモン分泌，さらには各種臓器の活動などの生体機能が日内変動を示すことが知られている．薬の体内動態に関わる様々な酵素やトランスポーター活性の日内変動や薬の作用に関わる受容体の質的量的日内変動が，薬効に及ぼす影響は大きい．投与時刻によっては，十分な薬効が得られなかったり，逆に薬効が強すぎて毒性が発現したりすることもある．また，疾患の発症時刻にも大きな偏りがあり，これも生体リズムと大きく関係している．これらを統合した学問領域が時間治療学である．本節で紹介したように臨床において時間治療が効果的に行われている事例もあるが，一方では，探索研究レベルにとどまっている事例もある．これまでのデータに基づき投薬の最適なタイミングを決めることができれば，時間治療も劇的な成果をあげることができるものと考えられるが，生体リズムの個人差などの変動要因を考慮しなければならない．今

後，簡単に末梢細胞時計の位相や振幅を測定できるようになれば，個人に最適化した時間治療（テーラーメイドクロノテラピー）の実現が可能になるものと期待される．ファーマコゲノミクスに加えてこの概念を取り入れた薬物治療が展開できれば，特に悪性腫瘍の領域においては，多くの患者の命を救うことができるものと期待される．

【参考文献】
1) 日本臨床薬理学会編，藤村昭夫（2017）臨床薬理学第4版，医学書院，pp.177-181.
2) Shibata, S., *et al.* (2010) *Adv. Drug deliv. Rev.* **62**, 918-927.
3) Jin, X., *et al.* (1999) *Cell* **96**, 57-68.
4) Mulcahy, D., *et al.* (1988) *Lancet* **2**, 755-759.
5) Deanfield, J.E., *et al.* (1994) *J. Am. Coll. Cardiol.* **24**, 1460-1467.
6) Quyyumi, A.A., *et al.* (1984) *Br. Med. J.* (*Clin. Res. Ed.*) **289**, 951-953.
7) Ridker, P.M., *et al.* (1990) *Circulation* **82**, 897-902.
8) O'Brien, E., *et al.* (1988) *Lancet* **2**, 397.
9) Bjorklund, K., *et al.* (2002) *J. Hypertens.* **20**, 1501-1506.
10) Muller, J.E., *et al.* (1989) *Circulation* **79**, 733-743.
11) Kario, K. (2005) *Am. J. Hypertens.* **18** (2 Pt 1), 149-151.
12) Kario, K., *et al.* (2003) *J. Cardiovasc. Pharmacol.* **42** Suppl 1, S 87-91.
13) Portaluppi, F., *et al.* (1995) *Am. J. Hypertens.* **8**, 719-726.
14) Sunaga, K., *et al.* (1995) *Eur. J. Clin. Pharmacol.* **48**, 441-445.
15) Palatini, P., *et al.* (1992) *Clin. Pharmacol. Ther.* **52**, 378-383.
16) Fujimura, A., *et al.* (1999) *Jpn. J. Clin. Pharmacol. Ther.* **30**, 741-744.
17) Ebata, H., *et al.* (1995) *Hypertens. Res.* **18**, 125-130.
18) Bruguerolle, B., *et al.* (1987) *Chronobiol. Int.* **4**, 381-385.
19) Helm, S.G., *et al.* (1988) *Am. J. Med.* **85** (1 B), 30-33.
20) Postma, D.S., *et al.* (1984) *Ann. Rev. Chronopharmacol.* **1**, 101-104.
21) Shah, L., *et al.* (2003) *Cochrane Database Syst. Rev.* (3), CD 001281.
22) Uematsu, T., *et al.* (1993) *Eur. J. Clin. Pharmacol.* **44**, 361-364.
23) Beam, W.R., *et al.* (1992) *Am. Rev. Respir. Dis.* **146**, 1524-1530.
24) Reinberg, A.E., *et al.* (1974) *Chronobiologia* **1**, 333-347.
25) Gagnon, M., *et al.* (1994) *Chest* **105**, 1732-1737.
26) Pincus, D.J., *et al.* (1995) *J. Allergy Clin. Immunol.* **95**, 1172-1178.
27) ZuWallack, R.L., *et al.* (1997) *J. Allergy Clin. Immunol.* **99**, 278-285.
28) Thorsson, L., *et al.* (2000) *Eur. J. Clin. Pharmacol.* **56**, 207-210.
29) Jones, P.J., *et al.* (1992) *Eur. J. Clin. Invest.* **22**, 609-613.
30) Jones, P.J., *et al.* (1990) *J. Lipid Res.* **31**, 667-673.
31) Lund, T.M., *et al.* (2002) *Am. J. Cardiol.* **90**, 784-786.
32) Cilla, D.D., Jr., *et al.* (1996) *J. Clin. Pharmacol.* **36**, 604-609.
33) Rivard, G.E., *et al.* (1993) *Chronobiol. Int.* **10**, 201-204.
34) Levi, F., *et al.* (1997) *Lancet* **350** (9079), 681-686.
35) Lemmer, B., (ed), Hrushesky, W.J.M., *et al.* (1989) Chronopharmacology : Cellular and Biochemical Interactions, Marcel Dekker, Inc., New York, pp.439-473.
36) Kito, A., *et al.* (2003) *Gan To KagakuRyoho* **30**, 1643-1646.

日本語索引

ア

青汁　81
悪性腫瘍　170
アザチオプリン　47, 50, 51
アスピリン　19, 77, 166
アセチル抱合　47
アセトアミノフェン　123, 129
圧負荷　114
アテノロール　166
アドヒアランス　66, 134
アトルバスタチン　170, 70
アドレナリン　79
アドレナリン受容体発現量　136
アドレナリン α_2 受容体　135
アトロピン　79, 80
アミオダロン　32, 34, 40, 52
アミカシン　124
アミトリプチリン　36, 40
アミノグリコシド系抗生物質　124, 141
アムロジピン　166
アモキシシリン　38, 151
アルブミン　70, 125
アロプリノール　60
アンジオテンシン変換酵素阻害薬　102
アンチピリン　107, 127, 128, 141
アンチピリンクリアランス　105
アンテドラッグ　169
アンピシリン　121, 151
α_1-酸性糖タンパク質　70, 93
α_1-マイクログロブリン　91
Augsberger の式　133
R-ワルファリン　32, 35

イ

イオタラム酸　88
イオントラッピング　154
胃酸分泌能の低下　134
維持量　14
イソニアジド　47, 48, 49, 82
イソプロテレノール　79
一塩基多型　29
遺伝子多型　29
イトラコナゾール　34, 69, 72, 73
胃内容排出速度　69, 121
胃内容排泄時間　135
イヌリン　86, 107
イブプロフェン　72
イマチニブ　52
イミプラミン　32, 72
医薬品開発と適正な情報提供のための薬物相互作用ガイドライン　65
イリノテカン　47, 48, 54
医療現場における薬物相互作用へのかかわり方ガイド　65
イレウス　79
陰イオン交換樹脂　67
インスリン　156
インドシアニングリーン　107, 108, 116
EGFR タンパク　51
inverted-dipper 型　167

エ

エキソサイトーシス　155
エスシタロプラム　36
エタノール　72
エベロリムス　52
エポエチンアルファ　5
エリスロマイシン　72, 80, 121
エルロチニブ　57, 58
エンドキシフェン　43
$A*3101$ アレル　59
ABC トランスポーター　52
ABCB1 m RNA 発現量　54
extreme-dipper 型　167
H_2 受容体拮抗薬　68
HMG-CoA 還元酵素阻害薬　170
M/P 比　159

N-アセチル化転移酵素2　47, 48
N-アセチル-b-D-グルコサミニダーゼ　91
NUDT 15 遺伝子　51
NUDT 15 遺伝子多型　51
NYHA 分類　115
S-ワルファリン　34, 35
SGLT 2 阻害薬　74

オ

オキサリプラチン　170
オーストラリア分類　157, 158
オテラシル　74
オメプラゾール　36, 38, 72
All or none 期　145

カ

開口分泌　155
概日リズム　165
カクテル基質試験　109
活性代謝物　98
ガバペンチン　70
カフェイン　32, 33
カペシタビン　58, 74
カルバマゼピン　36, 59, 60, 73, 127, 129, 149
加齢変化　134
肝機能　105
肝クリアランス　4, 24, 108, 109, 110, 113
肝血流速度　150
肝血流用　24
肝血流量　4, 111
肝固有クリアランス　97, 110, 111, 111, 112, 113, 126, 142, 150
肝小葉　103, 105
肝臓　150
肝臓の初回通過効果の大きさ　11
肝代謝依存型薬物　26
肝抽出率　24, 112

肝動脈　103
Ca 拮抗薬　166

キ

季節変動　165
基礎疾患　134
キニジン　7, 72, 78, 118, 119
ギメラシル　74
吸収速度定数　13
吸収段階における相互作用　66
吸着炭　67
牛乳　82
虚血性心疾患　166
寄与率　4
キリップ分類　115, 116
キレート　66
近位尿細管　90, 91
近位尿細管分泌　90
金属カチオン　66, 67
筋肉量　89

ク

クッパー細胞　104
クラリスロマイシン　38, 52, 80
クリアランスの増加　46
繰り返し多型　29
グリベンクラミド　34
グルクロン酸転移酵素　74, 151
グルクロン酸抱合　47
クレアチニン　87
クレアチニンクリアランス　87, 92
グレアムの法則　102
グレイ症候群　129
グレープフルーツジュース　82
クロザピン　32
クロノポンプ　171
クロピドグレル　36, 37, 38
クロラムフェニコール　129
クロルジアゼポキシド　140, 141
クロルプロマジン　127
クロレラ　81
CLOCK-BMAL ヘテロダイマー　165

ケ

経皮吸収　123

経皮吸収率　124
血液胎盤関門　152
血液透析　99
血球と血漿間の分配比　5
血球容積率　5
月経周期　165
結合定数　22
欠失・挿入多型　29
血漿タンパク質濃度　149
血漿中薬物総濃度　5
血漿中薬物濃度　6
血小板凝集抑制効果　38
血漿容積　148
血清中シスタチン濃度　138
血中濃度　7
血中濃度–時間推移曲線の曲線下面積　3
血中薬物総濃度　1
血流律速　110
血流量依存型薬物　26
ゲフィチニブ　57, 58, 69
ゲンタマイシン　131

コ

降圧薬　78
高血圧　167
抗コリン薬　79
酵素誘導　73
好中球減少　48
抗不整脈薬　80
高齢者　134, 138, 139, 142
コッククロフト・ゴールトの式　87
コデイン　40, 41
コピー数多型　29
後負荷　114
固有クリアランス　25
コレスチミド　67
コレスチラミン　67
コンパートメントモデル　11
1-コンパートメントモデル　2, 12
2-コンパートメントモデル　12

サ

催奇形性　145, 147
最大消失速度　19
細胞外液量　148
サーカディアンリズム　165

サブファミリー　31
サラゾスルファピリジン　48
サリチル酸　19, 20
サリドマイド　147
サルファ剤　126
サルブタモール　79
酸化マグネシウム　69, 82
酸性薬物　156

シ

ジアゼパム　36, 72, 123, 126, 127, 140
時間治療　164, 166, 171
時間薬理学　64, 164
糸球体腎炎　93
糸球体ろ過　76
糸球体ろ過速度　86, 151
シグマ・マイナス法　7, 9
シクロスポリン　5, 70
ジクロフェナク　72
視交叉上核　164
ジゴキシン　5, 52, 53, 54, 67, 78, 79, 131, 141, 151
シスタチン C　89
シスプラチン　171
ジソピラミド　116
ジドブジン　129, 130
ジヒドロピリミジンデヒドロゲナーゼ　58, 74
ジペプチドトランスポーター　70
シプロフロキサシン　66
シメチジン　72
終末乳管小葉単位　155
授乳　148
主乳管　155
授乳期　159
授乳婦　145
循環血液コンパートメント　12
循環血液量　148
消化管吸収　122
消化管腔内から消化管組織内への移行率　11
消化管組織における代謝・分解を回避した割合　11
消化管内 pH　68
消失半減期　7
脂溶性　154
小腸クリアランス　4
小児　121

小児等の薬用量　132
上皮増殖因子受容体　57
初回通過効果　11, 97, 103
初回投与量　14
除菌率　39
腎外クリアランス　101
腎機能依存型薬物　26
腎クリアランス　4, 24, 86, 101, 151
心係数　114
腎血漿流量　91
腎血流用　24
腎血流量　151
人工乳　161
腎疾患　85
新生児　125
心臓　114
腎抽出率　24
腎トランスポーター活性　150
腎排泄クリアランス　93
心拍出量　151
シンバスタチン　56, 170
腎不全患者　96
CYP1A2 遺伝子多型　33
CYP2C19 遺伝子多型　36
CYP2C9 遺伝子多型　34, 38, 39
CYP2D6 遺伝子多型　40
CYP3A 遺伝子多型　44, 45
CYP3A 分子種　43
GFR 推定式　88

ス

スティーブンス-ジョンソン症候群　58, 59

セ

制酸薬　68
生体リズム　164
生物学的因子の変動　63
生物学的利用能　2, 4, 9, 10, 11
セイヨウオトギリソウ　82
生理機能の変化　64
世界保健機関　134
セツキシマブ　51
絶対過敏期　146, 160
絶対的生物学的利用能　9, 10
セフェピム　92
セフジニル　66

セフチブテン　70
セフトリアキソン　104, 126
セレギリン　79, 82
セレコキシブ　34, 40
全血試料　5
潜在過敏期　146
全身クリアランス　2, 3, 4, 23
先天異常　147
セント・ジョーンズ・ワート　44, 52, 82
前負荷　114

ソ

臓器機能依存型薬物　26, 27
臓器クリアランス　24, 25
臓器血流量　141
総水分量　124
相対過敏期　146
相対的生物学的利用能　9
相対的乳児投与量　159
総薬物濃度　22
阻害率　46
速度定数　3
組織中薬物濃度　6
ソリブジン　64, 75
ソリブジン事件　73
ゾルピデム　142, 143

タ

ダイアライザー　99
第Ⅰ相反応　126
胎児　145
胎児血　154
体脂肪量　139
代謝寄与率　46
体内動態の変動要因　64
体内時計　171
第Ⅱ相反応　129
胎盤　152
胎盤関門　154
胎盤透過性　145, 154
胎盤膜　152
タクロリムス　45, 46, 124, 152
タモキシフェン　41, 43, 72
炭酸カルシウム　82
炭酸リチウム　151
タンパク結合　22
タンパク結合感受性薬物　27
タンパク結合非感受性薬物　27

タンパク結合率　156
タンパク質濃度　124
タンパク質非結合形分率　7

チ

チアジド　79
チアジド系利尿薬　132
チアマゾール　80
チーズ　82
チオプリン　51
チオプリンメチル転移酵素　47
チオプリン-*S*-メチルトランスフェラーゼ　50
蓄積係数　13, 14
チザニジン　72
チトクローム P 450　31, 71
チャイルド・ピュー分類　106, 114
中毒性表皮壊死症　58
腸溶性コーティング剤　69
チラミン　82
治療濃度域　1

ツ

ツロブテロール　124, 168

テ

定常状態　13
定常状態での平均血中濃度　20
定常状態における最高血中濃度　14
定常状態における最低血中濃度　14
定常状態における分布容積　13
定常状態における薬物血中濃度推移　13
定常状態平均血中濃度　16
定速静脈内投与　21
定速点滴投与　23
ディッセ腔　104
テオフィリン　32, 33, 72, 127, 168
テオブロミン　33
テガフール　74
テガフール・ギメラシル・オテラシルカリウム配合剤　74
テトラサイクリン　66
テトラサイクリン系抗生物質

66, 82
テルフェナジン　64, 79
テルブタリン　168
転写因子　165
dipper 型　167
DNA 配列　29
DPYD 遺伝子多型　58
⁹⁹ᵐTc-ガラクトシルヒト血清アルブミン　109
⁹⁹ᵐTc-スズコロイド　109

ト

統合失調症治療薬　78, 80
透析除去クリアランス　102
透析排泄クリアランス　101
糖尿病治療薬　78
洞様毛細血管　103
投与間隔　13
投与量　13
ドキサゾシン　167
ドキソルビシン　171
時計遺伝子　164
ドネペジル　80
トランスポーター　77, 52, 151, 153, 155
トリアゾラム　135, 137
トリアムシノロン　169
トルブタミド　34, 110

ナ

内分泌臓器　152
納豆　81

ニ

日米 EU 医薬品規制調和国際会議　121
日周リズム　165
ニフェジピン　166
乳脂肪球　155
乳汁移行率　156
乳汁／血漿薬物濃度比　159
乳汁分泌機構　145
乳腺　155
乳腺上皮細胞　155
ニューキノロン系抗菌薬　66, 80, 82
ニューヨーク心臓協会　115
尿中総排泄量　9

尿中排泄　131
尿中排泄速度　8
尿中排泄量　8
尿中未排泄量　8
尿中薬物総排泄量　4
尿中薬物排泄速度　4, 8
尿中累積排泄量　7, 8
妊娠可能年齢　160
妊娠期　157
妊娠後期　145
妊娠時期　145
妊娠週数　145
妊娠初期　145
妊娠中期　145

ネ

ネオシネフリン　123
ネフローゼ症候群　93
ネフロン　85

ノ

脳性ナトリウム利尿ペプチド　117
ノンコンパートメント解析法　16
non-dipper 型　167

ハ

配合変化　65
パクリタキセル　72
バクロフェン　70
パートナー　146
パラアミノ馬尿酸　90
バラシクロビル　70
バルプロ酸　23, 161
パロキセチン　40
ハロペリドール　40, 72, 151
半減期　9, 16
バンコマイシン　131, 132, 141
Per 遺伝子　165

ヒ

比較過敏期　146
非結合形分率　5, 6, 94, 95
非結合形薬物濃度　1
非ステロイド性抗炎症薬　72, 78

ビスホスホネート　66, 84
ビスホスホネート系骨粗しょう症治療薬　83
非線形モデル　19
ビタミン K エポキシド還元酵素複合体 1　35
ビタミン K　81
ヒト上皮増殖因子受容体　51
ヒト白血球抗原　58
ヒドララジン　48
ヒプロメロースフタル酸エステル　69
ピモジド　80
ビリルビン　125
ピンドロール　166
B＊1502 アレル　59
BNP 前駆体 N 端フラグメント　117
P 糖タンパク質　52, 70, 151, 153
PD における相互作用　78
PSP 排泄試験　91

フ

ファミリー　31
フェニトイン　20, 21, 34, 38, 39, 72, 73, 96, 127, 149, 150
フェノバルビタール　122, 127, 149
フェノールスルホンフタレイン　90
フェロジピン　82
負荷量　14
腹膜透析　100
ブチルスコポラミン　79
物質交換　152
ブデソニド　169
プラバスタチン　55, 170
フラビン含有モノオキシゲナーゼ　129
フランク-スターリングの法則　115
フリップフロップ　13
フルオロウラシル　73, 170
5-フルオロウラシル　58
フルシトシン　74
フルニソリド　169
フルバスタチン　34, 67, 170
フルボキサミン　32, 72, 118, 119

へ

プレドニゾロン 154, 169
プロカインアミド 48
プログアニル 150
フロセミド 132
プロトンポンプ阻害薬 68
プロプラノロール 2, 72, 98, 107, 141
プロベネシド 78
分子形分率 68
分布容積 2, 3, 4
von Harnack 表 133

へ

平均吸収時間 18
平均滞留時間 16, 17
平均薬物血中濃度 15
ベクロメタゾン・ジプロピオネート 169
ペニシリン 121
ペニシリン系抗生物質 132
ヘパリン 156
ヘマトクリット値 5
ベラパミル 70
ヘリコバクター・ピロリ除菌療法 38, 39
ヘンダーソン・ハッセルバルヒの式 122
β遮断薬 151
$β_2$-マイクログロブリン 91, 99, 100

ホ

抱合反応 47
飽和状態 22
母体 145
母乳中への薬物移行 156
ポマリドミド 147
ホメオスタシス調節機構 171
ポリアクリロニトリル 102
ポリスチレンスルホン酸 67
ポリスチレンスルホン酸ナトリウム 79

マ

マイクロサテライト 29
マクロライド系抗生物質 80
末梢血管の収縮応答反応 135

ミ

ミカファンギン 142, 143
ミダゾラム 118, 151
ミネラルウォーター 83, 84
ミルクアルカリ症候群 82
Michaelis 定数 19
Michaelis-Menten 式 19

メ

メキシレチン 76
メチルエフェドリン 79
メチルプレドニゾロン 169
メトトレキサート 78, 170
メトプロロール 17, 151
メトホルミン 151
メトクロプラミド 69
メナテトレノン 80
メバロン酸 169
メルカプトプリン 170
6-メルカプトプリン 47, 50, 51, 70
メルドスコア 106
メロキシカム 96, 97

モ

モノアミン酸化酵素 79, 82
モーメント解析法 16
モーメントパラメータ 16
モルヒネ 41
門脈 103
Model for End-Stage Liver Disease スコア 106

ヤ

薬物血漿中濃度 4
薬物血中濃度推移曲線の曲線下面積 9
薬物血中濃度モニタリング 151
薬物相互作用 64, 65, 78
薬物総濃度 2
薬物代謝酵素活性 150
薬物動態 65
薬物動態変動 64
薬物投与速度 15
薬物尿中総排泄量 4

薬物のイオン化特性 156
薬物の消失速度 3
薬物の体内存在量 3
薬物の尿中総排泄量 17
薬物曝露評価 159
薬物非結合率 22
薬物量 11
薬理遺伝学 29
薬力学 65
薬理効果 1

ユ

有益性投与 157
有機アニオントランスポーター 52, 54
有機アニオン輸送系 78
有機カチオントランスポーター 151
有機カチオン輸送系 78
遊離形薬物濃度 1
遊離形分率 149, 150
遊離形薬物 96
UDP-グルクロニル転移酵素 47
UDP-グルクロニル転移酵素１Ａ１ 47
UGT１Ａ１発現量 47

ヨ

容量負荷 114

ラ

ラセミ体 34
ラベタロール 111, 137
ラベプラゾール 36
ラミブジン 103
ラモトリギン 151
ランソプラゾール 36, 72
Langmuir 式 22
round the clock 療法 168

リ

リスクカテゴリー 157
リスペリドン 40
リドカイン 116
リネゾリド 82
リファンピシン 32, 34, 36, 52,

70, 73, 74
リボフラビン　69

ル

ループ利尿薬　79

レ

レナリドミド　147

レパグリニド　54, 55, 56
レフルノミド　67
レボチロキシン　67, 80
レボホリナート　171

ロ

ロイコボリン　170
ログ・レート法　7
ロサルタン　34

ワ

ワイン　82
ワグナー・ネルソン法　9
ワルファリン　34, 35, 67, 80, 80, 81, 110

外国語索引

A

ABC 52, 153
ABCB 1 52
ABCB 1 mRNA 54
absorption rate constant 13
accumulation ratio 14
antedrug 169
area under the time-concentration curve 3
ATP-binding cassette 153
ATP-binding cassette sub-family B member 1 52
AUC 3, 4

B

BCRP 153
binding insensitive drug 27
binding sensitive drug 27
bioavailability 2
BNP 117
brain natriuretic peptide 117
breast cancer resistance protein 153

C

capacity-limited drug 27
Chronic Kidny Disease Epidemiology Collaboration 88
chronotherapy 164
CKD-EPI 88
CL_{cr} 87
$CL_{Dialysis}$ 101, 102
CL_H 4
$CL_{H,int}$ 97, 110, 142
CL_I 4
CL_{int} 25
CL_{NR} 101
CL_{org} 24
CL_{others} 4
CL_R 4, 24
CL_R 101, 110
CL_{tot} 2, 23
CNV 29
Cockcroft and Gault 87
coding SNP 29
copy number variation 29
C_P 4, 5
CR 46
creatinine 87
cSNP 29
C_{ss} 13
$\overline{C_{ss}}$ 15, 16, 20
$C_{ss,max}$ 14
$C_{ss,mix}$ 14
C_T 5
CYP 31
CYP 1 A 2 32
CYP 2 C 9 34
CYP 2 C 19 36
CYP 2 D 6 40
CYP 3 A 4 43, 44
CYP 3 A 5 43, 45

D

D 13
D_L 14
D_M 14
DPYD 58
dX/dt 3
dX_u/dt 4

E

EGFR 51, 57
eGFR 88
E_H 24
EI 159
elimination half-life 7
EM 37
Epidermal growth factor receptor 51, 57
E_R 24
Exposure Index 159
Extensive Metabolizer 37

F

f 4
F 2, 10, 11
F_a 11
F_g 11
F_h 11
first-pass effect 11
flip-flop 13
FMO 129
Frank-Starling law 115
F_{rel} 9
f_u 5
5-FU 58, 73
f_{uT} 5

G

gastric empting rate 69
genomic SNP 29
GER 69
GFR 86, 151
glomerular filtration rate 86
Graham's law 102
gSNP 29

H

Hct 5
hepatic clearance 4
HLA 58
human leukocyte antigen 58

I

IA 49
IC 46
ICG 107
IM 37
indocyanine green 107
Intermediate Acethylator 49
Intermediate Metabolizer 37
intestinal clearance 4
intrinsic clearance 25

intronic SNP 29
inulin 86
iothalamic acid 88
IR 46
iSNP 29

K

K 5
k_0 15
k_a 13
K_m 19
Kupffer cell 104

L

loading dose 14
log-rate 7

M

maintenance dose 14
MAO 79
MAT 18
MATE 78
MDR 1 52, 153
MDRD 88
mean absorption time 18
mean residence time 16
milk-to-plasma drug concentration ratio 159
Modification of Diet in Renal Disease 88
MPR 2 153
MRT 16
multidrug and toxic compound extrusion 78
multidrug resistance protein 1 153
multidrug resistance-associated protein 2 153
multiple drug resistance 1 52

N

NAG 91
NAT 2 47, 48
NSAIDs 78
NT-proBNP 117
Nudix hydrolase 15 51
NUDT 15 51

O

OAT 78
OATP 1 B 1 54
OATPs 153
OCT 73, 153
organic anion transporters 153
organic anion transporting polypeptide 1 B 1 54
organic cation transporters 153

P

PAH 90
p-aminohippuric acid 90
PAN 102
parellel tube model 25
PEPT 1 70
P-glycoprotein 52
Pgp 52, 70, 151
pharmacodynamics 65
pharmacokinetics 65
phenolsulphonphthalein 90
PM 37
Poor Metabolizer 37
PSP 90

Q

Q_H 24
Q_R 24

R

R 14
RA 48
Rapid Acetylator 48
regulatory SNP 29
relative infant dose 159
renal clearance 4
renal plasma flow 91
RID 159
$R_{induction}$ 46
$R_{inhibition}$ 46
round the clock 168
rSNP 29
RTC 168

S

sigma-minus 7
silent SNP 29
single nucleotide polymorphism 29
SJS 58, 59
SJW 82
SLCO 1 B 1 52, 54, 55
SLCs 153
Slow Acetylator 49
SN-38 47
SN-38 G 47, 48
SNP 29
solute carriers 153
space of Disse 104
sSNP 29
St. Johns Wort 82
steady state 13
Stevens-Johnson syndrome 58

T

τ 13
$t_{1/2}$ 7, 9, 16
TDLU 155
TDM 5, 151
TEN 58, 59
Teratology Information Service 161
terminal duct lobular units 155
TIS 161
TMPT 47
total body clearance 2
toxic epidermal necrolysis 58
TPMT 50

U

UGT 47
UGT 1 A 1 47, 74
Ultrarapid Metabolizer 37
UM 37

V

variable number tandem repeat 29

V_d 2
V_dss 13
VKORC1 35
V_max 19, 20
VNTR 29
volume of distribution 2

W

Wagner–Nelson 9
well-stirred model 25
WHO 134

X

$X^\infty_\mathrm{u,iv}$ 9
$X^\infty_\mathrm{u,po}$ 9
X_u^∞ 4, 9, 17